中國近代中醫藥期刊彙編
第一輯

19

紹興醫藥學報

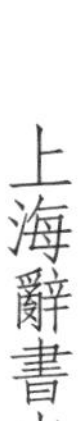

目録

中華民國郵政局特准掛號認為新聞紙類

紹興醫藥學報

第十一卷第十一號

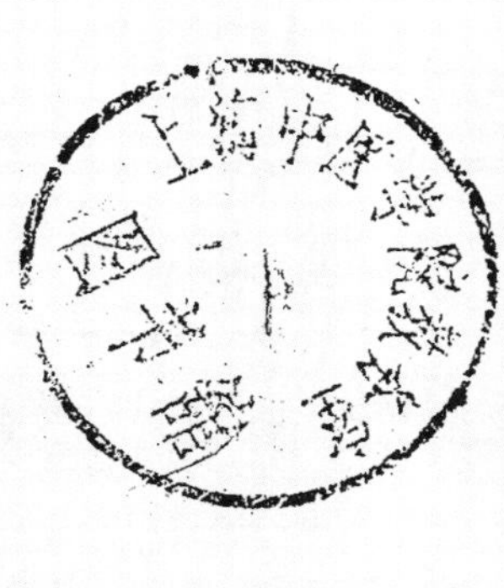

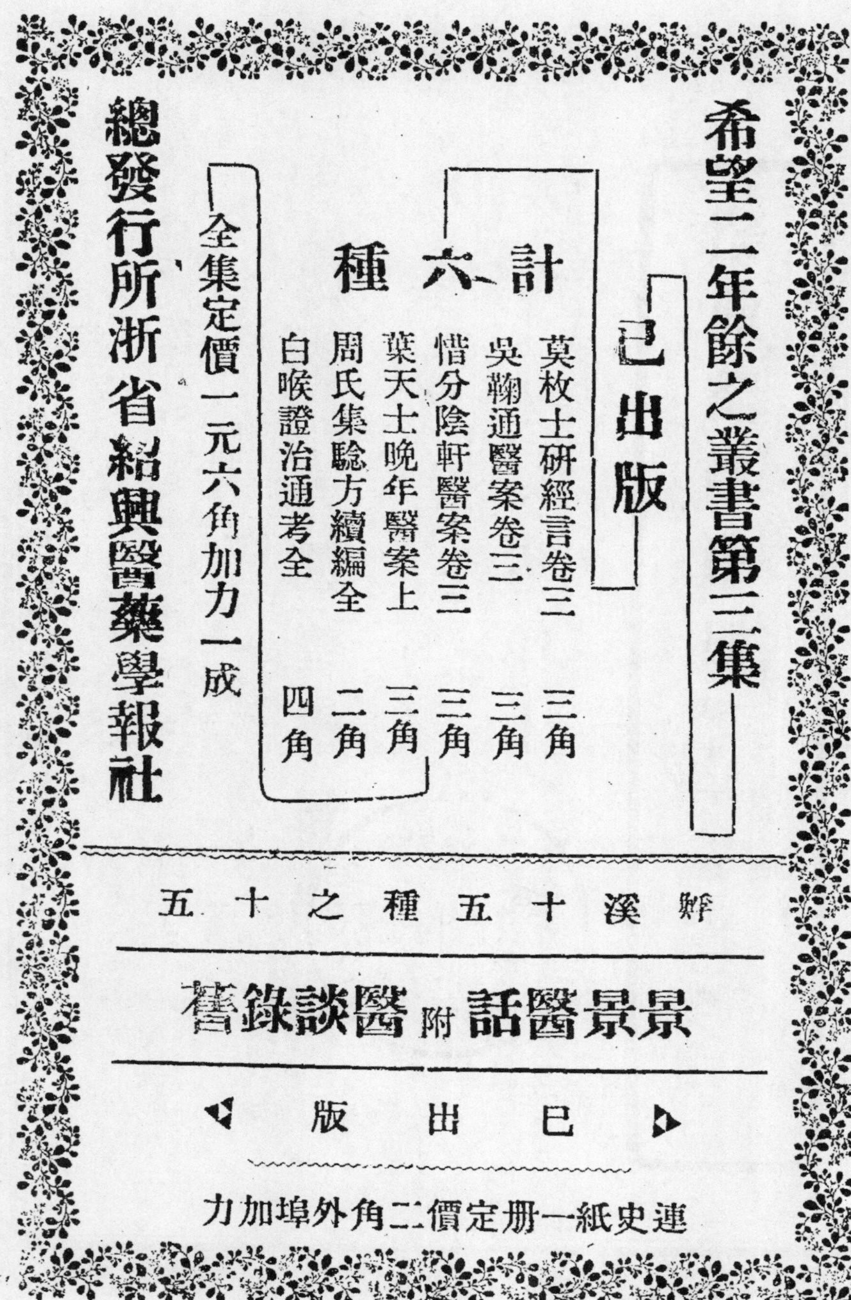
希望二年餘之叢書第三集
已出版
計六種
莫枚士研經言卷三 三角
吳鞠通醫案卷三 三角
惜分陰軒醫案卷三 三角
葉天士晚年醫案上 三角
周氏集驗方續編全 二角
白喉證治通考全 四角
全集定價一元六角加力一成
總發行所浙省紹興醫藥學報社
野溪十五種之十五
景景醫話 附 醫談錄舊
已出版
連史紙一冊定價二角外埠加力

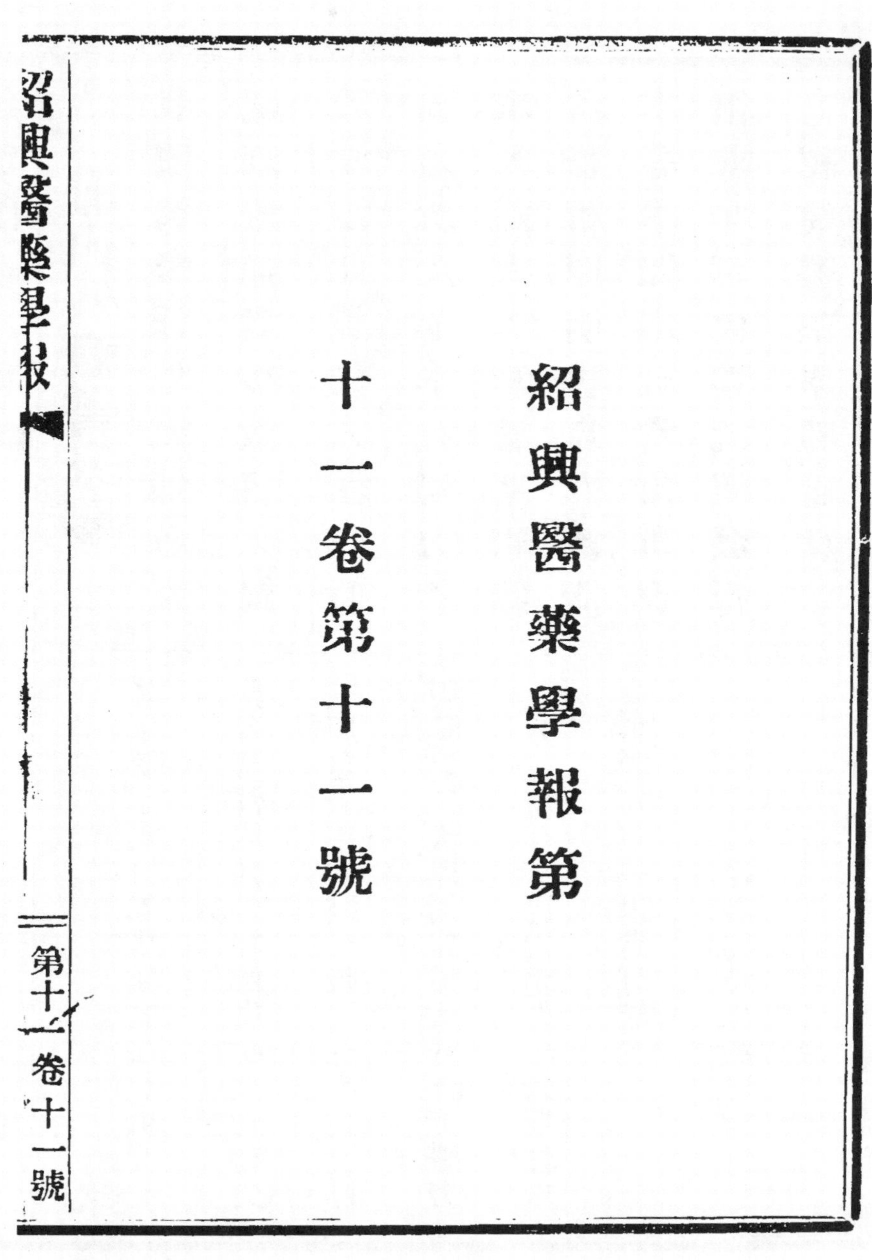

紹興醫藥學報第十一卷第十一號

紹興醫藥學報
第十一卷十一號

海內外藏書家鑒

我國醫書汗牛充棟各家藏刻流通者少致日久歸於湮沒此豈先人著作時初願所及耶本社竭力搜求凡藏有各種醫藥書籍者務祈開明書目卷數版本等示知本社當出重資相求并可代爲流傳發行

紹興醫藥學報社啓

本社發行星期增刊每年五十期預定全年大洋六角外埠郵寄每期加帶力五厘自去年始刋一號至五十號巳再版彙訂二大厚册定價大洋一元帶力七分五釐今年巳出至九十六期如未定閱者五十一起尚可補寄

紹興醫藥學報社啓

腰痛難堪

論其病源及其治法

腰痛病源不一而足往往多因腦筋軟弱或瘋濕骨痛婦女患此者更多於男子乃是婦女體質與男子不同是以為婦女所自知男子不得而知之也然而無論男女如患腰痛其治法惟有一法即調補氣血是也蓋大抵腦筋強健血液充盈者斷無腰痛之患矣是以欲醫治腰痛必先使血液充盈輸入腦筋使腦筋強固為首要也或關之所言誠是然則究以何法可治腰痛乎請觀近來江西萍鄉贛西鎮守使署顧問官文重伯先生之確據如左云　鄙人生來體質素弱後患腰痛更覺不堪請醫調治纏綿數年寸效未見後得友人介紹謂韋廉士醫生紅色補丸服之可收奇功初則疑信參半繼至緩服數瓶頗覺爽然於是鄙人乃急趕服二打從此遂斷除病根精神如故回溯往昔疾苦曷勝感謝謹此佈達順致謝悃　補血健腦之聖藥韋廉士大醫生紅色補丸行世已歷三十餘年之久乃是天下馳名療治瘋濕骨痛之靈藥以及一切因瘋濕所起之　各症均可醫治且曾經醫治　腦筋衰殘　少年斲傷　胃不消化　血薄氣衰　筋系刺痛　胸肺萎弱　皮膚諸恙　以及婦科各症尤為神效凡經售西藥者均有出售或直向上海四川路九十六號韋廉士醫生藥局函購每一瓶中國大洋一元五角每六瓶中國大洋八元郵力在內

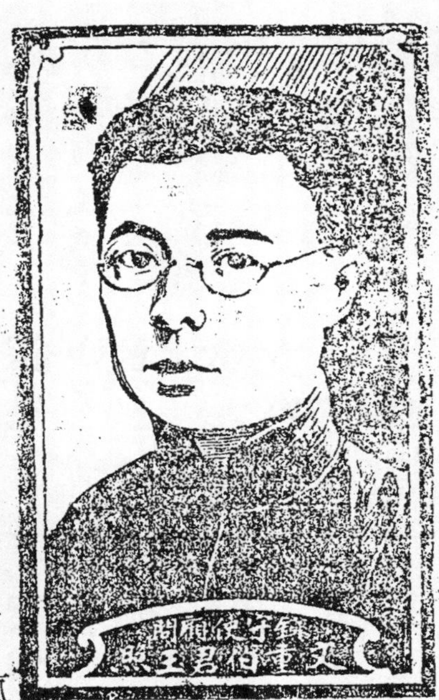

紹興縣西橋南首和濟藥局發行常備要藥及書目

消暑七液丹每方二分四　立消痱子粉每袋二分　滲濕四苓丹每方二分
萬應午時茶每方一分　查麯平胃散每方分六　痧氣開關散每瓶五分
急救雷公散每瓶一角　藿亂定中酒每瓶一角　回陽救急丹每兩二角
急痧眞寶丹每瓶一角　瘧疾五神丹每瓶一角　痢疾萬應散每服四分
喉症保命藥庫每具一元　沉香百消麯每方分四　樟腦精酒每瓶二角
葉氏神犀丹每顆三角　太乙紫金丹每顆三角四　飛龍奪命丹每瓶一角五分六
開閉煉雄丹每兩八角　立效止痛丸每瓶三角　厥返魂丹每粒二角四
萬應保赤散每瓶四分　金箔鎭心丹每瓶三角　肝胃氣痛丸每瓶二角
鴉片癮戒除法二册三角　增訂醫醫病書二册五角　痰症膏丸說明一册一角
先醒齋廣筆記四册一元　喉痧證治要略一册六分　臨證醫案筆記六册一元二

彩色精圖中西彙參**辨舌指南出版**曹炳章編撰分訂六厚册布套一函用上等連史紙石印每部定價洋二元正七折實洋一元四角外埠加郵費一角一分連掛號在內其內容要目已詳本年紹興醫藥學報第六期曹君緒言中此書皆有關於中西醫診斷上實驗之必要凡我同志皆不可不備此書也書已發行購請從速

紹興醫藥學報社亦有代售

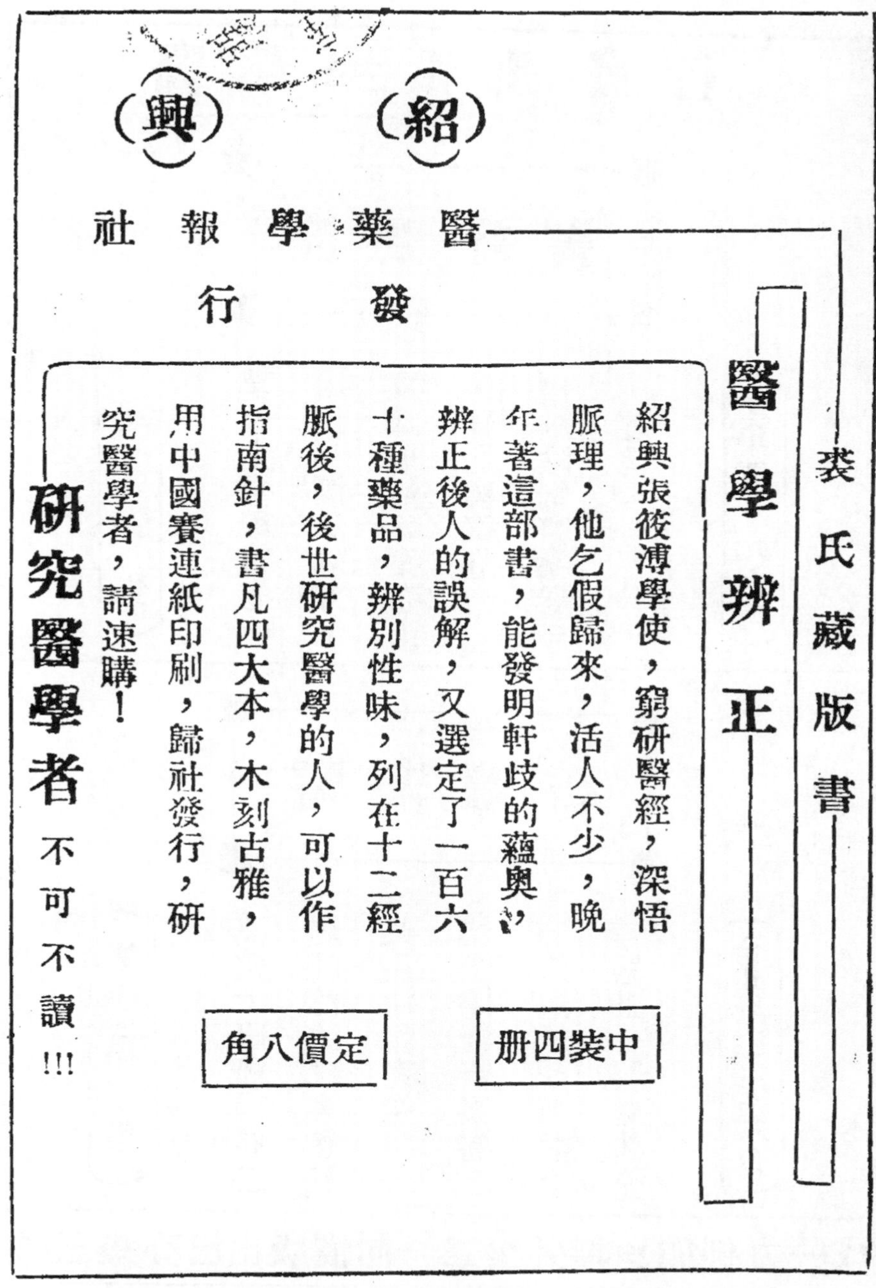

裘氏藏版書
醫學辨正
紹興張筱溥學使，窮研醫經，深悟脈理，他乞假歸來，活人不少，晚年著這部書，能發明軒歧的蘊奧，辨正後人的誤解，又選定了一百六十種藥品，辨別性味，列在十二經脈後，後世研究醫學的人，可以作指南針，書凡四大本，木刻古雅，用中國賽連紙印刷，歸社發行，研究醫學者，請速購！
研究醫學者不可不讀!!!
中裝四冊
定價八角
紹興
醫藥學報社
發行

紹興醫藥學報第十一卷十一號（原一百廿七期）目次

論文

中國醫學根本上之攻擊與辨護

和縣高思潛

無錫丁福保氏，翻譯西醫書籍百餘種，對於西洋醫學之輸入，洵可爲開國元勳！同時復攻擊中國舊醫學，不遺餘力．夫中國舊醫學，雖不免破碎支離，但亦非盡屬謬妄．如使丁氏所舉，果皆眞相，則直致命之傷，夫復何說．然而按之實際，亦殊有不盡然矣，此辨護之作，所以不能已也．

【原文】其論骨也，曰：天有三百六十五度，人骨節數，亦三百六十五，隱以配天．夫人骨數僅二百餘，童穉略授以生理學者，類能言之，男若女，老若穉，其骨數之多與寡且異．

【駁案】人骨三百六十有五，內經與洗寃錄，並主其說．卽使內經謬妄；若洗寃錄一書，由宋至清，檢驗死人，何止萬數？歷代之注之校之者，類皆根據目驗，對於他處，有時辨駁其非；苟骨數有誤，當然爲之糾正。乃竟闃然無聞，然則自非無故。薦骨爲五骨所合，尾骶骨爲四骨所合，長成合數骨爲一骨，若此類者頗多。且西人骨數，齒亦不在內也。

【原文】其論脈也，分寸關尺三部：寸屬心肺；關屬肝膽；尺屬腎。而不知脈之爲用，以驗周身之病則可，曰某脈屬於某臟則不可。

【駁案】脈分三部以驗病，屬於氣化範圍，唐容川氏言之頗詳。某脈屬於某臟，以氣而分，若血，只足以驗心經病耳。

【原文】其論消化也，曰：脾動磨胃。不知胃液膽汁，咸具有消化力，磨胃之說何證？

【駁案】消化由胃液膽汁，中國亦云然。∴葉天士氏發明胃汁之說，大意謂∴「胃陰虛卽不思食，而由於胃汁不足」。所謂胃汁，卽西人所云之胃液也

・山查爲消食要品，蓋以其味酸入肝，能引胆汁以消化耳；柴胡爲肝之主藥，而本草言其：「主腸胃中結氣；飲食積聚；推陳致新。」惟木能疏土，肝一條氅，胆汁卽下行入腸，脾胃乃於焉受益，——綜此二條，非胆汁消食之說乎？人當食後，以X光鏡觀其胃部，則惟見其蠕動而不停，所謂脾動磨胃者，亦非盡謬。

【原文】其論心也，謂有：七孔三毛。晉王叔和遂以：七孔上應北斗，三毛上應三台，穿鑿誤會，貽誤後學！

【駁案】此叔和讕言，誠如所譏。但心有四管，似古人早已知之，紂欲剖比干，而曰：吾聞聖人心有七孔。以平人只四孔，聖人乃加人數等者，故曰聖人七孔。叔和不達，乃據以爲說，實爲大謬。

【原文】他如肺五葉而爲六葉；肝五葉而爲七葉，則誤其形狀。

【駁案】局部之言，不足爲全體累，靈樞經曰：「五臟六腑，可剖而視也，」又曰：「八尺之士，皮肉在此，外可度量切循而得之，其死可解剖而視之。」夫「臟之堅脆，府之大小，脈之長短，血之清濁，氣之多少。」皆有大數可知，豈肝肺葉數，反有錯誤之理？此蓋五六七等字，古體相近，輾轉傳鈔，因之致誤耳。

【原文】脾左而爲右，肝右而爲左，則誤其位置。

【駁案】紹興月報，已登載數文，說明脾左肝右之原因，茲不贅。余近擬著脾左肝右平議一篇，以調停衝突，不久卽可發表。

【原文】心運血，爲神明之府，則誤其功用。

【駁案】以腦爲神府之說，在西醫未輸入以前，中國已有數人持之。然實心腦合作，神明乃出。思之篆文，從囟，從心，囟卽腦字，腦出思慮，而必心血以承之，此心腦交通之證也。西人之言，固不爲謬，中國之說，亦何嘗盡非！

【原文】腎主溺，而爲藏精之府，則誤其功用。

【駁案】腎主排泄，中國亦有言之者，白虎通性情篇云：「膀胱者，腎之府也，腎者主瀉，膀胱常能有熱，故先決難也。」此所謂瀉，非排泄小便而何？

【原文】精囊居膀胱之後，則并其名而不知。

【駁案】精室屬腎，故概言之曰：腎主藏精，其實腎不藏精，別有精室。王孟英有熱入精室治法，足證中國知有精室也。

【原文】脺臟居胃臟之後，則并其名而不知。

【駁案】此誠中國所不知，無可諱者。考脺即甜肉，味甘屬土，亦主消化、飲食，或古人已包括於脾胃中而言之，後人乃不知分別，亦未可知。

【原文】某病應太白星，某病應熒惑星，纖緯之說，舛訛踳駁。

【駁案】此春秋時人之說，卽漢代亦無此種論調矣，此不足爲中國醫學病也。西洋古代謬說亦多，若持之以駁今日之西洋學說，可乎？

【原文】巳亥之歲，君火升天；子午之歲，太陰升天；丑未之歲，少陽升天，舛訛踳駁，則又不可索解者矣。

【駁案】此在從前，亦已分成兩派：一派擁護之，則曰：「不識五運六氣，檢遍方書何濟？」一派則反對之，則曰：「運氣不足憑。」夫運氣之可憑與否？余不敢輕下論斷，卽使如所云舛訛踳駁，則既有一部分之早表同情，亦何足爲病？

【原文】本草家之注解，大概以色味配五行，分屬臟腑：如白入肺；赤入心；青入肝；黄入脾；黑入腎之類。豈知藥之入胃也，有色化爲無色，有味化爲無味，斷無因色味不同，分入臟腑之理！

【駁案】色味五行之說，雖不敢謂於學理有據；然中國實據數千年經驗而言。蓋某色某味入某臟，伊古以來，歷試不爽，此中自有奥理，非拘拘形跡者，所能明其眞相者也。

【原文】又有謂：食豬腰則補內腎；食腦則補頭昏；食脚則補足力，尤屬臆斷。蓋食物之消化也，由胃至小腸，與胆液脺液會合，化爲糜粥；由乳糜管吸入，達於心臟，變爲血液。如所食之物，果爲有益，則全身皆與其功，斷無獨益一處之理！

【駁案】西洋最近新發明，有所謂用經療學者，Organotherepy 所以講動物之經，究其功效，採之入藥，用以療病者也。如蝶梭櫥，胸櫥，脾櫥，胱底糖，腎上糖等，皆爲動物體中之隱核，用以療治人體該部失功之病，已卓著成效。現今西洋醫界之深思奇想，莫不注力於斯，似乎將來不死之藥，長生之術，或可由此而得之。若我中國，則於千百年前，已有道及之者，如秋石治瘵；胞胎療損，童便補肺；以及丁氏所舉各說，非卽西洋之用經療學耶？且牌糖入藥，中國亦最早，本草綱目所載羊牛等靨，是也。不過時無科學，先人只知其然，而不知其所以然耳。夫以千百年前之舊說，而與新發明之學理相符，此其爲特色，爲謬點，當不難分辨。攻擊其非者，乃適以證明其美，嘵嘵者，夫亦可廢然返矣！丁氏所舉諸說，皆與中醫根本有關，根本苟被推翻，枝葉從何發茂？此辨護之舉，凡我同人，所當首先注意者。不學如余，尙略有陳說；想大雅宏達，當更多妙文焉。

醫學叢書三集序

鹽山張錫純

嘗思中華文明肇自三墳伏羲易經神農本經黃帝內經三皇之書即三墳也而其中論醫藥者實居其二誠以上古聖神君相莫不以醫藥活人爲首圖故其開天闢地之著作嘉惠後世流澤無窮後世果奉爲規臬莫不立起沈痾救人無算若周之越人漢之仲景晉之叔和唐之思邈繼往開來醫術昭著史册彰彰可考也自唐迄今良醫世出祖述憲章與古爲新偶有著述其精到之處皆可與本經內經相發明故其留於墨楮間者皆可寶貴也乃自西學東漸競尚新奇本經內經猶欲弁毛棄之何况後世之著述乎然西人之於臟腑論形迹而不論氣化知作用而不知性情故臨證囿於局部而無隔一隔二之治法使習醫者輕棄舊日國粹而徒尚西法其於醫學實無盡善盡美之一日此事僕敢斷言也紹興吉生裘君當世哲學士也慨然以振興醫學爲己任召號同志創立醫藥學報社出報兩種已風行遠近而復廣

搜近世之精粹醫書或爲專家藏本或爲名賢貽稿彙爲醫學叢書初集二集所選各六種已鋟版行世至三集遴選亦六種其研經言吳氏醫案周氏集驗方惜分陰軒醫案皆續前編所未舉外此有葉氏醫案係葉香巖晚年所著張氏白喉證治通攷係錢塘張純庵憫喉證之危險旁搜博採參以己意輯爲成書二種皆佳編也因付梓工將告竣馳書命僕作序僕乃落拓布衣耳學淺才疏伏處衡茅即大聲疾呼何能取重當世然而區區寸衷固與裘君有同志焉夫氣數之循還無往不復吾中華醫學神聖創垂如日月經天一時或掩於雲霧終當長昭於萬古裘君集此叢書之意以爲其速傳於世也洵可爲當世之幸福其不能速傳於世也亦可爲後世之剝果蒙泉有如魯壁古經當斯文絕續之交而倍覺寶貴也僕願自今以往其重中法者固可奉斯書爲準繩即重西法者亦宜備此書爲參攷迨至醫學進化中西滙通人人知此書爲必需之書而後裘君之心乃大白於天下

題贈楊燧熙先生製除痛散奪命丹贊揚賦并序

歙縣胡天宗

賦者古詩之流亞也又托物以言情者也人有感於中而發於言而賦緣以起詩三百篇大抵皆勞人思婦忠臣孝子烈女曠夫文人學士之不得志於時而寄慨於詩歌以發其抑塞磊落之氣而友朋贈答之什鶯鳴伐木之章投桃報李之作亦足以維交道而不衰是以頌揚之中卽隱寓勸懲之意此古人所以旣有思則不能無言也先生以道德名儒精岐黃妙術近又秘製時疫奪命丹神效除痛散等藥存心濟世仙方不減龍宮著手成春仁術直同盧扁宗也蒙一時之知遇結千里之神交浣讀詩詞言言金玉妙談醫理字字珠璣瞻玉照如聚一堂道心道貌祝松齡慶開六秩壽世壽人欽學問之淵深追陪無自幸音書之易達請益有由爰拜手以陳詞遂傾心而獻賦

有美一人居江之湄救世有道仁寓乎醫德媲孔孟而追步學究中西而保持繹醫報之著論誠夢寐兮見之把璞含貞至道自凝靈丹奪命除痛如神名高橘井春滿杏林考列南洋得最優之令聞醫參西法具濟世之婆心君居古潤我住新安莫由訪戴未克瞻韓音書嚮往學問盤桓千里神交欣幸換來玉照一堂恍晤差喜訂乎金蘭中甫是降山川毓鍾高明博厚吾道正宗詩欽繡虎門望登龍等仲尼之寡過若伯玉之謙恭松柏並茂福祿攸同既嵩祝而獻頌舍道德其奚從

毒海慈航自序

劉吉人

庚申創設花柳病慈善醫院沈仲圭龔伯超二君覺瑞既創斯善舉必於此毒門一症有特別之法焉願公諸世然中醫私秘以爲專利之門已非一日何敢暴其不傳之秘化私利爲公利乎但天道無私無不可之法予非有特別之效法亦惟於辨症察色盡其當盡之心耳毒門之所重者首在辨別清楚有毒無毒卽受毒之輕重成

分不等稍有疏忽張冠李戴爲禍多矣最奇者非花柳毒似花柳毒其毒之傳染於人外面見點而人反病重矣此一種病名疫痘有內陷送命之能稍不嚴防卽成壞症予於甲寅年遇一李子周病可以爲鑑醫案列後又毒輕治重變爲結毒內陷幾成不治之病如孫璧成病醫案亦存於後此外有硬性軟性之別急性慢性之分熱重濕重之不同虛多毒多之迥別皆司命者所當急急講求也若論治法則西醫不如中醫之穩安西醫所用之藥皆濕熱之治法也若遇純乎熱毒之症則中醫之法勝於西洋多矣卽如前日通函問病之何君則妬精阻塞正侯與梅毒花柳無涉也夫梅毒花柳病其特別之記號則在淫穢垢濁之氣夾雜而成若僅受暑熱少陽相火爲病則鮮潔無淫穢之氣故雖重猶可愈也若沾染穢則腐濁之氣必重多矣

秦西本草序

餘姚康維恂

古語曰在門牆則揮之在夷狄則進之蓋言在門牆者不必是在夷狄者不必非也

鎭江楊君書培有感於斯特將西洋藥物之最靈驗者編輯成帙顏名泰西本草輯既竣屬爲之序恂不文不能爲是帙闡發精義然義務所在固不敢辭楊君學問淵博精通中外醫學今欲舉所學而公諸世人羅列西洋藥物千餘種先標其名稱次詳其形質次辨其性味次述其功用次表其服法其詞簡其理賅別序分類絲毫不紊洵善本也當茲歐力東漸西藥充斥然欲究底蘊類無明文可稽嘗見好新之徒動輒西藥藥而病愈不明其所愈之理藥而病劇亦不明其致劇之由徒歸運數而已言念至斯能毋慨然是編所載皆尋常所用之品其應驗爲西人所共信非坊間普通譯本可比讀者諸君誠能悉心研究恍聚歐西藥劑師於一堂矣時在

民國九年庚申冬季餘姚康維恂謹序

贈楊君燧熙熱心代派紹興醫藥報序　劉廉靑

表章六經漢武之功也推闡聖道朱子之力也漢無武帝則六經不能行於世宋無

朱子則聖道不能信於人以能行能信之資而得收其效於暴秦灰燼之餘金虜摧殘之後其有功聖門正非淺鮮嗚呼新語著而學官廣立原道作而孔道益明吾於是益信楊君燧熙熱心紹興醫學報矣夫紹興醫學報非他即海內諸醫士所經驗之術也考其所列之條目不曰某症如何而治即曰此法宜用不曰此症用某法大佳即曰某法治此症而效行之期年而一時四方有志之士閱斯報而羨其旨者莫不羣起而贊之曰美哉此報大哉此報眞足以上等於張氏之傷寒景岳之全書稱曰醫報誰不然哉而楊君獨能以一得之奇先我著鞭不贊於四方未贊之後而贊於四方已贊之先發明奧旨揚勵鋪張絕未聞有懈怠之意見於言表其熱心於此報者可謂切焉吁吾因之有感焉感夫楊君以古潤一介名儒無心青紫誓志岐黃不以文章名世而以醫術濟人披芰製而著荷衣隱林巒而藐墨綬芸芝北隴採藥南山坦兮蕩蕩侶我雲壑貌兮堂堂友於喬松迎風折桂一園生淡淡之香帶露尋

芳三徑繞青青之色。釀金波於釜甑。鶴避濃烟。滌玉硯於清流。魚吞淡墨。岐黃再世。活人何止千千。仲景復生。立說敢云萬萬。學通中外。鄉隣久許醫仙。道貫古今。我輩仰如北斗。將軍之膽量過人。君矣若斯。元老之甘溫邁衆。佐之乃爾。照人肝膽。上池之醴水生香。術邁陳琳。魏武之頭風可治。良相治國。國賴以昌。良醫治人。人依以壽。急者緩之。衰者補之。治之大體。歸其所宗。宜乎宇內知名。投郵筒而問疾焉。至於丹砂玉札。赤箭青芝。參苓芍橘。敗鼓之皮。俱收並蓄。待用無遺。此又楊君之良者也。茲姑不論。此序。又撰詞以慰之。曰。調寄浪淘沙

器宇極軒昂。大雅文章。筆花開放且添香。滿腹經綸堪濟世。惜哉嚴光。

妙道判行藏。世業青囊。仁慈惻隱寓心腸。救患扶危稱國手。延壽無疆。

丙 胎兒生活的狀況

一 吸收生活品的道路

胎兒吸收母體生活品的道路有二；一是胎盤；二是臍帶。

胎盤，中國名人胞。李時珍說：「人胞，包人如衣，故曰胞衣。丹書云：「天地之先；陰陽之祖；乾坤之槖籥；鉛汞之匡廓。胚胎將兆，九九數足，我則乘而載之，故謂之河車。」吳球說：「兒孕胎中，臍系於胞；胞系母脊，受母之蔭。父精母血，相合生成，眞元所鍾，故曰河車。雖禀後天之形，實受先天之氣。」

臍帶，又名命蔕。李時珍說：「胎在母腹，臍連於胞，胎息隨母。胎出母腹，臍帶既翦，一點眞元，屬之命門丹田。臍乾自落，如瓜之蔕，故臍者，人之命蔕也。以其當心腎之中，前直神闕，後直命門，故謂之臍。臍之爲言齊也。」

二　有形的生活

陳飛霞說：「胎兒在腹，與母同呼吸共安危；而母之飽饑，……食飲……莫不相爲休戚。」我且用新學說來說明他：

胎兒在母腹中，自不飲食；亦不營呼吸。只從胎盤諸血管之交流作用，攝收母體富於滋養分和酸素的鮮紅色血液於臍帶之靜脈中。這靜脈中的血液，經臍帶入胎兒的心臟，循環全身一週，就成了暗赤色的靜脈血，復還心臟，不自其肺循環，逕出臍帶動脈以入胎盤。胎盤既任乳糜管吸收滋養分的職務；且亦同時兼任肺的職務。胎兒生活的狀況，大概如此。照上述的看來，胎兒的生活，根於母的生活。母的呼吸食飲，若有妨礙，勢不能不波及胎兒。這就是「共安危」「相爲休戚」的情形。

二　無形的生活

胎兒無形的生活，就是經養。巢氏病源說：「妊娠一月，足厥陰脈養之。二月，足少陽脈養之。三月，手心主脉養之。四月，始受水精以成血脈，手少陽脉養之。五月，始受火精以成氣，足太陰脈養之。六月，始受金精以成筋，足陽明脈養之。七月，始受木精以成骨，手太陰脈養之。八月，始受土精以成膚革，手陽明脈養之。九月，始受石精以成毛髮，足少陰脈養之。十月，五臟，六腑，關節，人神，皆備。」又有推巢氏養胎之說，謂：「四時之令，必始於春，所以一月二月間，是足厥陰少陽木也。三月四月間，手厥陰少陽火也。五月六月間，足太陰陽明土也。七月八月間，手太陰陽明金也。九月十月間，足少陰太陽水也。惟手少陰太陽二經，無所專養者，以君主之官，無爲而已。」經養的學說，略具於此。

醫宗金鑒駁他們道：「分經養胎，不足憑也。夫男女交接，精血聚而成胚，此孕形之始也。雖未分身軀藏府，而其理無不具也。猶太極渾然，包羅萬象，而陰陽之一氣，氤氳漸浸，化生而成。子母分形，自然而然，如草木成熟，殼脫蒂落也。」這話說的不錯。

但巢氏亦有所本。金匱要略婦人妊娠篇說：「懷身七月，太陽當養……。」—太陽疑是太陰之誤—張隱庵氏據之，在他的侶山堂類辨上說：「胎之根本在腎，假血以成形。衝任之血，肝所主也，故始於肝臟主養；肝氣暴虐，故多思酸作嘔。夫人生於寅，故始於厥陰木。藏府之精氣，次序資養，至十月，而五行之陰陽已周，十干之氣已化，歸於壬癸而生。此天地生成之道也。一月肝木。二月胆木。三月君火。四月相火。五月脾土。六月胃土。七月肺金。八月大腸金。九月腎水。十月壬水。藏府陰陽之氣，循序相生。如主養之氣不足，則胎亦不長矣。」

並且對於人身，亦有根據。婦科準繩說：「婦人墜胎在三月五月七月者，多；在二四六月者，少。臟陰而腑陽，三月屬心，五月屬脾，七月屬肺，皆在五臟之例。陰常易虧，故多墜耳。如昔曾三月墜胎，則心脈受傷，……至三月復墜。昔曾五月墜胎，則脾脈受傷，……至五月復墜。……一月屬肝，怒則墜多，一次既墜，則肝脈受傷，他次亦墜。」

照這樣看來，分經養胎之說，也許有理。蓋胎在母腹，全賴母體營養成分以資養；一月肝木以至十月壬水，不過在有形的資養外，暗地助他發育罷了。一是有形的資養；一是無形的資養。無形的不能看見，所以人就說他妄誕，其實並不是妄誕。若拘拘的在這上頭糾纏，那麽，就離妄誕的地方不遠了。

【補遺】　當在第四乎下面第五行

（第二）道藏經說：「月水止後，一三五日成男；二四六日成女。」

（辨）這據奇偶陰陽立說，全憑理想，不足爲定論。

（第三）聖濟總錄說：「因氣而左動，陽資之則成男。因氣而右動，陰資之而成女。」

（辨）左右之說，爲丹溪所本，辨見下。

中國胎生學終

至肉見血者十有一二可治用鍋烈銅綠天然散各二分藥綫末一分半烟硫二釐氷片三厘共調匀撒之內服中九丸此症爛去皮肉出水出膿好治如爛柑子樣無膿血不可治熱瘄不過牙根爛出血洗搽之法俱同上用人中白煅白頸蚯蚓同棗肉白砒燒過研末擦之最好喉中有喑門閃即痰癰傍咽舌兩邊有兩肉瘤如有眼用藥線入眼內落其瘤吹藥生肌收口又有牙哐骨上生痰癰其硬如石及發作時牙骨脹斜於一邊用針開眼入藥綫大段十愈一二

十八問曰鵝口瘡何以治之答曰滿口舌上俱是白皮口內流涎以黃連乾薑炒蒲黃各等分爲末搽之二三次出涎卽愈

五善 聲音清亮 飲食如常 毒有疼癢 不吐泄 膿有力

七惡 失音 飲食惡心 肚腹膨脹 嘔泄 舌促言澁 毒散不聚 皮肉烏黑 膿如鲊汁清水 穿頭無膿 鮮血不止

按問答十八條乃管氏歷驗有效之方法雖病名不全而險惡大症可見一班業是科者由此研究頗有門徑可循不至盲無所從略誌數語以供社會信用之可也

管氏外科十三方終

論治噎膈

鹽山張錫純

噎膈之證、方書有謂賁門枯乾者、有謂痰涎壅滯者、有謂衝氣上衝者、鄙人向謂此證係中氣衰弱、不能撐懸賁門、以致賁門縮小如藕孔、痰涎遂易於壅滯、因痰涎壅滯、衝氣更易於上衝、所以不能受食、曾擬參赭培氣湯一方、用之屢有效驗、遂將其方載於拙著衷中參西錄、並詳載用其方加減治愈之醫案數則、以爲一己之創獲也、迨用其方既久、效者固多、不效者亦恒有之、又有初用其方治愈、後病反覆再服其方不效者、再三躊躇、不得其解、亦以爲千古難治之證、原不能必其全愈也、後治一叟、年近七旬、住院月餘、已能飲食、而終覺不能脫然、迨其歸家年餘、聞其仍以舊證病故、瀕危時吐出膿血若干、乃恍悟從前之未能脫然者、係賁門有瘀血腫脹也、當時若於方中兼用破瘀血之藥、當能全愈、然此仍在懸揣之際、未見有古籍可徵也、後讀天津抑甫盧君醫報百零六期、謂胃癌（卽噎膈）由於胃有瘀血、治此證者、兼用古方下瘀血之劑屢屢治愈又無再發之厄不覺欣喜異常向之懸揣者可由此徵實而毫無疑義也盧君嘗自命爲醫界格命家謂今醫學當以西法斷病以中藥治病始能與西人爭衡凡我同人有志振興醫學者曷弗深思其言乎向曾聞有患噎膈者偶思飲酒飲盡一壺而霍然病愈家人疑之驗其壺中有蜈蚣一條甚巨因知其病愈非由於飲酒實由於飲煮蜈蚣之酒也徧詢醫者莫知其理卽鄙人聞之亦莫知其何以能然今乃並此疑案可同鮮釋蓋胃有瘀血賁門腫脹將成瘡瘍故不能進食蜈蚣爲消腫瘍之第一要藥又助以酒之散力且飲下與賁門直接非若病在他處委曲然後能達其力或因之輕減故奏功甚速也自此而後千古難治之證治之確有准方何其快哉然所謂確有准方者亦非但恃飲蜈蚣酒也或用盧氏報中諸下瘀血之方或用揣擬參赭培氣湯加消瘀血之藥而再以蜈蚣酒佐之勢非垂危大抵皆可救愈也

丹溪謂人身陰不足景岳謂人身陽不足論

王府園項幼渠

陰陽者天地之大體也孤陽則不生獨陰則不長萬物皆然人之生也又何獨不然其陰不足或陽不足皆責之於先天足少陰經少陰屬腎陰中之陰也天一之眞水地二之眞火寓焉人之成形腎部先生故謂腎者先天之本性命之根也予謂先天陰陽之所以不足者尤必察其父母體質强弱以爲斷今以鄙意反覆度之敢斷謂上古之人陽不足者多而陰不足者少近世之人陰不足者多而陽不足者少何以知其然耶蓋上古之人得之于道法天地之陰陽調人事之術數飲食有節起居有常不妄動作則嗜慾不能勞其目淫邪不能惑其心況古例男子三十而娶女子二十而嫁欲使其體格完全發育也況其嗜慾有節而不過度傷身此今人之不及古人者遠矣蓋陰者主靜靜則陰藏躁則消亡古人得于修養之道眞陰豐旺故古人之所以謂不足者必陽不足者多而陰不足者少矣腎固陰充則壽命延長故古人

之每度百歲而去者少陰旺也近世之人酒色爲倘茶坊酒肆娼所妓館無所不至飲食不節起居不時情慾無憚陰精內耗世風不古人道趨下竟至男子不二十而婚女子不二十而嫁是逆古道不觀夫內經有云乎女子二七而天癸至三七腎氣平均丈夫二八腎氣盛天癸至三八腎氣平均值男女腎氣不平均陰精不充足之際而婚之嫁之致眞陰早洩卽有子尤屬陰虧孱弱之質故父毋先天不足者則其子亦然代代相傳故予曰今人之陰不足者多陽不足者少丹溪先生謂人身陰不足景岳先生謂人身陽不足均有卓見非後學者之敢妄斷但鄙人察於古今世風不同故其體質之陰虧陽虧亦隨之而更矣

論半產之原因

史介生

今世人論姙婦之病莫不注意於將正產之時矣未聞有討及未半產之前也豈知先入爲主父精母血凝成一粒如露珠謂之始胚實爲懷孕十月之權輿受孕後補

養寡慾不先卽難免墮胎之患稟賦虛弱及年力衰殘之婦人卽無懷孕十月之正產幸而懷孕十月呱呱墮地亦卽爲先天不足之病夫也且半產多在於一三五七月而少在二四六八月者何哉葢因受孕之後按月司胎有臟腑之不同焉如一月屬足厥陰三月屬手少陰五月屬足太陰七月屬手太陰二月屬足少陽四月屬手少陽六月屬足陽明八月屬手陽明也五臟屬陰而六腑屬陽陽常有餘而陰常不足故逢臟陰司胎之時若七情太甚內火發動或慾火內動精神走洩皆能墮胎也且如第一次懷孕至三月而墮手少陰已受其戕若不調理至第二三次懷孕如期而復墮矣第一次懷孕至五月或七月而胎墮至第二三次亦如期而復墮矣又如受孕一月胎仍似水因縱慾而流產雖婦人亦不自知也如此而傷及足厥陰艱於子嗣者十居五六也而猶曰人皆有子我獨無豈其眞無子耶因其貪淫縱慾隨孕而隨產耳凡婦人受孕之後若生殖器屢受刺激則神經機能易起障害而致流產

流產之害至爲重要此業醫者所宜知也正產者猶之瓜熟蒂落爲適合於天然之生理惟流產爲一種至危至重之症且因暴亂而起流產與墮胎同胎兒之死亡無論即母體之生命亦瀕於危其終生身體必致陷於虛弱卽幸而不致流產而母體亦難免不良之影響及於胎兒若懷孕之後果能節慾戒怒并戒食辛熱之物即可免墮胎之患治半產者務宜審其病因而施治庶乎可焉

膀胱者州都之官津液藏焉氣化則能出矣論　張汝偉

今夫水能化氣證之以釜貯水得熱則化氣而上升偶一揭蓋則氣還下而仍爲水此可以知氣卽是水水卽是氣之理惟其中化用之妙則全賴於火大而言之地面之水爲日光所蒸化汽上升聚而爲雲雲遇冷凝爲水點或遇風吹之滴瀝下降是爲雨天本無雨天之雨即地之水汽所化也推之於人又何獨不然人之飲食其精華爲津液氣血其糟粕歸於脾腎而達大腸其水液則流於三焦小腸而後直注膀

胱。故曰膀胱爲州都之官。又曰水府。言人身穢濁之水之積豬所。亦出入之總道也。今山西楊韍田君謂膀胱貯水過滿則溢。而已非關乎氣化。且指爲不通。未免過甚。攷膀胱一臟。中空無物。但貯水耳。（卽俗謂貯水泡是也）其所以不能溢出者。賴氣爲之攝也。小兒遺尿。亦由於氣不足也。熱蒸氣而上蘊。發爲寒熱。是以小便每短赤也。濕熱下注。阻氣不行。故爲淋瀝也。氣冷陽衰。水濕無火以蒸化。是以老年人小便每多清長。或頻數也。總之人身之氣。卽水火二者合化而成。新學所謂電氣作用也。外感風寒暑濕燥火之六淫。而氣亦以之變遷。小便亦以之而異。故常人多服淡滲而小便偏多。以淡滲能化氣。而氣不攝也。每遇暑天汗出如漿。而小便卽少。亦氣蒸上而散。爲雲霧之理也。冬時嚴寒。其氣斂攝。而小便又必多也。故從來治便閉者。有開肺之法。以肺主一身之宗氣也。治下消者用清熱。以熱則氣不下達也。可見小便萬無脫離氣化之理。卽膀胱亦萬無不由氣化。而謂滿則自溢之理。可謂明且詳矣。

西醫之治小便不通也有開水之法往往一次效而再次不效三次而死者皆不明氣化之故也可見人身之臟腑妙用悉由氣化贊司不如物之可滿則傾之者也觀五苓散一方雖皆利水之品其用肉桂一味即重在氣化以此推之可以悟矣爰就管見所及言之如是未知海內之精於生理學者以爲何如

闢暑爲陰證用溫藥之謬

棠湖徐紹南

嗚呼國之不興由政之不善醫道之不倡由病之不明也政不善則國亡病不明則治不瘳是以吾中醫愈趨愈下漸漸有天然淘汰之影響在局中者能不加額太息哉幸今提倡之時交換智識之際不得不略而言之蓋六氣者風寒暑濕燥火也配合六經人人皆知暑配心火心爲陽中之陽也以斯觀之則暑屬陽不待言矣何潔古不明而增一陰暑耶謂動而得之爲陽暑靜而得之爲陰暑暑曰陰字寒可知矣不曰寒邪而曰陰暑如此砆碔勝玉魚目溷珠惑人之甚其若是也不明之極有過

此哉吾觀生氣通天論曰因於暑汗煩則喘渴靜則多言體若燔炭汗出而散此非暑爲陽證之明證乎若果有陰暑又不識是如何見症也不知潔古所謂陰暑者乃夏月之傷寒也至於古人多用溫藥者是暑病挾雜兼治之方非治暑之的法也若生脈散人參白虎湯誠治暑之正方也如經云熱淫於內治以寒鹹佐以甘苦以酸收之以苦發之此治暑之正法也不得膠柱於辛涼一途學者當隨機應變察症施方庶幾不以辭害意而免惑於暑爲陰症之失由此觀之潔古誠千古之罪人矣嗟乎吾非好駁前賢實潔古是說有鄭聲而亂雅樂之係有履春氷而蹈虎尾之憂而數百年來無一人以闢其謬雖張景岳喻嘉言注訒庵陳修園吳鞠通輩辨其內傷外感判作勞動膏粱終難脫此綱矣幸乎今醫學提倡之時吾不得不爲之大聲疾呼也而潔古當許予爲直言及海內同志者亦不得以予爲孟浪焉

鼻淵痰核合併病之原因及治法

楊燧熙

神相全編曰五官之中央者土星也掌中年之造化宜乎豐隆最忌尖瘦或起節露庫經曰肺和則鼻知香臭矣鼻曰肺竅上應乎天天氣通於肺人皆知之然致病之眞象但知其然而不究其所以然夫呼出吸入排濁生清通調水道而司汗腺與陽明降令且主一身之氣化及三焦之功用手太陰肺也爲清虛之府一物不容毫毛及病如廟中之鐘空虛則鳴阻塞則啞然必究其內因外因之別內因者腦之寒熱或木火刑金痰熱上升黴生蟲等外因不離六淫是也邪干於表熱者太陰受之寒者太陽受之凝而不散聚而不走會萃於上成爲鼻淵倘因循失治或治未合法釀成慢性肺病發炎也經以肺熱移腦則辛療治之法必以氣展邪行不受其侮肺得肅清腦得健運則鼻利涕除知覺恢復否則成茸成瘜成腦漏時流穢涕腥臭異常甚則腫大界址雖在太陰實由厥陰陽明升降失於常度也痰核生於右頰下至缺盆結有五六枚單腫不紅經以諸瘡痛癢皆屬心火營氣不從逆於肉裏致生癰腫

夫頰車缺盆足陽明胃脈也斯經多氣多血血與痰凝借心火肝陽與胃熱（熱則血瘀）凝結使然倘施溫品則火散諸經良由陰不上承火勝水負（萬物見火則尅）宜益水之源以鎭陽光此係陽毒之症當宗陽毒處方且與腦熱鼻淵涕穢而紅治法甚爲合拍者肝爲涕也肝熱則腦卽熱（火性炎上）熱甚則腫斯合併病之原因由早年嗜酒中虛痰多濕勝濕化爲熱熱逼血不歸經上則爲衄下則爲腸紅淋漓均多血熱則妄行也血失榮筋致前曾臂痛切忌攻風之品及利濕之方恐代無過之地此是陰不內守水不上承虛陽不肯歸窟易於衝侮侮其所不勝也

外治療法第一方用「安腦袪疾聖藥」發行所鎭江城內楊醫室每天嗅入鼻內三四次每次黃豆許既可清腦平肝又能宣肺利胃立見臭除涕少方意錄後務希斧政內服藥鹹寒平肝苦寒清胃（能殺菌）佐以甘寒養陰芳香利肺辛涼清腦等此治腦熱必效方也（倘腦寒者當以辛溫芳香等）治上焦如羽貴在空鬆

外治療法第二方嗅入「安母尼亞水」亦效

外治療法第三方「瘡瘍外敷藥」將痰核塗敷一天二次外以皮紙罨之三四時後恐藥乾燥以溫和茶潮之此藥調法用青菜汁白蜜和之發行處紹興裘吉生醫院

內治療法第一方　羚羊角片一錢（先煎一枝香時）石決明二兩（先多煎）

瓦楞子四錢（先煎）　蓮子心八分　白知母二錢　杭白芍二錢

枇杷葉三錢（去毛）　上銀花二錢　元　參四錢　川丹皮二錢半

川石斛四錢（先煎）　淨連翹二錢　大生地四錢　黑山梔一錢半

藕　片二兩（先煎）　大貝母二錢　京赤芍二錢　燈　心一分

如嫌羚羊角價昂即以三甲（見溫病條辨）各兩許生甘草二錢大濂珠二分（杵碎先和服）陳海蜇八錢（洗淡）荸薺三枚（去芽）青果三枚鷄子白（卽鷄蛋清）一枚（用開水囫圇先和服開水約七八十分溫度）等以代羚羊之用也

痰的原因

和縣高思潛

痰，是肺內所積的黏液，—就是津液—從喉頭氣管裡面的黏膜，分泌出來的。和鼻涕口涎相似，而究竟不同。用顯微鏡窺之，看見他裡面，含有塵埃，煤點，肺壞細胞，和從淋巴管血液運來的各組織廢料等物。痰之生，由於不講衛生，大約有四個原故：一是沐浴；二是空氣；三是運動；四是嗜好品。——

（一）沐浴　皮膚爲人體排泄機關之一，不常沐浴，身上的垢穢，堆積既多，汗孔就被他塞住了。汗孔塞住，排泄的功用，就因之停止，血液該當從皮膚排出來的廢料，遂停留血中。血中既積有過量的廢料，身體的健康，勢將起莫大的影響，肺臟遂不得不繼起代庖，設法把他袪出了。

(二)空氣　不潔的地方，空氣裡面，含有塵埃煤點極多．人居其中，塵埃煤點，就由鼻吸入肺的裡面去了．倘長此不已，氣管勢將充滿，妨礙呼吸，於是肺就多生黏液，把他包裹咯吐出來．

(三)運動　運動有兩種益處：一助肺呼吸；二助血流行．若是不運動，也就有兩種害處：一呢，呼吸不暢快，肺量就不能擴充，炭酸氣就不能全行排出，既容易生痰，且痰亦不容易咯出；二呢，血液循環的力量不大，廢料不容易由皮膚排出，肺就起代償的機能，把廢料吸收到裡面去了．

(四)嗜好品　烟，酒，和一切嗜好品，都能傷腦系，呼吸器，循環器．呼吸器循環器受傷，能致痰嗽，說見上．

生痰的原因，大略如上，痰的預防法，驅除法，就可隅反了．

論寒濕命名之悞

杭縣壽能模

世有寒濕之名醫有寒濕之治然濕字從水從日從火乃水爲火蒸薰騰上達無形之氣其又從絲者象形也故言濕卽夾火水火交濟蒸發之氣也若水不夾火卽爲寒水不能言濕矣此寒濕命名之亟宜改正焉且寒濕之治無非崇剛土開支河實隄防是治土也五行土能制水水邦淫溢必實土以治之實土豈非治水也耶此寒濕之名必爲寒水無疑焉願進正於高明者

兒科治例

諸城王肖舫

兒科昔名啞科因其不能言語全賴醫士揣其態度審其苗竅由理想而診斷之歷代兒科書漫無統系可循故醫士恒難之茲擬以食痰驚風虛實寒熱八門前中後三期爲治療正例條陳於下願與各地名家一商榷之

第一期　以百日內爲範圍蓋百日內小兒因其初離母腹臟腑之位置未定腸

胃之道路初通久臥衽席氣機不暢且臍帶爲命蔕兒初生剪臍時宜留三指長（約一寸）摺疊之以綫扎緊防生百病此爲第一要着倘有不愼風寒水濕侵入百病生焉當此時乳汁初通五穀未進宜作第一期論治至於七日內之病初離母腹與天地之氣不相合如不服水土同理最難治療詳論於後

第二期　自百日後至三歲爲範圍蓋以百日後乳汁既通五穀時進六淫之邪有時可受七情之病絕然不生由動搖而匍匐由匍匐而習走宜作第二期論治

第三期　自三歲後至十歲爲範圍蓋以三歲後漸能步履言語常進五穀肉食好惡發生漸通人事而七情之病時或有之（如好惡不遂意受父母及他人壓制驚積憂忿各病於是有焉）宜作第三期論治至於十歲後腸胃之消化促進隨人動作知識漸開與成人等宜以成人論矣　（未完續登）

上海中醫學會開成立會

西門城內石皮弄中醫專門學校學生等發起上海中醫學會昨日在該校開成立大會到百數十人總主任丁甘仁演說中醫非興卽滅全視青年後進爭此潮流繼投票選舉正會長丁甘仁副會長夏應堂理事長丁仲英及編輯評議幹事書記會計多人日晚散會

鎭江醫學公會第三屆選舉會近聞

本年夏歷九月初一日爲鎭江醫學公會第三屆選舉之期丹徒縣長警務所長亦於是日蒞會下午三時開選六時選畢會場秩序井然不稍紊亂茲將當選人員姓氏列左

正會長張雲甫副會長吳子周評議李煦春張小樓吳公甫金潤培趙永之楊映午楊紹文王彥彬張韜庵戴心存韓緒臣褚潤庭霍趾呈葉楚材吳崇伯文牘袁桂生

章壽芝書記閔金禾丁鑫培會計袁聖稱編輯王碩如陳健侯演講楊燧熙薛朗仙庶務鞠濟川張觀宸經濟曹幼衡李燿辰調查景鑑和團右箴交際薛秉文張觀宸

中華全國醫藥衛生協會會員錄（十）

俞君名濬字鑑泉浙東上虞人也二十餘年前君以事來崧厦始相識見其語言質直和易近人遂成莫逆焉君幼業儒體弱善病二十餘歲患瘧調治不善轉爲間日瘧以金鷄納霜粉截之症愈經月後因勞復卽轉爲三陰瘧由是纏綿三載屢止屢發直至病與元氣均衰乎補氣血病始愈數年後復患失血症初起時每早晨沐面時覺咽齒微有鹹味吐視之見津中呈淡黃色後每晨沐而必有此味而津色轉淡紅尚自以爲齒血也且以動作飲食時每作單聲咳而津中竟雜以殷色之血且於飯後血卽上溢體本陽虛脈素沉靜其時脈且洪而鼓指延醫診視飲以六味湯覺少腹脹悶欲死葢本無實火不勝丹皮之凊折也病中飲食起居如恒而慾念偶萌

血卽自咽出出必欲咳方自悟瘧久傷陰眞元未復腎中虛火上激肺絡爰服童便血立止惟一經房勞病卽復於是視溫柔鄉爲畏途矣其先君子字松齡因君之先慈患恙服藥百數十劑未愈於書笥中出傅青主女科檢得方藥與症合投數劑病竟起詢諸書肆原版已失乃出貲重鐫印贈親友於是益信醫書之有利於世益多採備以故君家醫書頗多君以多病講求衞生瀏覽研究一志醫藥初讀仲師傷寒論自覺囫圇吞棗偶讀彭氏醫學心悟其中辨晰若者傷寒之經病若者傷寒之腑病乃始有界限可尋再返而求之仲師原文覺頭頭是道故嘗曰彭氏之醫學心悟實予讀傷寒書入門之導師也然讀書不於深者先玩索卽淺者亦未能領會讀彭氏書如憒而一啓方有實獲之境繼又讀濕熱溫熱諸書更知病有經腑臟絡營衞氣血之分復返求之內難諸書從此恍然有悟漸能審症立方爲親友治療頗有效果歲丁未虞城倉帝祠附設醫局君盡義務施診歲己酉庚戌虞南管溪發起醫局

特邀請住局施診兩年余亦究心醫學設藥肆於崧市與俞君知之有素特邀請來崧廈一則時可晤談一則可討論醫理君果於辛亥年來鎮懸壺至今十餘年來鎮之人皆贊成君之知醫而俞君仍虛懷若竹醫餘之暇尙孜孜博覽近年見其案頭有紹興醫藥學報內載中華全國醫藥衛生協會會員錄予知俞君亦入會與君交久知深敢代爲述其爲醫之大略亦不過爲誇奬且此篇爲俞君之病史與醫史亦不遑計及誠以君因己病而究醫竟以醫而愈病更以愈己病者愈人病足徵學術有自非率爾操觚者　虞西崧廈鎮邵景鶴叙

張謌字汝偉別署壽石世居江蘇常熟之顏港世業儒年十三甫開筆而科舉廢歲丙午入邑之公立高小肄業一年因體弱又中止在家讀靈素內難等書三年乃從同邑　唐均良夫子遊又四年試送診於家頗能著效甲寅歲入神州醫學會會員乙卯經裘君吉生特許爲紹興醫報社社員流通醫藥書籍公司贊成人甯波衛生

公會特推爲名譽贊成員山西中醫改進研究會又委爲名譽理事曾在樂善局應診該局閉幕後在家株守研究中西學理希圖稍有進步著有醫學抉微二卷註釋咽喉書二卷琉球百問一卷海上方一卷陸地仙經一卷輯醫林稗錄二卷福世無遺錄五卷均已刊出近又著醫鐸四卷及臨證須知一卷止在刊行今秋又入中華全國醫藥衛生協會爲會員現年二十八歲海内　大雅如不以鄙夷見棄而辱教之以冀克底有成則幸甚矣辛酉十月偉識

曹秉銓字選廷號伯藩年四十九歲浙江上虞梁湖鄉人幼業儒補縣學生員先嚴竹軒公以選拔貢生教授於鄉博覽羣書兼通醫學惟不以醫問世僕年十九患溼熱症而變爲三陰瘧纏綿半年廢舉子業每携小說閒書以消遣先嚴見而斥曰汝旣患病閱此等書適以害之余篋中醫書甚多可取而閱之亦庶知養生之道不較閱閒書大有益乎遂取閱内經及醫宗金鑑等書覺津津有味病愈後歷館於本邑

之崧鎮館課餘閒研究醫學居停隣近有患病來診者頗能獲效壬寅鄉試後時事日非無志功名同學中輙以懸壺相勸竊思無師傳授總不可以治人之病明年春邑之横塘鎮有朱玉泉先生者懸壺於家名噪晚年欲延師課其後嗣僕館其家而師事之臨症參考獲益匪淺甲辰年蒙舊居停何周二君函邀到崧遂懸壺於崧鎮民國元年曾任本鎮同仁社施醫民國七八兩年分任章村廣仁集施醫計行道以來已十八年於茲矣通信處崧鎮仁壽堂

馬守康字介梅浙江杭縣籍承先人業醫餘緒幼年入塾卽課以靈樞素問諸書光復後任事江蘇常熟政界兼在常熟等處執行醫業待民國八年一月蒙陸軍部委充駐魯陸軍第二十混成旅一等軍醫旋蒙本旅旅長吳加委兼充軍醫院副院長至九年冬該旅有防戍邊徼之命恐水土不服請假言旋本年春由諸摯友一再催促在籍應聘現特加入中華全國醫藥衛生協會期與海内同道共研國粹

醫事調查記

醫藥學報社同人撰

紹興裘吉生編

屬馬山醫藥界之寫眞

中華全國醫藥衛生協會會員陳守眞十年夏季稿

馬山的市面廣闊，紹縣屬下，也算是一個興盛的市鎭，做醫藥事業的，不下二三十家，我在民國九年，旅居馬山，和這般人，大半都來往的，其中的醫生，高明的也有，庸愚的也有，高明而未遇時也有，庸愚而反得法的也有！藥店有七八家，其中貨眞價實，講究牌面的也有，專賣劣貨以欺人的也有！我憑著良心說話，一點不徇私人感情，把他們切實調查，要批判他們的眞假，使醫藥界的諸君子，用銳利的眼光，可以看出這輩人的虛僞——我把所調查的，分做兩部：『第一部—醫界；第二部—藥界。』

現在先把第一部—醫界的調查，報告在下面：

第一部　醫界

調查馬山的醫界，可分做（甲）中醫；（乙）西醫；（丙）巫醫：三類。

（甲）中醫

中醫除內；外；二科以外，馬山市還有一位女醫生，說是世傳的婦科；還有幾位挑小兒急慢驚的婦人，也都是醫門外道，因此我這報告書中，又把中醫分做（A）內科；（B）外科；（C）女醫；三類。

（A）內科

（一）名醫

內科醫生　高明的少，至於現在生意興旺，自稱名醫的幾輩，我天天聽到他把病人的性命，有得送掉，他們只不肯歸罪自己，我也不敢說，這幾輩先生，是庸劣的，不過他們的架子太大，每天晚上，終要到藥店裡，去叉痲雀！到第二天，臨症的時節，睡眼矇矓的，不用望，聞，問，切，的四字，去細探病情，也不許病家，詳述病狀，似乎現出怕討厭的樣子，用冷面孔，去搪突病家，不容病家多說話——他的腦經裡，還是印着昨天晚上的東風，白板，……被別人碰去了，可惜！所以一點沒有有活人的心思的醫生呀！

有位坐施醫局的醫生，倘有不願意受施惠的病家，給他看資，要四角起碼，若是一角，他就不收，還說：「病家小看了我！」你若沒有看資給他的，（窮苦現狀）。他就冒冒昧昧，極快的開了方，立卽打發開去！平時喜碰官場，愛喝老酒，打痲雀又極熱心，和這地方的一位官僚，日裡臨症之後，就去猜拳喝酒，到晚上又痲雀，碰和，嗜好太多了，無心對付病家！並且他的施醫局，爲謀利起見，是運動就地正紳，自己設立的。

有位坐藥店的醫生，起先是很窮苦的，做了醫生，在馬山賃一處小屋，賺幾個錢度日，現在生意發達，在藥店裡面，大擺架子，我聽說：每年藥店裡，除給他規費之外，還有應酬他許多貴重的藥品，不會鈔銅錢，他的學識，是宗李士材的醫宗必讀——不過他沒有再看看醫書的工夫，只一味的在交際上用功，研究趨時的酬世錦囊，所開的方，牢守着死訣，不能隨機應變，識者多嫌其太板，這眞叫做「種瓜得瓜，種豆得豆」錯走了路，不知回頭，終尋不着光明的大路。

（二）庸醫

業內科的庸醫，充滿街市，有幾輩藉父；或叔；或已去世的族中遠房，在醫藥界曾經出過名的牌面，拿了來；寫在自己的照牌上，至於他們的醫學識，却是只有讀過湯頭歌訣；藥性賦……這麽粗淺的醫書，也莫有融會貫通的！

有位烟管司務，一點沒有醫學智識，因爲謀利心太重，也在一爿烟管店裏，掛起照牌，上當的病家，在本地算很少的——不過有遠路來的病家，不知細底，去倩這位先生費心，那末他的性命，在摧命使者的後面，摧命使者，要請他跟了去！

〔附說〕我不輕易批判人，十分看不過去了，纔肯下針砭，馬山市的醫生，誰是名醫；誰是庸醫；我也難說，要請閱者諸君，看後面姓名錄中，所記着他們的履歷；和近況；自己批評纔是

〔三〕 姓名錄

業內科的醫生，有十四位，列表如下……

姓名	年齡	履歷	種別	現在寓址	近況	餘載
王朗川	未詳	世醫		錫類施醫局	生意甚發達	雖醫術精而嗜好太多吾無取焉
謝人和	四十六	宗李士材		養和堂藥店	生意甚發達	
謝雲翹	未詳			寶和油燭店	業醫而兼操油燭業	一身兼二役無怪乎誤人性命之日有所聞也
婁廉甫	未詳	殺豬出身	一無所長	鶴年堂藥店	從前殺豬而現在殺人了	屠宰出身識字無多假充斯文怪象迭出
裘豫濟	未詳	種田出身	耑治吐血	裘家岸頭	裸體赤足不失農人身分	醫門中之外道
吳楚侯	五十五	花行店倌	耑治痔瘡	本區長漊	藉醫斂錢	醫門中之外道
俞月軒	未詳	南貨店倌		老回生藥店	不得法	醫門中之外道
謝伯陶	二十四	何廉臣先生高足		泰和堂藥店	兼開業於菖蒲漊	初寓馬山其業未甚發達

張春揚	未詳	烟管司務	割乳瘍拔牙、	鎖金橋烟管店	受枉死的很多	醫門中之外道
章吉甫	未詳	太錠店倌	一無所長	鎖金橋下	受枉死的很多	鄉人呼之曰呆醫
傅子美	未詳			傅恒昇雜貨店	不得法	傅恒昇雜貨店的主人兼理帳務
吳奎照	未詳	墮民	鼓脹	坊裏	不得法	藉醫歛錢是醫門中的外道
陳世美	四十五	未詳	小兒科	鎖金橋下	不得法	學識尚優惜乎不合時宜
葉芝祥	五十八	不明		殿前	自命儒醫所開之方却毫無尺度	查習慣蕭山自稱出身政界但于其文字上觀之似不相符

（B）外科

（一）通達的外科

軒岐之後，外科無通人，所以外科書；亦無善本，業外科的，多係白木！不料馬山市到有一位很通達的外科醫生，名叫馬叔循先生，係小皋埠人，經驗也很富足，在紹興一縣之下，也可算是數一數二的外科醫生了。我在馬山，頂佩服他的學問，他原本是神州醫藥分會的會員，我和他熟識以後，就介紹他在紹興醫報中投稿，不過他診務很忙——他對于外科一道，果然高明之外，那內科學也很有研究，馬山的幾位士紳：像封祝堯；倪蘭陔；鍾華亭；裘海齡……的家屬有病，也不去倩內科，只請先生去診，先生因爲內外科均通達，益發應接不下，抽閒工夫，就弄筆墨，他有許多著作：像『馬氏醫論評』，已歸紹興醫報社刊行之外，還有『評徐批外科正宗』；『金鑑外科評』；『進善室雜稿』……我均已拜讀過，很有新頴的意思，不落古人集臼，不久也要歸紹興醫報社得世。他又自悔從前愛喝老酒，著了許多自悔「喝酒悞事」的文章，前幾天給我看，我勸他刊入紹興醫報，介紹給愛喝酒的人看，還勸他入紹興戒酒會，咳！「一誠可以救萬靈」，這位先生，從前喝酒悞事、現在已願戒絕，專心濟世，社會上將更歡迎了！

除這位外科馬先生之外，還有位倪貫卿先生——不過現在改了行，充任了小學校的義務校長，有時候還給情面難却的人看病，文字粗通，手段也還過得去。

（二）庸劣的外科

馬山市的外科，除上面所述的二位以外，餘外的都是用爛泥做膏藥，黑了良心，騙銅錢的人，他們的詳細情形，請看下面姓名錄中便知：

（三）姓名錄

業外科的醫生，一總有五位，列表如下：

姓名	年齡	履歷	種別	現在寓址	近況	餘載

馬叔循	四十五	世醫	兼治內科	殿前馬氏醫室	生意發達	
倪賀卿	未詳	未詳	兼內科	陳家橫	現在改行了	
倪金生	五十五	油燭店倌	痧科	姚家庵前	每天坐茶店飲酒	
鄭偉庭	未詳	鹽店倌	跌打損傷	寺弄口	飲酒鬥禍醫界之賊	重錢財而輕人命應該不得法了
趙錦庭	未詳	藥店倌		鶴年堂	不得法	手術既不能曉得文字又不能通順藉幾個膏藥醫病那裡靠得住的

（C）女醫

（一）女醫的現狀

馬山市有位女醫，他的隣婦，却不願意他診視！我看到他年紀；約莫有五十餘歲，眼睛有點近視，臨症的時候，不諳望；聞；問；切；病家爲着她也是個女人，所患的病苦，到都肯和他說出，不過他不學無術，雖掛着世傳的照牌，却不能對症用藥，又且迷信惑衆，時常勸病家；照藥方服藥之後，再去吃神藥，求菩薩保佑，貽禍同胞；誠非淺鮮！

有二位；專挑驚的婦人，住在西安堡，（土名坊裡。）藉醫斂錢，益發無謂之極！加以他是喜娘（卽老嫚。）出身，甜言蜜語，口若懸河，欺誑鄉愚，受其害的很多！

（二）　女醫的姓名錄

女醫生；一總有三位，列表如下……

姓名	年齡	履歷種別	現在寓址	近況	餘載
陳錢氏	四十六	世醫婦科	陳家樌	未甚得法	錢寶燦之女
吳氏	未詳	老嫚挑驚	西安堡	受其枉者頗衆	出身卑賤斂錢妙手

吳氏	未詳	老嫂挑鶯	西安堡	受其枉者頗衆	出身卑賤斂錢妙手

二

(乙) 西醫

(一) 西醫的現狀

馬山市住居的這位西醫，曾在杭州醫校畢業，在馬山市；不是開業的醫生，只在家中——若是有朋友去央求他看病，他就施手術，給他治愈：去年我害了眼病，去倩他診視，他給藥水，一搽之後，就復原了。他醫肝氣病最好，別號肝痛水主人，有一種肝痛水行世。

(二) 姓名表

姓名	年齡	住址	履歷	通訊處	備考
陳積裳	二十六	馬山	杭州西醫校卒業	陳家横	精西醫係中國醫學大家徐錫驥先生的妹倩

（丙）巫醫

中國人神的觀念深，人的觀念淺，所以媚神佞佛的多，倩人成事的少！古時巫醫二字，解釋神醫，爲人祈禱而能活人的就是，依山海經說：「開明東，有巫朋，巫抵，巫陽，巫履，巫凡，巫相，夾窫窳之凡，皆操不死之藥以距之。」我這報告書中，把鄉人所素信的泥塑木雕；和尙：道士；一切神廟中的藥籤；都歸入這類：

（一）菩薩

馬山有一處天后宮，裡面坐着一位包龍圖的泥身，旁邊有位師爺菩薩，（依鄉人口吻。）說起這菩薩來很靈，說是可以審呆子的，遠近的人，趕攏來的很不少！所以這地方的愿心戲文很多，我當初覺着奇怪，後來仔細想去，就知道這是空氣和精神的關係，……（我前曾作了一篇「泥菩薩是能醫病的嗎？」的文字，在紹興醫藥報星期增刊中，發表，也就是破除這事的。）這處住廟的人，有時說：包大人顯靈……亂造謠言，眞是無謂之極。

（二）和尙；道士；尼姑；

方外人知醫的，本是很多——不過馬山市的各庵廟，知道醫的和尙；道士；尼姑；半個也尋不見，只知道求菩薩，發神藥，害人姓名！

（三）藥籤

神藥傷人，使下民枉死，算是世上的第一不平事，現在官廳雖云嚴禁了，然而陽奉陰違的，仍是不少！馬山一部分，像：黃廟，（就是第一節所說的天后宮，）張神殿，都有藥籤，送命的人很多！

第二部　藥界

中華民國十年十一月二十日出版

紹興醫藥學報第十一卷第十一號

（原一百二十七期）

編輯者　紹興裘慶元吉生

發行者　紹興醫藥學報社

印刷者　紹興印刷局

分售處　各省各書坊

歡迎轉載

報價表

新報	全年	半年	一月	代派或一人獨定十份者八折五十份七折郵票抵洋九扣算空函恕復
冊數	十二冊	六冊	一冊	
定價	一元二	六角半	一角二	

舊報	一至十三期	十四至十七期	十八至四十四期	四十五至百十六期
定價	五角	三角	八角	每期一角

郵費	中國	日本台灣	南洋各埠
	加一成	加二成	加三成

廣告價表

等第	地位	一期	六期	十二期
特等	底面全頁	十元	五十四元	一百元
上等	正文前全頁	八元	四十三元	八十元
普通	正文後全頁	六元	三十二元	六十元
注意	所稱全頁卽中國式之一單面外國式之一配奇如登半頁照表減半算			

外埠用郵票代洋寄社者注意

一 須油紙襯好

二 須固封掛號

三 以五釐郵票爲限

四 一百另五分代洋一元

零購本社發行書報章程

一　如欲購本社書報者可直接開明書目連銀寄至「浙江紹興城中紹興醫藥學報社」收

一　書價若干按加一成以作寄書郵費

一　書價與郵費可用郵局匯兌其章程問就近郵局便知

一　郵滙不通之處請購（五厘至三分爲止）之郵票以一百零五分作大洋一元核定封入函中掛號寄下（郵票須用油紙夾襯）

一　一人購書報上五元者可將書價以九折核寄上十元者以八折核計零購無扣（購舊報及代售各書不在此例）

一　一人預定當年月報之上五份者可將報價以九折核計上十份者以八折核計

閱者注意

今年十二期的月報、和五十期的星期增刊、已將完了、發行的日子、總算沒有愆誤、至於內容、有沒有比較前年好點、還要閱者批評、我們存心、卽使果然是好、明年總應該再好點、儻若不好、更要改善、惟價目、仍舊月報一元二角加力六分、星期增刊六角加力二角五分、均須未出版前預定、空函恕復、陽歷十二月十五日前、直接滙洋向本社訂閱者、又有贈書、

本社發行部啟

紹興醫藥學報

第十一卷第十二號

中華民國郵政局特准掛號認為新聞紙類

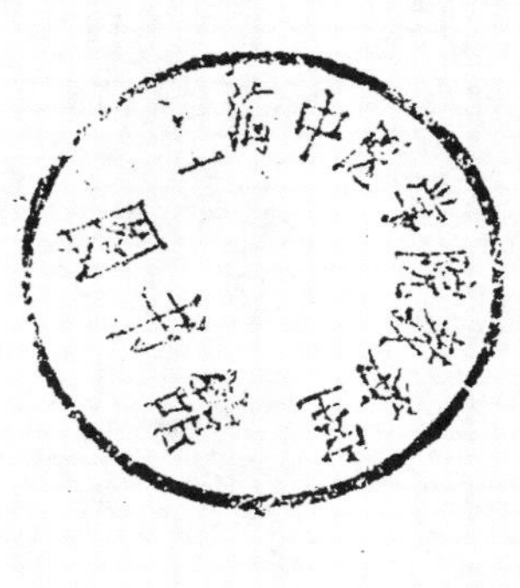

本社報費　皆是預收的　間有數戶閱報及代派處未付報資　亦須到節惠繳　因本社既不登賬　本無收賬的人　乃現在欠費各戶　尚無惠來　務祈從早寄楚　郵匯不便　可用半分頭的郵票代洋

紹興醫藥學報社啓

閱報者鑒

啟者尊處豫定敝報至本期止已經寄全務祈惠款續定俾再按期郵奉並望推廣爲禱特此佈聞

紹興醫藥學報社發行部敬告

紹興醫藥學報

第十一卷十二號

紹興醫藥學報第十一卷第十二號

循例酬勞代派者

本社對於各地代派處之推廣本報不遺餘力每年十二號發行完竣查得派銷最多數者一位與次多數者二位以各處惠購書籍轉贈或本社自加贈品以答厚意而資鼓勵茲將今年最多數與次多數及贈品開列於後

【計開】

吉林賀初善君代派七十份最多數
贈醫統正脈一部值三十元

北京程一哉君代派五十份次多數

西安王瘦梅君代派四十份次多數

各贈愼疾芻言二十部

【注意】明年本報大加改革各地代派諸公能更格外推廣本社仍備值洋三十元之孤本醫籍數種奉贈銷數最多者諸公雖志不在利然亦聊助興趣已耳至本報之星期增刊內多關於病家事尤易推銷凡代派最多者亦當有贈　本社特白

閱報者鑒

本社自七卷十二號報端宣佈信誓凡每年十二册按陽歷每月二十號出版不誤一期日三年以來踐行不爽現已出至一百二十八期信用昭然自十二卷起仍當確定每月二十號爲出版期以慰閱者之望

一閱者諸君因多年定閱以爲本社必按年接寄往往於十二號報收到後不再函訂致本社不敢續奉數月後函來補定乃已出之報不能一時再版補送此次報到後務希惠函重訂

一定報必請將報資洋一元二角郵力洋六分一同郵滙方可發報如不通

一郵滙之處須以五厘或一分之郵票代之星刊每年六角郵寄八角五分

一各代派處繳欵亦仍照章惟定報份數亦祈於本號報到之後即行訂定本社以便十二卷一號之報可先期寄上

又有著名軍醫聲稱

韋廉士大醫生紅色補丸爲補虛聖藥

彼曾證明是丸曾經治愈瘋濕骨痛咳嗽多痰虛損各症

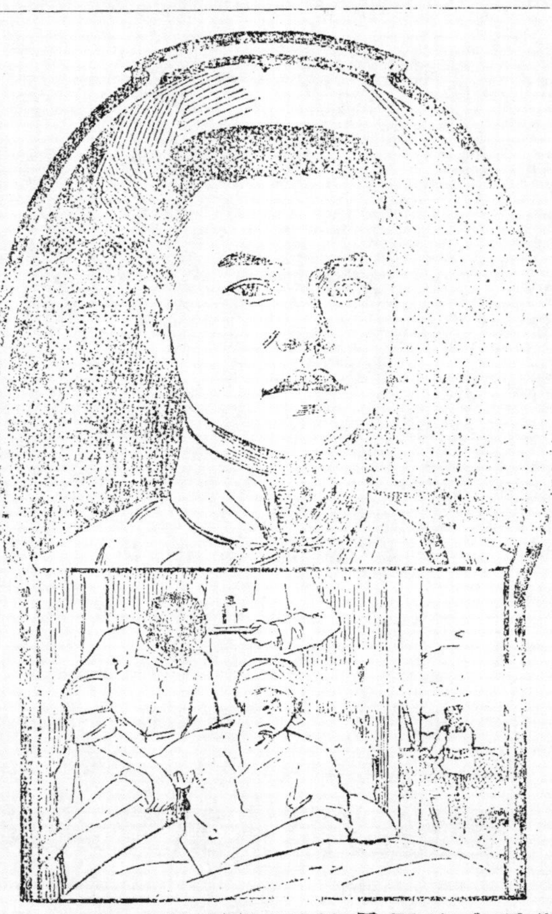

福建陸軍第二師司藥官何建勳軍醫對於各國藥品之有益於人身者莫不竭力試用其功效俾可舉薦他人服用是以就親自經驗而確知韋廉士大醫生紅色補丸之功用誠補品中之聖藥也請觀何建勳軍醫由廈門來函如左云

韋廉士大醫生紅色補丸誠爲各國藥品中最有益於人身之良藥也余自己常服是丸甚覺有益且凡軍中人有患血薄氣衰諸虛百損以及胃不消化瘋濕骨痛咳嗽癆瘵等症者即囑其服用紅色補丸無不藥到春回誠補品中之特效謹此證明何建勳軍醫以韋廉士大醫生紅色補丸乃以療治上所述疾病不得心應手莫是因是丸有清血補血之功奇故也且每服一丸即能生長鮮紅稠濃之新血一丸有一丸之功凡血薄如水淡若無力所致各病均可療治因血氣充足有力則身體自然康壯精神定必復原也　韋廉士大醫生紅色補丸凡經售西藥者均有出售或直向上海四川路九十六號韋廉士醫生藥局函購每一瓶中國大洋一元五角每六瓶中國大洋八元郵力在內

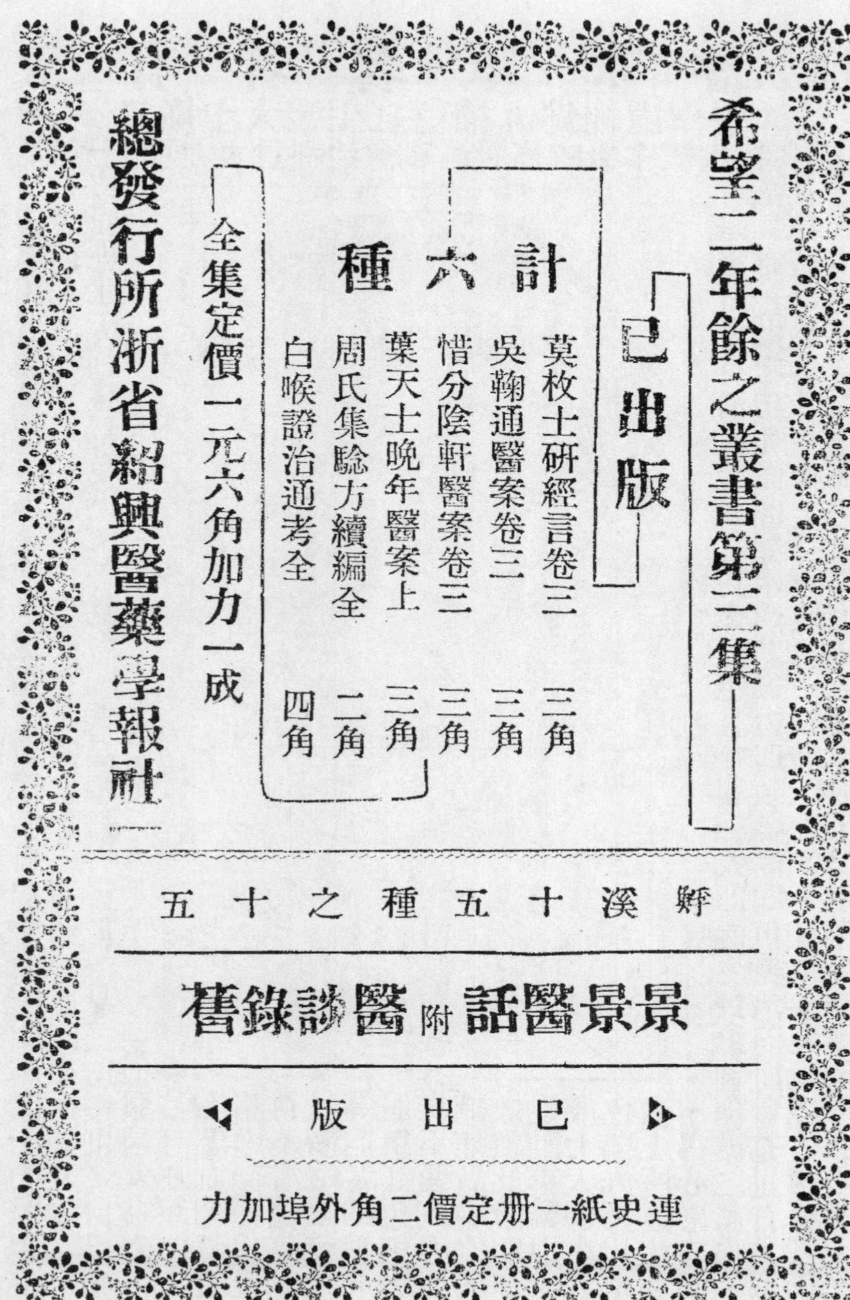
希望二年餘之叢書第三集
已出版
計六種
莫枚士研經言卷三 三角
吳鞠通醫案卷三 三角
惜分陰軒醫案卷三 三角
葉天士晚年醫案上 三角
周氏集驗方續編全 二角
白喉證治通考全 四角
全集定價一元六角加力一成
總發行所浙省紹興醫藥學報社
紓溪十五種之十五
景景醫話附醫診錄舊
已出版
連史紙一册定價二角外埠加力

紹興醫藥學報第十一卷十二號（原一百廿八期）目次

(三)社友通訊二集

致張壽市先生書　和縣高思潛

致張汝偉君商榷醫史　前人

致裘吉生君函　王俊林

致張惠臣君函　山西中醫改進會

復山西中醫改進會函　張惠臣

與山西中醫改進會會長閻百川書　常熟張汝偉

致丹徒陳邦賢先生函　方肇元

備酬徵求

甲　本草綱目與拾遺所未載之藥品照綱目或拾遺例證以考據參以經驗編輯之不拘多少品隨時寄社登報乙　各地西醫及醫院藥房(賣外國藥者)與中醫及藥店姓名牌號開列見示

甲項每品酬書二角至一元有特識者加倍乙項每件酬書一角至五角後到雷同者減半

紹興醫藥學報社啓

兩個困難的感想

裘吉生

我在這個新舊過度時代做三十年底醫生常看出病家「歧路旁皇」底難處因爲生病底人四而環境底主張格外不一不是這個說西醫好因西醫用的藥多屬精華就是那個說中醫好因中人體質終屬中藥相宜這個時候的病家同病人也是仔細考量他想想西藥精華是確實精華但終是金石品居多中人是固屬中藥相宜但則渣滓不去未免雖多無用心中七上八落結果或則中西雜投或則猶豫不決我想做醫生的應該解除病人底疑惑但則終沒有法子我又在瀋陽的時候有一個師範學校校中底醫生是西醫又一個罪犯習藝所內一個官醫也是西醫他們兩處的人有了急病總多是我去醫好的後來他們想聘我做校內所內的醫生我也很情願去担任不料籌劃一番就不行了因爲我是中醫我代他們醫病祇能寫一張藥方他們要拿得藥方配藥煎藥校中所中除了急病不得已外都是很

不可能的這個往事我也至今引以爲憾近聞滬上諸公創辦粹華製藥廠將中藥倣西法製煉藥水藥精我想倘過去的三十年中早有這種辦法我就沒有這兩個困難了今特寫我兩個困難的感想告告以後做醫生的

闢食人謬說

和縣高思潛

二十年前西洋之談衛生者有曰「百年之後吾人食物當取精華而遺糟粕以節腸胃消化之力自此血液滋長筋骸舒暢人人登壽域矣」由此再進一步遂發生一駭人聽聞之說焉

法國醫學家Hovgonecy氏創爲食人之說曰「人爲人類無上之食品吾人苟能烹吾兄弟姊妹而食之則體幹强健卻病延年當更勝乎飲食五味之時代以人身肌肉味美質淨且富於育質又易於消化諸君實行之始知吾言之不謬也」人道主義之下竟有此等學說發生使非喪心病狂何以悖謬乃一至於此當草昧時代

不論何種人殆無有不食人肉者但文化漸開此種殘風亦遂漸漸廢止雖今海洋非洲等處尚有數種民族啖食人肉以爲常然其人慘酷野蠻已不齒於人類昆斯蘭特人種謂「食勇者之肉卽爲勇者食小兒之肉即可長生」以自詡爲文明者其所見乃符於慘酷野蠻之昆斯蘭特人甯不可怪

美國醫學博士某氏謂「人爲穀食動物」日本赤塔氏亦主其說可見人類特宜於食穀若肉不過爲穀食之補助品耳即近世發明之牛肉羹雞肉汁以之調理病後之虛弱固屬有效若恃爲平時之滋養品謂其功勝穀類則吾未見其然也日俄之役日軍醫官精製一種餅餌不俟腸胃消化卽可收滋養之益頗著成效未幾軍中患腹痛者人數日多考驗結果乃知由於餅餌無庸消化腸胃因失職而病也由此以觀足徵精製食品對於人身雖似獲益而實爲大害有斷斷然者此食人肉之說在醫學上不能成立者也

即使日氏之說在醫學上有根據矣醫學之主義非人道乎醫學之宗旨非救人乎啖食人肉之大背人道主義違反救人之旨即三尺童子當亦能斷之也中國中古時代有用天靈蓋入藥者某氏譏之曰「殘忍傷神殊非仁人之用心」夫天靈蓋一死人之骨耳入藥致用猶不免爲人所譏而況食人肉乎而況食所親者之肉乎且人之情也孰不貪生而惡死日氏所謂「賽吾兄弟姊妹而食之」者俟其死而食之乎抑生撲殺之以烹之也

由前之說則死人之肉未必精美即使精美亦未必獲益澳非等處之土人可爲前證由後之說則骨肉之間互相戕殺社會秩序將永久失其安甯不釀成大亂不止也

日氏之說數年前在某西醫報中見之近因別有感觸故有斯篇之作閱者愼毋譏爲明日黃花也

論嗎啡大礙衛生試言其利害

歙縣北岸南村胡天宗

凡物之產於土行於世者有利固亦有害夫利而不見於功其害魔力爲大矣哉今舉中國無論富貴貧賤者甘爲弱種之尤而啓國外之羞盡口腹有毒之物逝而蔓延國人者是亦不可爬梳矣宮政如此人心如此反明目張膽更無所顧忌矣嗚呼嗎啡之害人尤過甚於雅片初雅片流行中國國人以爲洋藥認作治病良方夫藥能治病固利物焉殊不知此種能治病之洋藥亦不過止遏於一時誰知漸吸病未去而癖癮又深敗腦縮筋變壞血質令人懶惰其爲害也可知中醫之言曰助火傷氣凝血枯精髓耗胃液精神困憊陰陽顛倒姦商參以雜料其燥熱毒烈不亞於砒久吸身形枯槁家敗身亡伊于胡底其爲害尤過甚於砒者又可知且雅片尙如此而嗎啡夫復何言噫嗎啡豈但只此害人而已矣進而考之嗎啡爲雅片之精也泰西化學家驗雅片有十二種質最猛烈者爲莫爾非宜色之無臭質有鹼性大毒能

害人今人嘗以打針爲抵癮潰爛肌膚傷生甚速直是以暴易暴斯人不死於命而死於針勢如燎原燄於今日夫嗎啡無一毫之功而其毒烈如鴆且遺人羞何國人之不知自愛而甘貽羞辱耶惟雅片之害人癮積中於肺而發表枯容始形於色則嫫母有掩面之羞嗎啡以針引於手足中毒於肌膚無所不至數月之間母妻幾不能認識故諺有之曰活癩狗觀其皮肉潰爛臭氣薰蒸夏日觸聞無不致病關係衛生大多障礙嗚呼言至此能不悲驚乎夫國禁之毒品而何以盛行若是嗚呼夫國禁之毒霧舉國則不然而獨吾歙縣屬又何以盛行若是耶推其因而言之打針者藉其興奮之功劑健於全體愈溺愈深嗎啡之來源出於販運之流販運之多實由官廳之放棄官廳之放棄豈非以毒害之中而剝取其利焉苟若行政官能執法刑於民則其有所恐懼亦不致於蔓延矣今之蚩蚩者氓不知其性大礙衛生利焉害焉吾試問今之從政者何如

人參解

鹽山張錫純

人參之種類不一古所用之人參方書皆謂出於上黨即今之黨參是也然本經載人參味甘微苦今之黨參則甘而不苦與本經所載之味不合至遼人參甘中微有苦味與本經所載者合矣而當神農之時遼東荒遠之地猶未開闢本經所載者又非遼人參可知豈上黨所出之參在上古時原帶苦味因時代久遠地質有改移所生之藥或有變遷歟此誠千古之疑案也且遼東亦有所謂黨參者與上黨出者氣味形狀分毫不差其價甚廉原與今之遼人參逈別嘗比較二參之功用大略相同雖黨參之補力遜於遼人參而較遼人參之性和平易用且用於寒溫證中若白虎加人參湯小柴胡湯以之代方中之人參尤宜至於遼人參其野生者甚不易得而人力種植者燥性未除實難輕用且本經謂其微寒今日之黨參遼參其性皆溫實無微寒者蓋既名爲人參原與人身體相宜能補氣兼能補血稟溫和之性善助少

火之元陽也至神農本經謂其微寒者將勿參爲瑞草能隨時代轉移以便人用上古之人元陽充足用藥宜偏於涼後世之人元陽不足用藥宜偏於熱此參之涼熱今古所以不同歟善用參者若能臨證制宜各佐以相當之藥洵可挽回人命於頃刻東人猪子氏謂人參在病證危急時毫無作用何言之謬也

【醫案】

邑中泊莊高某年四十許於季春得溫病屢經醫者調治大熱已退精神益憊醫者諉爲不治病家亦以爲氣息奄奄待時而已乃遲旬日而病狀如故始轉念或可挽回迎愚診視其兩目清白無火竟昏憒不省人事舌乾如礎却無舌苔問之亦不能言撫其周身皆涼其五六呼吸之頃必長出氣一口其脈左右皆微弱至數稍遲知其胸中大氣因服開破降下藥大過而下陷也蓋大氣不達於腦中則神昏大氣不潮於舌本則舌乾神昏舌乾故問之不能言也其周身皆涼者大氣陷後不能宣布

於營衛也其五六呼吸之頃必長出氣者大氣陷後胸中必覺短氣故太息以舒其氣也遂用野台參一兩柴胡二錢煎湯灌之一劑見輕兩劑全愈

外甥王倫章(曾爲奉天地方審判廳長)年二十時臥病數月不愈精神昏憒肢體痠懶微似短氣屢次延醫服藥莫審病因用藥亦無效一日忽然不能喘息張口呼氣外出而氣不上達其氣蓄極之時肛門突出約二十呼吸之頃氣息方通一晝夜間如是者八九次診其脈關前微弱不起知其胸中大氣下陷不能司肺臟呼吸之樞機也遂投以人參一兩柴胡三錢知母二錢一劑而呼吸順又將柴胡改用二錢知母改用四錢再服數劑宿病亦愈　按拙著衷中參西錄治大氣下陷多重用生黃芪取其補氣兼能升氣也而此案與前案皆重用參者因一當外感之餘津液鑠耗人參兼能滋津液一當久病之餘元氣虧損人參兼能固本源也

瀋陽縣署科長某患梅毒在東人醫院治療二十餘日頭面腫大下體潰爛周身壯

熱讝語不省人事東人謂毒巳走丹不可治其友人警務處科員孫俊如邀愚往東人院中爲診視疑其證夾雜瘟病遂用生石膏細末半斤煮水一大瓶僞作葡萄酒携之至其院中託言探友蓋不欲東人知爲療治也及入視病人其頭面腫而且紅診其脈洪而實知係夾雜瘟病無疑囑將石膏水徐徐溫服翌日又往視其頭面紅腫見退脈之洪實已減半而較前加數仍然昏憒讝語分毫不省人事所飲石膏之水尚餘一半俾自購潞黨參五錢煎湯兌所餘之石膏水飲之翌日又往視之則人事大清脈亦和平病人遂決意出彼院來院中（奉天大東關立達醫院）調治後十餘日其梅毒亦爲治愈此證用潞黨參者取其性平不熱也

縣治西曾家莊丁叟年過六旬於孟冬得傷寒證五六日間延愚診視其脈洪滑按之亦似有力表裡俱覺發熱間作呻吟氣息微喘投以白虎湯一劑大熱稍減再診其脈或七八動一止或十餘動一止兩手皆然重按無力遂於原方中加人參八錢

兼師炙甘草湯(亦名復脈湯)中重用乾地黄之意以生地代知母煎汁兩茶杯分二次溫飲下脈即調勻且較前有力而熱仍如故又將方中石膏加倍(原方是二兩倍作四兩)煎湯一大盌俾徐徐溫飲下盡劑而愈

本村崔姓童子年十一歲其家本業農因麥秋忙甚雖幼童亦作勞田間力薄不堪重勞遂得溫病手足擾動不能安臥讝語不休所言者皆勞力之事晝夜目不能瞑脉雖有力却非洪實擬投以白虎加人參湯又慮小兒少陽之體外邪方熾不宜遽用人參遂用生石膏兩半蟬退一錢煎服後諸病如故復來詢方且言其苦於服藥昨所服者嘔吐將半愚曰單用生石膏二兩煎取清汁徐徐溫飲之即可不吐乃如言服之病仍不愈再爲診視脈微熱退讝語益甚精神昏昏不省人事急用野台參兩半生石膏二兩煎汁一大盌分數次溫飲下身熱脈起目遂得瞑手足稍安仍作讝語又於原渣加生石膏麥冬各一兩煎汁二鍾分兩次溫飲下降大便一次其色

甚黑病遂愈、按治此證及上證之時愚習用白虎湯猶未習用白虎加人參湯也經此兩證後凡其人年過六旬及勞心勞力之餘患寒溫證而宜用白虎湯者必加人參且統觀以上三案未用參之先皆病勢垂危甫加參於所服藥中即轉危爲安用之得當功效何其捷哉

表兄王瑞亭年四十三歲素吸鴉片於仲冬得傷寒證兩三日間煩躁無汗原是大青龍湯證因誤服桂枝湯煩躁益甚迎愚診視其脈關前洪滑而兩尺無力遂投以大劑凉潤之品而少用透表和中之藥佐之因其尺脈不實囑其煎湯二茶杯作十餘次飲下一次止溫飲一大口防其寒凉侵下焦也病家忽愚所囑竟頓飲之遂致滑瀉數次多帶冷沫上焦益煩躁鼻如烟薰面如火炙其關前脈大於從前一倍數至七至知其已成戴陽之證急用人參一兩煎湯兌童便半茶杯（須用食鹽醬童子之便取其味鹹能製參）置藥盌於凉水盆中候冷頓飲之又急用玄參生地知

毋各一兩煎湯一大盌備用自服參後屢診其脈過半點鐘脉象漸漸收斂至數似又加數遂急將備用之藥燉極熱徐徐飲下一次飲藥一口閱兩點鐘盡劑周身微汗而愈

細辛的用量

和縣高思潛

細辛辛竄雄烈，刺戟性極大，所以通關開氣如臥龍，開關，速效等方中，都用細辛。

細辛用少量爲行氣藥，大量反致閉氣，蓋神經因爲刺戟過甚，由麻痺以至窒息，就是所謂「氣行極佝閉」，所以用細辛時，不可不注意！

宋陳承說：「細辛單用末，不可過一錢，多則氣悶塞，不通者死。雖死無傷，近年開平獄中，嘗治此，不可不記，非本有毒，但不識多寡耳。」這是實驗的話，我們不可不記！

張隱庵駁陳氏說：「凡藥，所以治病者也，有是病，服是藥，豈辛香之藥，而反閉氣乎？豈上品無毒，而不可多服乎？」張氏這個反響，不過根據下列兩種理由：——

(一)本草經把細辛列入上品；

(二)傷寒論用細辛至三兩。

在我看來，這兩個根據，皆不能成立。駁之於下：——

本草經本來不是神農所作。卽退一步，作爲神農的書，神農到今日，大約有五千多年了，傷寒論是二千年上下的書，今已舛誤不可究詰；五千年前的書，能保他不和傷寒論一樣的嗎？況且本經支配三品，失當的地方很多，前人已有定論。本經不足爲根據，顯然無疑。

傷寒論中用細辛的，共有五方，—小靑龍湯，麻黃附子細辛湯，烏梅丸，當歸四逆湯，當歸四逆加吳茱萸生薑湯，—除烏梅丸用細辛六兩爲丸劑不計外；其餘用細辛的，都是三兩，以「煑取三升溫服一升」觀之，是一次服只有一兩；據王樸莊所定權量，一兩只抵今之七分六厘八毫，這個劑頭，可算是小的很了。照這樣看，傷寒論的用量，不獨不足爲張氏的根據，反足爲陳氏根據了。

雞卵

前人

達生篇說：「雞子要煑極透，若溏心鷄蛋，乃是生物，凝滯損人，斷不可吃！」某附註說：「鷄蛋熟後，再去殼囫圇煑，苟非煑五六個時辰者，新產斷不可吃！」是鷄卵越煑透越易消化了。然據近世衛生家言：「消化器對於生卵，吸收最易；半熟次之；若經煑透，則非細加咀嚼，即難消化，」和中國舊說，完全反對。

考傷寒論少陰篇黃連阿膠湯方下說：「右五味，以水五升，先煑三物，取二升，去滓．內膠烊盡；小冷，納鷄子黃，攪令相得，溫取七合日三服．」細繹「納鷄子黃攪令相得」二語，卽可見仲景對於鷄卵，也是生用．若說「凝滯損人」，那有久病用之無礙，平人反凝滯的道理？丹溪局方發揮說：「鷄子難化」，鷄子何嘗難化呢？不過越煑熟就越難化罷！

王氏飲食譜說：「鷄卵，……宜打散，以白湯，或米飲，或豆腐漿，攪熟服．」這話說的原不錯．又說：「若囫圇煑食，性極難熟雖可果腹；甚不易消．」不易消化，並非由於不熟；還是因爲他熟，才不易消化．又說：「惟帶殼略煑之；後將殼擊碎，再入瓷罐內，多加粗茶葉同煨．三日，茶汁旣入，蛋亦熟透，色黑而味香，不甚閉滯也．」這樣煑法，那就越難消化了，而不甚閉滯」，簡直是說反話！

靈寶如意丹與三黃寶蠟丸之商榷

直隸張樹筠

前閱神州醫藥總會章程內載丸散膏丹暨各項藥品畫一仿帖是旨實先得我心

今查滄縣培元堂靈寶如意丹方用

明雄黃・白硼砂・明天麻・辰硃砂・眞血竭・白粉霜・各八兩

台麝香・大梅片・各八錢　銀硃・十二兩　蟾酥・一兩

右藥十味各研細末和勻水打丸粟米大

又安和堂方

白粉霜・雄黃・硃砂・血竭・天麻・硼砂・銀硃　各一兩

苦葶藶・一兩　人參・牛黃・氷片・麝香・各三兩

右藥十三味爲末水泛丸　又一京方無牛黃・　又一京方有殭蠶・孩兒

茶・無銀硃・葶藶子・人參・　又一方有眞珠・熊膽・其票板中臚列主治

百病殊屬非是

再查三黄寶蠟丸敬信錄方共藥十三味黄蠟在外計

籐黄·四兩　天竺黄·紅芽大戟·劉寄奴·各三兩　雄黄·二兩　當歸尾·

兩半　辰砵·一兩　兒茶·一兩　琥珀·麝香·乳香·鉛粉·水銀·各三錢

黄蠟·二十四兩

德州盧蔭長信驗方內藥味連黄蠟共三十味無砵砂鉛粉水銀有朴硝一兩

良朋彙集方內共十五味黄蠟在內亦有朴硝

驗方新編方中亦十五味而各樣分兩大不相同

醫宗金鑒方

㾷黄·四兩（以秋時夜露泡之湯煑十餘次去浮沉雜物取中凈者）

眞天竺黄·紅芽大戟·劉寄奴·砵血竭·各三兩　孩兒茶二兩

孩兒茶・明雄黃・各二兩 鉛粉・水銀・明乳香・台麝香・各三錢

朴硝・一兩 當歸尾・兩半

右藥十四味各研稱准共和一處將水銀鉛粉鐵勺內火上研成末入前藥共研勻用煉淨黃蠟二十四兩放磁器內坐滾水中化開將藥入內攪勻每丸重一錢蠟皮

統觀前後二方藥味參差分兩懸殊僕願研究一是奈學力不及何祈海內諸大家詳參古方之義審定藥味以歸劃一爲永久不易之良方庶售者病者均有所遵循伏望登諸報端以廣流傳

大豆黃卷

馬叔循十年夏稿

時診曰壬癸日以井華水浸黑大豆候生芽陰乾用能除胃中積熱消水病脹滿潤皮毛補腎氣故近時醫生於濕熱方中多用之曾見藥肆製豆卷以麻黃煎湯冷定

浸大豆候生芽以所浸餘汁拌曬爲用據云此法係菖蒲漊已故名醫謝某所發明有代麻桂之功而無峻猛之慮凡守規矩之店家必照此製法予初聞而疑後隨在問詢咸云如斯蓋其法已年久矣夫如是作者竟以此藥當表劑爲用尙無大害不明其製者仍據本草作宜腎之品則其害有不可勝言者矣雖然予所見者皆鄉鎭之隣於作者之家城鎭或不其然若果亦尤而効之此久遠浩大之積弊非一二人之才力所能除用敢效蛙鳴以告同志焉

蒲公英

和縣高思潛

蒲公英的功效很多・本草類辨，還說他是通淋的妙品；化學實驗新本草和漢藥實驗談，都把他列入利尿劑；後來得着一個人報告，也說蒲公英治淋很驗，可見通淋的話，是不虛誣的了・

蒲公英的性格平和，氣味輕淸・一次量・至少須四錢以上；若少用之，即不見功效。

吾鄉在清末禁烟期中，有些立志戒烟的人，採「慰情聊勝無」的方法，用蒲公英汁熬膏，代烟吸之，居然也能抵住烟癮。大約是因爲蒲公英略有强壯和奮興功效的原故。

遠志　前人

東人書中，謂：「服用大量遠志，則能惹起嘔吐，」我曾試驗過一次，結果頗良好。述之於下——一人飲聚膈上，經余診治，投以二陳加味，服二劑，未見進退。因思及遠志有湧吐功用，遂用遠志一錢五分，加入前方，服後逾時，胸中非常煩燥；尋即吐出清稀涎水數碗而愈，

半夏　前人

半夏爲鎭嘔劑，西醫亦知其效驗；且西藥亦無有能及之者。玆有一例，足

以證明之。漢法醫典緒言內載：「英軍醫官阿來甫氏，患胃症，屢屢嘔吐，絕飲食者久矣。阿來甫之弟，適爲船醫，與美醫某，協力療之，百施其術，嘔吐卒不能止。余—本書著者野津猛男氏自稱—查漢法醫書，製小半夏加茯苓湯，令其服用，一二服後，嘔吐幾止；治療數日，竟回復原有之康健。」據此，可見中藥之價値矣。

日本藥學家豬子氏曰：「半夏所以奏鎭嘔之效者，雖未明瞭；然依化學上之實驗，則是物富於澱粉。豈因被覆胃之內面，以防黏膜之刺戟故歟？」此實笨伯之見也。茲不論中國人說明半夏鎭嘔原因之當不當。卽就氏言而論，半夏鎭嘔，由於澱粉，則用他種澱粉以鎭嘔，亦可有效乎？且中藥用半夏，每劑不過錢許，錢許之半夏，澱粉能有若干，竟能被覆胃之內面乎？況半夏多入湯劑，澱粉亦不能盡出乎？

氣不足便是水論

常熟張汝偉

丹溪謂氣有餘便是火謬竊疑之夫精生於氣氣生於水水化氣而爲精水之所以得能化氣者賴脾胃之調和食穀得化而精乃成此精字之所以從米也是以聖人御氣如持至寶誠以血傷能養以調之氣傷則難猝復也君火以旺君火即少火少火能生氣是有益於氣之火也相火以位相火即壯火能食氣是有損於氣之火也夫少火既能生氣則氣不嫌其有餘壯火復能食氣則氣常慮其不足斯氣有餘便是火之說愈足滋疑也管凝齋先生云此氣專以病氣立論言六淫之氣有餘蘊久皆能化火即熱病爲傷寒之類解與理稍合然非所以論人身之氣也人身元氣萬無有餘祇慮不足苟不斲傷已足享康强而盡天年一有不足遂能致病其所以致不足之故便是水不能化氣何以言之經曰飲食入胃上輸於脾脾氣散津上歸於肺通調水道下輸膀胱水精四布五經並行是飲食入口五臟即各司其能脾爲腐

熟之機胃爲倉廩之貯肺得其清精腸注其穢濁膀胱司氣化之樞紐心臟爲生血之基礎汗液膽汁亦常注入其新而排泄其濁三焦連綱得以調和五臟各有妙用而其元氣乃得健旺精神乃得登高身體乃得健全若先天既虧後天又弱飲食入胃脾鈍胃滯不能熟化則飲食之精反留而爲病輕者胸痞腹痛而爲積滯甚者爲痰爲飲積成窠囊是以積滯者每因氣不下達痰飲者每見氣多短促而氣足者聲音洪亮氣不足喉中有如水鷄遺精之後其氣愈弱大吐大泄之後其氣非脫即離凡諸此症何一非水不化氣之徵耶王旭高謂氣即無形之水旨哉斯言葉天士云治病不理其氣非其治也然治氣不治水亦非溯源之法謂故反丹溪氣有餘便是火之說而作氣不足便是水之論也幸海內明達有以糾正之

遺精論

鎭江楊書培

夫世人之三寶不可有偏偏則病矣惟精也者三寶之一也藏於內養五臟和六腑

壯筋骨充肌肉調百骸潤皮毛制氣陽之偏勝所謂天一生水亢則害承乃制也人每疏而弗講惟釋家及衛生者煉精化氣煉氣化神煉神還虛故經以藏於精者春不病溫養精百日一旦大醉則精却而氣傷氣傷則神離夫三寶者精氣神也爲生理之要素生命之原料精也者氣依之如魚得水神依之如霧伏淵精不足者補之以味精充則壽精薄則夭自然之理也夫人之精最難成而易虧最易耗而難補最易脫而難承最易清而難稠最易動而難靜靜則生火動則生火水能生萬物火能尅萬物故百病由火而生也當此競爭時代香烟世界用煤積習暗受其熱陰薄者十恒五六更見青年失敎者酒爲漿妄爲常醉入房不知守竭其精耗其眞伊未曉精上供其人壽精下搖其人夭至遺精頻仍由日有所見夜有所思積想在心所致也（更有肝之陽强腎之陰虛被熱薰蒸而沸騰或營熱胃火等）心有君火腎有相火君火一動則相火隨之（心腎相通）如近于色心搖意盪神馳則精已離宮而弗

固也治以鹹寒苦寒清平君相以降陽明胃熱胃熱降則諸經之熱皆降火降則水升水升則陽秘（即導龍歸海又爲虛陽歸窟）陽秘則陰平陰平則遺滑即已除腎陽虛氣陽薄外忌用止澁補陽之品治病求因是良法也然必須參入天然療法二種（一室內一室外見紹興醫報星刊第十七號第五頁）

傷寒（感冒）新理論

宜春黃國材

人衣棉裘而溫暖者非棉裘能禦身外之寒而不內侵乃能衛身內之溫而不外散如以棉果衣石而石不溫以熱鉄入水而水漸溫鉄漸冷是寒能引熱之一證也人偶失檢身溫爲外寒吸去俾身溫一時低降因而血流緩遲機關滯礙身內之酸素不足炭素充斥致血充於頭而壓迫頭部之神經則頭痛血充於筋肉而壓迫筋肉之神經則筋肉痛血充於骨節而壓迫骨節之神經則骨節痛或血充於肺而喘滿咳嗽或血充於胃而嘔吐疼痛盖因何部衰弱則血多集於衰弱之部而痛亦先作

該部故人有舊疴者而身軀一有妨礙往往仍發生舊疴病所以發熱惡寒者何蓋由身溫爲外寒吸去感動収縮神經則微絲血管一時收縮而皮膚貧血故現蒼白而惡寒未幾內血復充於表而熱作矣然發熱雖多因而統論之皆由病毒妨礙其調節體溫中樞之機致體溫一時昇騰惟進以發汗之方逐病毒隨汗而外洩則熱自低降仲景所謂寒傷營風傷衛者祇由見惡寒時皮膚蒼白發熱時皮膚紅潤止是營衛（氣血）一進一退而露損傷之變狀安得不謂之傷乎柯韻伯謂大陽之熱發於營衛不知營衛即氣血之代名詞氣血有障礙則酸素過於然燒故熱發於營衛柯氏之解不過略而未詳也高士宗言熱爲陽氣寒爲陰氣不得陽氣以衛外故惡寒陽氣過强故發熱夫以陰陽而詮寒熱理亦似是不知血亦有陰陽蓋血濃稠則爲陽血稀薄則爲陰故發熱時血濃厚而唇朱面赤惡寒時血稀薄而唇淡面蒼可知以陰陽而解寒熱不如以血濃薄而解寒熱爲簡單也唐宋以後之醫皆謂寒

能直中人謂中項則頂弦痛中背則背弦八八等顯以寒能入人身內而爲祟不知苟無細菌雜入空氣縱嚴寒難堪決不能直入身內而肆虐不過吸去體溫令氣血變化而致疾耳惟張令解見解獨超嘗曰傷寒相傳正傳而非邪傳蓋明言寒氣僅能感動令血行而改其常度使正氣傳達異常而生病變非寒入人身內而逗留不散傳達遍體而然也有志醫學者請舍虛務實莫爲五行空談所誤斯醫學始有發達之一日

傷暑新理論

前人

赤帝當權火星臨度則熱度高騰四時中惟斯爲極非有浮瓜沉李之術者誰不汗涔涔而心煩神擾乎然人之所以感覺身熱者非是時體溫獨高原以空氣之溫過高遏抑身溫不得任意放洩遂鬱悒不暢幸藉體溫調節中樞爲之大放其溫而汗出淋漓故身雖覺極熱而不致於病然體質往往因而衰弱而易於召病苟人出不

張蓋爲日光直射其腦如腦力不足者多發生腦炎而名曰日射病是也急救之法以巾濕冷水覆病者之頭溫則換之或服下劑引血下行或對症調治以待回春凡植物微虫喜煖惡寒時逢九夏正病首得令其繁殖之速萬倍於螽斯故是時疾病之流行亦較猖獗自西醫細菌學發明後而一切傳染病先查其症狀復檢出細菌之眞狀而後斷爲何病决無謬誤昔有中醫某自稱能治瘟疫效驗屢著西醫因以厚貲聘入院聽伊用中藥調治瘟疫則毫效不著始知前之瘟疫皆僞也蓋因辨病不的也某因入該院習西醫之診法又一醫與西醫互相毀謗其西醫請以細菌接種實地試驗找出證據則該中醫深服其法轉拜爲師而學西醫是知暑病所以發熱喘滿身體疼痛消渴出汗皆細菌之作用而然也豈眞暑直入身內而肆殃乎古醫稱爲傷暑者亦有至理存焉蓋以人當暑時體腔之血多充於肌表則腹內貧血內臟空虛加以飲食不節耗散體內之抗毒素然後毒菌乘釁而入化生種種病症

使四時無暑則人體不因而衰（暑天人體多瘦弱）病菌不因而繁而是病自鮮由是觀之暑雖不直入人身而所以爲病之原因者無非暑古人稱爲傷暑病厥有由也又有所謂伏暑病者豈眞能久伏人身而不散乎不知暑是日輪放散之熱力因我國地居北極之下（敝邑宜春者極出地二十七度四十九分）寒溫大偏夏至日在地底之者正逼射地面故溫度極高然無形跡可捉日出則熾日入則衰謂能久伏人身而不散雖愚者亦知無是理矣昔周禹載先得我心之同然其解少陰伏邪曰豈是少陰伏邪不過因少陰先虧邪易於湊襲耳暑又何獨不然然則暑果不傷人乎曰暑雖不能直接傷人而能妨礙體溫之放散助病菌之發生謂其間接致痛則暑不能謝其責矣嗟乎醫以實驗爲重切勿固守舊法器血政治日有改良中外合參獨醫而不知改良猶沾之以虛言空談爲是吾不解矣

論暑溫症不可過用涼劑

常熟張汝偉

暑溫者熱症也熱而用凉是屬正治然不可過也何以言之以暑必挾濕無論其脈濡苔白口膩之屬不可用凉卽咽乾口燥便堅溲少之象俱見亦不可遽用凉劑必先伸其苔脈若脈不鼓指苔薄不絳是濕爲氣蒙熱蒸濕而液結但化其濕而氣自肅氣肅則濕象反著屆時化濕中寓淸營則收效如反掌若見其口乾而一味淸滋熱愈遏而濕愈鬱必至舌灰齒焦而成內陷屆時欲淸熱則重疊之邪何由而化欲化濕則氣液已傷必致亡陽余每見近世時醫治暑濕症熱未化而卽用芩連致成不起者多故余治暑溫卽銀翹淸營方中亦必兼平胃佩澤藿香佛手之屬開鬱疏氣屢見奇效敢特亟出以與海內諸大方家一研究之

痰的原因續說

和縣高思潛

痰本來是肺中的津液，——黏液——肺中存有異物，肺就分泌津液，把他包裹咯將出來，這是平人痰的原因．外感六淫，竄入肺中，都能妨礙着肺的呼吸，肺想藉着津液分泌的力量，把他排除出來，這是外感病人痰的原因．肺的本身虛，清肅的功用就不足了；胃虛脾虛，都能間接害肺，使他功用不足，肺既失了他的清肅功用，津液之分泌，就不像平時有節制的了，這是內傷病人痰的原因．平人咯痰的規則，異物盡去，痰卽隨止；病人就不然，因於外感的，不去其感，因於內傷的，不補其傷，痰就隨出隨生，源源不已．蓋肺分泌痰的本意，原爲排除異物，異物在肺局部的，肺能使之出；外感邪漫全身，肺已無排除能力；何况肺的本身自虛功用全失呢？

汗多亡陰又能亡陽說

馮黎庵

夫天之元陽藏於地中元陽之外護者謂之浮陽浮陽則與時升降蓋人身亦與天地同體人之元陽藏於腎中而不離其位猶太極圖中心白圈固守其中而始終不

離卽元陽也其行陰行陽者在於白圈之外故汗之以鼓動其浮陽出於營衛之中以泄其邪氣則可若元陽一動則元氣離而死矣至元氣之根本者何卽道經所謂丹田難經所謂命門內經所謂七節之旁中有小心陰陽闔闢存乎此呼吸出入係乎此無火而能百體自溫無水而能五臟皆潤此中一綫未絕則生氣一綫不斷是以汗多動其元陽卽有亡陽之患其危在頃刻必用參附及重鎭之藥以固其陽又有汗多而竭其陰陰竭則亡陰而津液不布乾枯燥烈舌刺唇焦所謂天氣不降地氣不升孤陽無依禍卽旋踵卽用復脈翟及收澁之品以固其陰經云陰精所奉其人壽故陰氣有餘則上溉陽氣有餘則下固其人無病病亦易愈反此則爲危矣業醫者愼毋發其陽亦毋竭其陰也可

汗多亡陰又能亡陽說並治法

彈鋏後人

汗者血也經云奪汗者無血血屬陰故足以亡陰也旣足以亡陰又能亡陽者何惟

汗出太過則陰氣上竭而腎上之眞火隨水而上陽氣既動非大劑參附不足以救其陽或加童便引其腎火下降以安其位而汗自止亡陰者當用育陰清火加以龍牡五味收澁之品其汗亦止至於傷暑大汗不止者非人參白虎湯不足以消其暑威亦不可不知也

二陽之病發心脾一節　前人

夫二陽者指陽明胃經而言也女子有蔽隱委曲之事鬱之於心心不生血血不生則無以養脾脾無以養則脾不能運化以致胃不能受納而水穀衰少無以化精微之氣其血脈隨枯在女子爲不月以此推之在男子爲少精之義亦可知矣故其傳爲風消者皆因血虛生熱熱極生風而肌肉自然消爍矣火借風勢來乘肺金其傳爲息賁亦勢所使然竊思胃爲後天之本脾爲五臟之原心既無以生血肺又無以化氣欲求其生也豈可得乎故曰死不治

醫話集腋

紹興醫藥學報社同人撰　裘吉生編輯

記馮袁病

青縣張樹筠

醫有外感風寒內傷飲食而爲頭痛發熱者只宜解表不可攻裏倘一攻裏則裏氣一鬆外邪隨卽陷入病者何時能愈夫治病之道大約不出表裡陰陽寒熱氣血邪正虛實之範圍故治外感者容易活人尤容易死人治內傷者或稍有失愼未即爲害然能治內傷而不明外感者未可以醫名也昔秦越人云僕不能生人耳惟不起之病僕能起之若使病者不死於病而死於醫又何異易梃以刃乎是以救人之功小誤傷之罪大也己未十月二十日馮前大總統華符公本因沐浴未汗不適微感寒邪症不藥亦可愈或用香蘇飲小汗必愈奈不幸延陳某用麻黃羗活獨活防風

荊芥且雜以地骨皮蜜瓜蔞各三錢餘藥不倫者尚多連日服二劑不但不汗且被骨皮瓜蔞引邪陷內矣是夜即吐瀉苦綠水不止此時倘延老練醫家亟溫其少陽陽明類溫膽去枳實加八參等庶可以挽救又改延西醫用藥六日奈頭疼醫頭脚疼治脚更不可爲矣後延揚州老醫杜子良連用藥七八日夜亦不可救矣烏乎病死之期共十八日也

是月（十一月）二十七日馮宅會計杜孝威之內侄袁永者年十五歲身頗高在前門外學生理患感冒寒邪有齊家胡同某老醫春天人予以冬瘟藥連翹銀花菊花桑葉黃連芩柴山梔酒軍麻黃次日又加硃茯神硃麥冬等二劑亦無出汗大便二三次而邪內陷矣筠診仍身冷疲痛頭疼胸悶不渴面淡白舌苔灰白閉目懶語無精打彩脈浮而略緊處以麻黃湯加蘇葉秦艽白芷廣皮枳實生薑大棗服後啜稀粥一盌一劑汗出而愈但頭眩暈不思食更用天麻白朮茯苓半夏乾薑台黨炙草

橘紅生耆薑棗等以溫通臟腑二劑而思食且不暈矣查少陰之邪從水化而爲寒曰脈沉細而微但欲寐背惡寒口中和腹微痛下利清穀小便白是也宜用回陽法此因脈浮而略緊故仍主麻黃加蘇葉等以微汗之

二案受病相似而醫誤相似惟老幼虛實不同噫醫眞不易爲哉鈞嘗見醫者每遇斯症不用解表等劑妄施苦寒涼降之品而誤人者殊不知藥之溫涼各有所貴方之表裡各有專長況且苦降之品能引邪陷內即甘寒柔膩類歸芍生地等亦未嘗不引六淫之邪陷內矣且傷寒之藥固取辛溫而溫病之藥亦未嘗離乎辛溫也其少佐辛涼苦寒是恐其助陽過劑反爍陰也若溫病伏邪欲發之時先用辛溫不待伏邪盤鬱早使排洩出矣若用寒涼逆折豈不欲出無路乎且下不厭遲雖溫病門中有速下救陰之說亦當觀其邪出與否傷寒雖以發表爲先及表邪傳內寒化爲熱亦有用黃芩白虎承氣之時若竟忌用苦寒亦不愈也要之傷寒從表入裡循經

相傳表裡相混者甚少溫表自裡出表傳不循經表裡相干者實多而爲之醫者表裡未辨寒熱顛倒故有悖謬之治耳由是觀之傷寒之法何嘗不治溫病溫病之法何嘗不治傷寒哉筠才疏學淺見解或偏因有所激論之如右

與友人談醫一則

上虞俞鑑泉

秋涼氣爽燈火可親偶懷往事聊記楮墨憶年前至友人齋中適逢其友某善飲者也友人款以膏粱正在自斟自酌酒酣耳熱之際適逢余至寒暄甫畢卽謂予曰中醫之診斷何如西醫之詳盡中藥之湯劑何如西藥之精潔其中之優拙君究以爲何如予乃與言曰有是哉醫之難也鄙人甫自診病來適逢異症食焉不飽飲焉不醉衣焉不暖經種種之治療未得其效果病家蹙眉醫人袖手適有病者友人走訪之偶飲以白蘭地數杯卽玉山頹矣病家自相慶幸其友亦頗有會心爰進以牛脯乳酪蒸餅竟腹果矣其友乃恍然曰飲以西酒西餐而得醉飽如衣以大衣禦寒必

矣語未竟其友人笑謂予曰子以予言崇西而故滑稽以相譏耶予唯唯否否爰從容相告曰吾國自炎農辨藥黃帝肇醫自非天縱神聖無能道其隻字傳之萬世立於不敗之地夫天然藥物形色質樸習慣見之人造藥物爲液爲粉視如新奇要知吾以天然之品於百十種中擇氣味能尅病者而成劑西以天然品中提鍊其精華得百十種之原料配合其性能而成劑中西同各習慣用之無非形質不同若病名中曰某某症發熱西曰某某臟發炎中曰損症西曰肺癆中曰中風西曰腦病讀其書亦無非種種之名稱昔有儒者讀醫藥等書爲予曰大都醫藥之道不過若干症若干藥互相出入易易事也予曰吾國爲官素爲一等事業總言之曰治國安民而親民理事無非田產債欠鬬毆口舌之種種而其中之淆亂是非顛倒黑白若無精明之斷察鮮不爲刁訟僿民所欺甚者官昏民怨禍且危國夫官理事顯而易察若醫則雖有外象可徵而臟腑無語此事難知古聖制字大有深意藥字從草從樂言

草木治病人得其樂醫字從矢從殳從酉言同兵戈秋金肅殺之氣稍一不愼生人之術卽爲殺人古以醫上工十全八九中工十全五六下工十全二三且所謂全者必病在存亡危急之秋能周詳審愼別具手眼以挽回之如秦越人云吾能使之起者是也彼輕微之感疥瘡之疾元氣未漓或用劑稍乖或抱不藥之旨亦能自愈故鼎鼎大名之中西醫士日治百數十人絡繹其門者若實難解決之症亦惟十中二三而已須知醫術須寢饋之深閱歷之久食古通今活潑靈機必以醫知病莫使病欺醫醫知病如折獄老吏偵探名家症藥相符覆杯可愈病欺醫雖有形色之診斷精敏之手術似是而非沉疴奚補自行道以來己身之親歷聞見之所及中西難免此轍嘗閱王一之旅美觀察談有數則與醫病相關試節其言曰「記者常與西友談及有深悉醫家之內情者謂醫士遇輕病亦常用不關輕重之藥水任意敷延病家若遇疑難雜症竟有試投較烈之劑以嘗試者」吾國大疫由於天時不正之氣

近來講形跡者謂由於不潔要之天災人禍天下同之旅美觀察談云「去秋美國大疫因是而促其天年者不可勝數此誠新大陸未有之浩刦也記者艱險備嘗危亡之慘尤屬身親目覩」至通風露臥亦新學家調護之一而旅美觀察談中有云「西醫穩實可靠者知病室中止可令其通氣不可令通風否則新空氣之益未見效而人體所固有抵抗力已爲此偏執之見催殘淨盡矣」又略云隻身萬里之外若疾病醫藥稍不審愼禍懸眉睫矣觀此數語知醫藥之難體氣之異斷不可徒慕其長者精者而并崇拜其短者粗者金鷄納霜丸世多知用以截瘧退熱而不效者比比也燕醫生補丸通便習慣用之者予見服八粒無效蓋肝火鬱結深沉以當歸龍薈丸數錢而始通化學以荳麥含蛋白質較米尤富而脾胃寒體多食麥與荳槳即胃鈍便溏此同一滋養質而所含之性不同至西藥提鍊之精觀之似人巧補天工要之天工總不逮人巧聲光化電艇可潛船可飛然一志以究可窮極其理且種

種有跡象之可求若天工以二氣之良能鼓盪長養自人類以至動植礦物靡大靡小其搆造結織細入毫芒萬千形色精妙不可思議或亦有人造玉石礦物而質之重輕色之浮實均可辨認而萬物最靈之人體天生岐黃之神聖能測識臟腑之功用經氣之遊行天生神農能知草木之性質以療疾苦無須顯微之鏡理化之器已有的確不磨之實驗足知吾華之醫藥猶之布帛穀粟之利賴經數千百年如一日如必新奇是尚棄其學而學焉豈非如天以穀帛使人飽暖而人反之而自絕於天乎而最有一端足以引起信西學之心理者謂地球之動也西人謂地繞日而行日不動與中古天動地靜日月五星旋行之說成一反例近來吾醫界亦有辨其說之非者而美之天文家亦有日動地不動之說予於數年前於申報中所載見之且云有與之辨難者伊有種種之證明惜予一時匆匆閱過未暇錄存以俟識者之考核可知天路悠遠不易推測知地繞日行之說未爲定論也雖然以予之說無非專守

舊學頑固迂執之見然余亦嘗讀李斯諫逐客書矣況今版輿廣大門戶開通造物生才何地蔑有以西之文明素著安得抱方隅之意見而不動域外之觀感特以吾國果有之學術初非憑空臆造能考其精駸駸乎過之無不及非特可以並駕齊驅知氣化之學不見拙於形跡之學也亦惟保存吾之國粹不必強爲改革而採取其新學之妥當者而爲輔助方爲有本之學已蓋常見局部之症西法去之甚速要之邪所發生之處卽爲病之輸泄之處邪已盡者固無遺患否則傳而至於別部或內而攻之臟腑後患殊多此氣化經絡病本之足重研究者而吾國醫家於內科有一大缺點決惟刺灸西醫逢中風牽引以及痛瀉急痧哮喘氣逆不及措手之急症往往施一種注射手術爲急則治表之法吾國針灸治法優者聞見以來大有良好之效果惜乎男婦科內治同科者多而針灸一科別樹一幟更鮮妙手倉猝之間一遇此等症候一紙方藥實不濟事後起英才即不暇全力以攻針灸而重要之病必於

初學入門時特別注意作爲重要問題惟此針灸必須向富於經驗之名家傳授方爲有用冇公私醫學堂處必須以重禮聘請此席兼附設針灸專門病院俾莘莘學子得以習見觀摩得口講手畫之領會否則醫界團結朋儕羣策進行力集束修派一人負笈以從學其治緊急要術學成以後分傳同學以補內科之缺點西人研究一物有歷數世數人方成者俗云技不癡不精眞信然也嗚呼自誇門戶予知自雄世所恥者予於此篇本與友人之談話茲特略爲增飾而記錄之亦不得已之愚衷歟而有懷欲白尙不盡斯言

今秋瘧痢治法記

竹餘祥辛酉冬稿

敝縣自六月底起瘧痢盛行瘧則寒微熱重甚至但熱不寒手足抽搐六脈洪數痢則紅白棸下腹痛如割又有瘧而兼痢瘧愈轉痢變幻不一祥臨症治驗所用諸法略舉數端以呈　諸道長斧正倘不惜齒芬指疵摘瑕惠賜　教言則獲益良多矣

瘧疾寒微熱重熱勢晝夜不退舌白不滑口渴汗時出時止脈洪數兼浮遍身疼痛此爲溫瘧以桂枝白虎湯有時不應或苔黃溺赤去桂加豆豉竹葉連翹蟬退柴胡等品若但熱不寒每至晝間壯熱煩渴舌白或黃頭疼身痛病在太陽陽明形如癉瘧以壽甫先生寒解湯加蘆根蟬退竹葉蔞殼得汗而瘥並囑節少飲食免致留邪爲患而以甘寒生津善其後若熱時口噤兩目直視手足抽搐六脈浮洪而滑幼年居多（未滿弱冠之人）想幼時體質嬌嫩筋脈一受熱灼易呈此象劇時治以菊花鈎藤元參嫩桑葉鮮生地鮮石斛鮮菖蒲銀花露等以驅熱熄風宣發保津平時熱不盡退治以石膏蘆根連翹竹葉蟬退等清熱透邪如脈數按之無力仿壽甫先生白虎加人參以山藥代粳米法若瘧三日一發以正氣已衰邪氣深入陰分故纏綿有至四五年不已者必待正氣漸漸恢復則邪氣不能內留始有向愈之機隣村葉某年四十餘三日瘧已將二年百計治療總歸無效祥診其脈滯鈍重按無力舌苔

白滑小便熱終年無汗知其濕邪深踞正氣無抵禦之機能遂以參歸首烏以養正龜牡鼈甲以搜邪苓夏以驅濕木賊桂樸以透邪檳榔草果以截瘧服後雖能見輕而終不克除根稍一間斷而轉重如故徐某信祥能催眠治病再求精神治療祥以彼信仰力不堅未肯輕試然彼屢次苦求始允施術囑其先行深呼吸五十息繼以撫下聽音等法遂入止動狀態投以週身汗出腹內濕邪自三焦達膀胱醒時由小便而出等暗示及醒覺後果週身淋漓即至厠所小便甚長次日再行施術投以元氣充足及前之暗示並問汝之瘧疾幾日能完全治愈汝必能預知速速告我彼應聲曰六時自後每日施術一次彼於施術之前先行小便施術約五分鐘之久醒覺後小便仍然甚長因投以濕邪由小便而出之暗示所致而彼與旁觀人均以爲奇事至瘧時微有影響而已待第六日適瘧發之期竟霍然無恙精神爽健至今二月餘並不再發夫催眠施術時必彼術者信仰心深則施術始不致失敗故修斯術者

必須品行端方語言莊嚴然學術高深者必隨時隨地可以施術近聞印度植物亦能催眠何進步之神速也痢疾由於飲食不節兼之暑濕吸受交積腸間致腸膜發炎腹中疼痛或外邪內陷者亦有諸今秋痢疾紅白兼下爲多小便赤短或不通六脈滑數有力舌質紅苔黃祥以少逸先生清痢蕩積法一二劑輕者卽痊重者病減如脈不滑小便熱而不短者以黃芩木香萊菔子黃連滑石牛芍甘草枳殼等清痢消積若純白純赤十中只有一二赤痢以秦皮白芍銀花地榆山查神麯荷葉等品兼呑三七鴉胆子白痢隨症施治外常用鮮蘿蔔汁一盌生薑汁少許白蜜半杯鮮藕汁一杯混和燉溫頻飲屢建奇功若痢而兼瘧喻氏逆流挽舟法用之誠有效力然瘧多寒微熱重口渴舌燥羌獨恐有不宜遂以豆豉蟬退等品代之痢而身熱不退者以壽甫先生通變白虎加人參湯（參用潞黨或沙參）若瘧愈轉痢不止者以傷寒論葛根黃芩黃連湯加鮮荷葉爲主以荷中空能升清助脾兼有透發之力耳

婦人經行腹痛

陳守眞

婦人月經不通第一不宜思想雜亂使心肝脾三經之氣不能暢達榮美人身上各種器官而血液因此格外耗散那裡還能夠灌注到衝脈任脈……下變月水按期而不亂呢當此新社會和舊社會交替的時代有些維新的女子處在舊家庭積威之下沒有一個不抱悲觀的因此鬱結在心鬱怒在肝憂思在脾以致血脈乾涸月事不能按時而下此當先去其原因然後施藥方可奏效有一位女學生從前年生病之後氣和血俱虛弱了因爲氣虛不能傳化血弱則經脈滯澁不能流通加以在校讀書多用腦力氣血愈虧月經益發不調（一月不來或一月來兩次）來時又復頭昏腹痛去卽暫止若服行血利氣的藥一時雖能見功然到了下月經期反要倍加痛處因爲這病症不可疏利只要用八珍湯加順氣之藥像黃連山梔香附敗龜板炒黑蒲黃煎服之後使氣足健運血旺流通月事就能按時而下腹部也不再痛了

社友通訊二集

紹興醫藥學報社同人撰　裘吉生編輯

致張壽甫先生書

和縣高思潛

壽甫先生有道久仰　鴻名未親　雅教燕雲翹望景仰實深春間承解决某種問題剖析疑問昭若發朦乂蒙　惠賜良方當卽函寄敝戚豈知人已就木致良方不克發展其功能殊爲可惜遷延至今致未報　命捫心自問甚負　高情比者在友人處借到　大著醫學衷中參西錄一部展閱之下覺語皆有本字字都從實驗而來以西說證明中說而無喧賓奪主之談以科學發揮哲學而無瑣碎支離之弊學具根柢固不與浮泛者同科也於是知國醫學之未可全非中醫界之未始無人乃稍稍引以自慰矣雖然潛因之有感焉昔日本淺田粟園沒時長谷川泰語人曰當

中醫道滅亡之期粟園翁出而發揚中醫之底蘊盛名聞於一時此殆如燈火之將熄必放其最後之光明者嗚呼當今日競尚西法取締中醫之時而有醫學泰斗如先生者出其一放最後之光明歟抑將緝熙而昌大之無巳時也竊謂他日醫學之造極哲學必其所歸根惟哲學必築基於科學之上始無動搖之憂故適哲學者必由科學出發乃能免中途失道之患此醫學進步之歷程也我中國醫學比較的屬於哲學而其所謂哲學未能全築基於科學之上也是以基礎學說破碎不全支離易措語曰皮之不存毛將安傅根本既朽槀枝葉雖翠綠葱蘢亦安能經久哉爲今之計第一着卽須建築基礎如生理解剖病理藥理等學科博考今古融滙新舊蔚爲專書內可使學者有所遵循外可杜嘵嘵之口中興醫學莫此要焉　先生學術淹博參貫中西建築事業舍　先生外頗難乎其選想素以保存國粹爲職志如先生者當不致藉他辭以卸此責任也三數年後中醫出版界中會當有明星出現

企予望之潛近者發起中國醫史研究社頗有志於醫史之作海內之贊成者已有數輩　先生倘亦樂許之乎再者觀　先生致周君小農書知　先生對於肝左脾右之說尚有餘議未發敢請明布以增吾人知識潛亦擬著肝左脾右平議一篇調停新舊衝突一俟脫稿即寄紹刊登請　教餘不白專此敬請

大安

重陽前一日後學高思潛上言

致張汝偉君商榷醫史

和縣高思潛

汝偉先生惠鑒每讀　大作輒深神往恨雲山阻隔進謁無由致不克一室晤言而上下其議論未嘗不歎緣之慳也承於讀紹報感言中謬加誇奬愧何以當醫史之作雖積極進行而厥功告成尚不知在何年何日耳　尊意謂醫必通天時地理水土禀賦之故可謂知所本矣又云當今論醫莫亟以採各地風俗何處多山何處多水性質之悍弱食量之多寡爲最要此舉尤爲當今要圖蓋地理爲病理之一部在

治療上極爲重要苟不通其學則卽效藥良方驗於北者不可以必於南驗於南者不可以必於北東西準是誠有如　尊論所云治本地人之疾固易治客地人卽難見其功去年潛製中國地理病亦有斯論乃發表經年絕未生何種影響固由於不學無文不能引起研究者之興趣然若此重大問題竟無一人焉詳爲討論對於醫學前途殊令人生無窮悲想也　尊論醫史之處尙微有誤會請與　先生商搉之地理病學屬於病理學或內科學範圍在醫學上爲應用的而非理論的醫學史中固不以之爲主體也不過有時亦據之以爲明因求變方法之工具耳所謂醫學史研究者正　先生所謂論前賢陳跡而判其是非者也昜爾紫氏之言曰彼歇撲氏加倫氏等之療法皆爲古人舊法吾人既無餘暇研究及之如斯蔑視歷史的研究實亦無可如何之事也然不有過去安有現在不有現在安有未來徒眩惑現在未來之光明不追念所以得此光明之過去吾人其孰能之蓋古人醫書汗牛充棟主

張互異立說亦各不相謀吾人生今日學制昌明分科繁備之下竭力以研究之尚恐不遑更有何暇以去理會千百年前之陳言舊說第過去醫學既不可忘則惟有採其精華比類而整理之討論其異同得失之故而醫學史尚焉夫國之有史也所以考歷代政治之得失風俗之良窳名人之言行使國人知興亡之故也家之有譜也所以紀祖宗事蹟之可法遞嬗之久長統系之不紊使子孫知淵源有自也醫學之有史其意亦若是耳故醫史之知識實爲醫界所必需基礎應用各種學科之餘當首先研究者亦猶國人必亟亟焉考其史子孫必亟亟焉檢其譜也不然者侈談實用而不究厥從來則醫學進化之原因退步之理由既不明古說純駁之別異同之故復不辨卽歷代醫事之沿革醫人之言行醫俗之良否亦懵焉無知數典忘祖莫此爲甚揆之本源之義實屬大非醫史之作其意固在此而不在彼也狂惑之論未知當否尚祈　明敎俾有所遵實爲大幸餘不一一專此順請

道安　後學高思潛上言　重陽前一日

致裘吉生君函　王俊林

吉生先生閣下會場分散僕歸閱越報取締醫生規則第七條第三項載素精正骨推拿手術各科呈經各該警察廳局所考查確有秘方特技者云得免予考試給照行醫傷科爲外科中之一專科猶內科之婦科兒科洗寃錄名損傷科醫宗金鑑名正骨科有推拿諸手法術僕竊不自遜或當列入斯格質諸

高明以爲可否然傷科外科針灸醫生中有僧道女流多不識一字等人卽經父師口授療病非全無功效而遭此輩誤治者實爲不鮮又江湖醫生尤易混入難保警察無考查不實受賄等情弊此條是宜修改以僕愚見如第十四十六十八二十二十一等條規均有未妥處我會皆應呈請修改僕年幼從師十六七歲時卽出應世緣自苦內病參觀醫經而治病內外不殊卽以自療之法療人雖愧未升堂入室而

已爲病家不棄以故於招單上題兼理內外兩科不另懸內科牌誠自度術淺且亦得稍就清閒昨閱選舉檢票先生與廉臣瀛嶠君多數夫會長爲醫界領袖舍先生與何吳兩君其誰但不免更須又多賢勞耳餘言乞士美兄代達草此敬請診安維䇺

垂照不宣

僕王俊林謹白

致張惠臣君函

山西中醫改進研究會

惠臣先生有道夙耳

鴻名傾心螘慕風塵暌隔覿面無由嘗慨吾國醫學自農黃首出代有名賢辨證用藥信用於社會者數千餘年今雖歐化盛行風從波靡設使潛心印證不過名詞之區別其道則一其理相通奈何自居劣敗而以優勝讓人聽其喧賓奪主平海內

老成宿學經驗宏富見理眞確熱心國學者往往聯合同志著書立說默爲維持用心良苦所惜者單獨進行人自爲治天南地北情渙勢孤不能公衆統一終恐難與爭勝敝會有見及此於己未春間創設中醫改進研究會其宗旨以國學爲主以歐學爲輔以發揮眞理爲保存以改進技術爲補助溝通中外則統系一而意見融聯絡　名賢則聲價增而魄力厚昨承周小農君介紹私心嚮往願聆教言用特冒昧專函敬聘

執事担任敝會名譽理事所有研究心得改良方法統希

指示一二遙相協助想

先生以大義所關國學存亡所繫當不至鄙夷不屑也敝會雜誌近甫出版附呈一册以表拋磚之意倘祈

斧政爲幸專此順頌

道綏

山西中醫改進研究會啓

復山西中醫改進研究會函

張惠臣

諸公均鑒接奉　惠函並贈醫學雜誌一册拜讀之下欣悉
貴會憫民生疾苦具仁人用心設醫學校醫院暨研究會闡揚中國固有之學說輔以歐美新學說知新溫故二者並重融會中西之說而折衷之願力甚宏無任欽佩
承周君介紹入
貴會列爲名譽理事竊以惠臣學問之譾薄辱荷
過奬慚悚無已感承　下委敢不竭其棉力以貢所知
貴會來書所論誠於中醫所以不甚昌明之理洞若觀火鄙陋之見以爲發揚國學首宜流通書籍以吾國往昔交通不便所有古今名賢所經驗心得之籍嘗以流傳不廣僅行於一地甚或湮沒無聞比比然也如無錫一邑名賢著述亦多而今流傳

者僅一二種其餘不知藏於誰家可爲浩嘆推想貴處爲名省大都不乏有經驗之作爲外省所不經見者鄙意貴會何不先採擇一二種披露於雜誌中每期刊登十餘頁如是十餘期或數十期即可銜接一氣釘而成册（可仿紹興醫藥學報古籍選刊法）使外省醫士得有研究或能補古說之未逮正西法不備之點管見如斯即候　採擇（下略）

與中醫改進研究會會長閻百川書　常熟張汝偉

百川先生督軍麾下景慕旌旆匪伊朝夕伏惟先生坐鎭疆圻民悅來蘇之雨望隆泰斗士瞻采芑之風而又痌瘝在抱胞與爲懷政簡刑清得民爲邦本之意方軌提綱宗學尙統系之旨發起中醫改進研究會俾海內中醫各盡其能互相灌輸一得之愚不棄涓涓可以成流由哲學而達科學棄中學之短而就西法之長以科學證明哲學棄西法之短而益顯我中學之神妙將

來中西合璧齊驅並駕俱今日
先生提倡之功也謭海虞愚魯樗櫟凡材辱蒙
貴會惠我醫學雜誌一册捧讀之餘倍增學識感何可言統閱簡章有任人投稿一
條謭愚好自用性耽筆墨更不覺歡忭呼舞但未知一得之愚能否大雅之目否爰
先奉上拙稿一則如蒙不棄還請斧正披露倘得附驥入會異日倘有蒭言當陸續
奉刋海虞一邑人民八十萬中西醫士不下二千人其間得升堂入室者絕尠類皆
捕風之屬耳醫學會腐敗不堪終年無人討論也可歎千里不同俗皆由於教育之
不及耳倘
貴會努力進行三十年後必大放光明也北風有便附錫教言不勝拜禱之至餘容
後呈即請
勛綏順候

秋安　　治晚張謂叩啓

致丹徒陳邦賢先生函　方鑒元

邦賢先生鈞鑑久欽　道範時切馳依祇因遙隔鴻泥末由晉謁曷勝悵惘茲讀者嬰孩初生氣體柔弱偶疏調護諸病易侵世俗每不注重治療以致枉遭夭折伯道徒悲爰是徵集古今名賢驗方編成專書俾育嬰家得有治法藉以救濟初生疾厄因讀丁氏兒科叢刊見有　大著兒科外治法一書按症列方悉本實驗心得誠以嬰孩臟腑嬌嫩湯劑勿可輕投辨症偶失其眞變象卽生俄頃惟有外治方法最爲穩耆村隅僻壤簡便易行且可補湯藥急切之不及嘉惠赤子良非淺鮮蓋因叢刊所載未竟全編是以不揣冒昧肅函由郵奉呈敬乞　丁福保先生轉代請求全稿寄來並懇特許刊入拙編想　先生濟世心殷慈懷愛赤定荷俯予所請有以造福嬰孩咸戴　大德也臨書不勝待命之至（下略）

中華民國十年十二月二十日出版

紹興醫藥學報第十一卷第十二號

（原一百二十八期）

歡迎轉載

編輯者　紹興裘慶元吉生

發行者　紹興醫藥學報社

印刷者　紹興印刷局

分售處　各省各書坊

報價表

新報	全年	半年	一月	代派或一人獨定十份者八折五十份七折郵票抵洋九扣算空函恕復
冊數	十二冊	六冊	一冊	
定價	一元二	六角半	一角二	
舊報	一至十三期	十四至十七期	十八至四十四期	四十五至一百十六期
定價	五角	三角	八角	每期一角
郵費	中國 加一成	日本台灣 加二成	南洋各埠 加三成	

廣告價表

等第	地位	一期	六期	十二期
特等	底面全頁	十元	五十四元	一百元
上等	正文前全頁	八元	四十三元	八十元
普通	正文後全頁	六元	三十二元	六十元
注意	所稱全頁卽中國式之一單面外國式之一配奇如登半頁照表減半算			

外埠用郵票代洋寄社者注意

一　須油紙襯好

二　須固封掛號

三　以五釐郵票為限

四　一百另五分代洋一元

零購本社發行書報章程

一　如欲購本社書報者可直接開明書目連銀寄至「浙江紹興城中紹興醫藥學報社」收

一　書價若干按加一成以作寄書郵費

一　書價與郵費可用郵局匯兌其章程問就近郵局便知

一　郵匯不通之處請購（五厘至三分爲止）之郵票以一百零五分作大洋一元核定封入函中掛號寄下（郵票須用油紙夾襯）

一　一人購書報上五元者可將書價以九折核寄上十元者以八折核計零購無扣（購舊報及代售各書不在此例）

一　一人預定當年月報之上五份者可將報價以九折核計上十份者以八折核計

開幕
上海粹華製藥廠
預告

本廠自去歲發起以來、購機置器、採藥提精、時歷年餘規模粗具、各種藥水、先遵古法製爲飲片、再以化學提煉精華、凡方劑所用、莫不俱備、不論一二味之單方、數十味之大劑、均可照配、且醫家開方、可仍循舊貫、而病家服藥、則不勞煎煮、煩瑣胥蠲、利便孰甚、並監製古方、丸散膏丹、發明各種家用良藥、原料選擇道地、製法不厭精詳、今已全部告成、始敢出而問世、總發行所在上海英租界大馬路望平街口、並發兌人參鹿茸銀茸官燕一應四時補品、擇於陽歷十二月十一日即陰歷十一月十三月開幕、並編有紀念册出品目錄等、函索即寄、外埠可以通訊訂購、包裝妥貼、寄費加一、如承　惠顧、無任懽迎、

上海粹華製藥廠股份有限公司啟

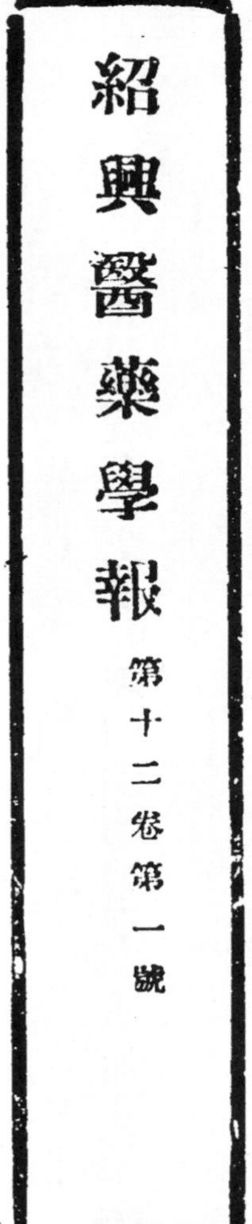

中華民國郵政局特准掛號認爲新聞紙類

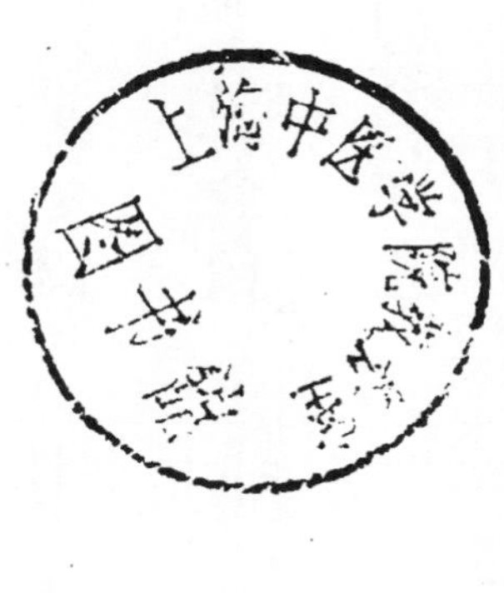

恭祝進步

前總統府醫官直隸張樹筠相臣

紹興考取醫士同志會全體會員

神州醫藥學會紹興分會各會員

中華全國醫藥衛生協會各會員

紹興醫藥學報社編輯發行同人

紹興醫藥學報社各省縣分派處

浙江紹興裘氏醫院主任裘吉生

鞠躬

紹興醫藥學報第

第十二卷第一號

紹興醫藥學報

第十二卷第一號

試藝出版

紹興縣警察所考試醫生第一期第一次試藝計四十三篇經何廉臣周越銘裘吉生三先生加評並附省令及取締規則公文等件未考醫生可作典則已考醫生可作參考每冊定價二角外加郵力一分

發行處紹興一誠堂書坊
紹興醫藥學報社

各縣各鎮攷取及已保免醫生

諸公同鑒

照省頒規定格式之藥方連存根計長一英尺寬一英尺五寸白報紙印可襯複寫紙者每百二角油光連印每百一角五分民局寄上帶力由購者自給郵局帶上加每百五分此本社爲便利醫生起見照大批紙價核本計價分文不取利益如紙價有漲跌時或須再改定價

紹興醫藥學報社發行

論閣下之胃部

廣東勞寶誠

醫士之玉照

如何能使胃弱者轉爲强健且治愈胃不消化之症

此邦人士之患胃症者甚多難以計數惟有少數人不患胃症而胃不消化者實占多數也閣下有覺胃中鼓氣否胃酸否嘔吐酸水否或噯氣或胃中內熱或飲食厚味艱於消化或見食輒厭或食量頓減或常覺乏力困苦體量輕減以上皆係胃弱之病狀也欲滋補胃經以助消化開胃健脾之聖藥莫過於韋廉士大醫生紅色補丸矣乃是天下馳名補血健腦增加精力之妙劑其功力爲各處名醫所公認即如廣東廣州寺前路勞寶誠西醫生歷任廣州中法醫院醫生中法醫學校醫科教習廣州市立醫院院監紅十字會醫院醫生茲錄其證書於後韋廉士紅色補丸乃一種强壯劑具補血强腦健胃之功凡身體孱弱腦力衰疲血份稀薄胃不消化等症服之皆有奇效余對於男婦老幼之患以上各症者嘗屢用之無不奏效深信此丸有治病之功爰具證書爲之揭櫫

本報除按月出板一冊外凡關於醫事新聞及病家問治原案答方同社友學術質疑研究調查各地醫藥界實況通俗衛生等每星期發行增刊一次全年計五十期定價大洋六角郵寄加力洋二角五分今年一百零一期至一百零五期已按期出板未訂者請速惠款可補自第一期至二十五期二十六期至五十期五十一期至七十五期七十六期至一百期皆已再板彙訂四大冊每冊都二十餘萬言定價五角郵力一成全購二元郵力六角五分

備酬徵求

甲　本草綱目與拾遺所未載之藥品照綱目或拾遺例證以考據參以經驗編輯之不拘多少品隨時寄社登報

乙　各地西醫及醫院藥房（賣外國藥者）與中醫及藥店姓名牌號開列見示

甲項每品酬書二角至一元有特識者加倍　乙項每件酬書一角至五角後到雷同者減半

紹興醫藥學報社啓

徵求保嬰驗方廣告

嬰孩初生諸病以臍風最爲惡候夭殤其中者不可縷計甫離母腹即遭慘斃輾轉悲號飲恨夜臺之下此豈投生時所及料哉昔哲間有記載類皆東鱗西爪言論各異向無專書可考深以爲憾爰於前年函登衛生公報徵求時賢研究術賜驗方編成專書忽忽數年未嘗夙願係因來稿寥寥且有成書所載乎泛方藥用是特登紹報廣告伏乞海內諸有道慈懷濟世不吝枕秘以惠赤子同登壽域是則鄙人馨香禱祝也謹訂簡章尙希　慈鑒

一範圍　以中藥療治嬰孩百二日內諸病及預防法爲限其證案論說並草藥療法均所歡迎惟草藥須採寄新鮮標本連根帶葉詳細說明性質及名稱確著成效者以便繪圖「西藥治法不合鄉隅請勿投稿」

二披露　收到後當次第刊登紹興醫藥學報星期增刊藉徵研究合與不合恕不裁復

三酬贈　本書一經選錄出版後按名郵贈一部如有特效驗方及預防法診斷法見惠者另酬相當贈品以答高誼

四截止　以本書付印日爲截止期另行通告

五郵遞　來稿請郵寄浙江蘭谿縣城方肇元收無不投到務請詳註通訊住址以便本書出版郵贈

紹興醫藥學報第十二卷第一號（原一百廿九期）目次

論文

上海中醫雜誌出版預告

恭祝

紹興醫藥學報

補偏救弊

大進步

附論

竹芷熙

紹興醫藥學報自創辦迄今綜計之已十餘年於茲熙除前三年不得捧讀外其後得覩宏著巨論輸我新知識換我舊學問心境既爲擴張眼界亦放光明是誰之所賜哉是非醫藥學報有以賜我哉

然紹興醫藥學報皆仁人志士碩彥名流翬集合而成其間辯駁舊學發明新理廢多少心神絞多少腦汁進多少手腕極多少目力南北東西四通八達溫涼寒暑五花八門是役也欲補醫者之偏救醫者之弊也醫者得之卽可以補四萬萬同胞之偏救四萬萬同胞之弊熙固敢持補偏救弊四字爲紹興醫藥學報祝熙固敢持補偏救弊四字爲報內之仁人志士碩彥名流翬祝熙又敢持補偏救弊四字爲編輯紹興醫藥學報能堅持能流通能改良能取信者之裘先生吉生祝

於嘑噫嘻居今之世歷今之時見夫博博大地之間盡屬焦頭爛額骨立形消者果

何故哉赫赫者虎兕也龐然其肥也昂昂者豺狼也美乎其盛也更有鑽營之狗逐臭之蠅羣聚而居之結隊而謀之盜地盤刮地皮吮民脂吸民膏無怪我四萬萬同胞身則偏廢骨則偏枯足則偏痿頭則偏痛百弊叢生莫此爲極於嘻已哉搏搏大地之間豈無人出而補之救之哉吾今乃登高疾呼曰願我中華民國醫界速起而補偏救弊

『一年勝似一年』

和縣高思潛

過去的報，已有十一卷了。吾人在這十一卷中，單就去年而論—其內容如何?閱者當早有定評；據我看來，內容不菲不豐，理論與實驗並重，尙不失專門雜誌聲價。至於按期出版，從未延遲一日，雖說理所當然，但以他種雜誌例之，却也算難能的了。

去年的報，勝似前年；前年的報，又勝似前年的前年；……我且根據上說，對於過去十一卷報，下一個總評道：『一年勝似一年』。十二卷開始了，在例，總要說幾句恭維的話。鄙人口訥筆鈍，不善作頌語；無已，就把『一年勝似一年』運來搪塞罷。

我還有兩個切實的希望，一並寫在下面罷：——

(一)校勘　過去的報，常常發見錯字，以致文義不通。——他且不論；即如鄙名『潛』字，或刋作『濳』字，或刋作『潜』字，或刋作『潸』字。又如拙作裡面，錯謬的地方，也是很多的。我從未聲明，今在此處總更正罷。——古人說：「校書如掃落葉」，校書雖是困難的事，但爲閱者便利起見，總應特別注意才好！

(二)體例　關於生理解剖診斷的論文，列入證治要論裡面，覺得不甚妥當，不如另闢一欄。證治要論，也是討論學說的，當移入學術裡面。再闢雜著一欄，以安插雜文，使各以類從，不相廝溷。

說古時養生法之可貴及今人衰弱之故

周逢儒

金匱眞言論有曰夫精者身之本也故藏於精者春不病溫其言信哉古之人年皆百歲外者非有特殊之攝生法不過懲忿窒慾保精全神而已常有極羸弱之人善自攝養竟至百歲外者降及後世如唐之甄權孫思邈者可足尙已權以母病與弟立言究習方書遂爲高醫卒年一百三歲而思邈年百三十餘葉夢得稱思邈作千金前方時已百餘歲後三十年作千金翼方其自序有夙嬰沉疾早纏尪瘵之語非其人精於養生何能至百三十餘歲者嗣後人民年壽愈下愈促惟名醫傳中每多耄耋之人以其不斲傷其生故能形與神俱而盡終其天年今世禮法寖衰人事日煩壽命之短促較之古人不過得半之數豈皆桎梏巖牆如孟軻云不能盡其道而死者哉細求其因深硏其果國之衰由於民之弱民之弱由於婚之早禮經男子三

十而娶女子二十而嫁之文早蔑棄不道其早婚之害不獨昧哲嗣之理其害於養生害於修學害於國計相因而至者甚廣今泰西有專門研究立説目早婚爲野蠻亦可覘國運之榮枯徵之吾華往古越句踐因丁壯之少提倡早婚雖一舉滅吳而卒一蹶不振國隨以亡其故可深思矣今之在上者毋昧於國家觀念當提倡遲婚在下者宜思宗祧攸關子姓繁衍何以今人不逮古人也自尊自愛不放棄其身之責任强健之精神寄於强健之身體種之不弱由佳果之晚成遲婚收效信而有徵正本清源庶由家而羣而國可日臻强盛也

釐訂醫藥學書芻議　前人

西人所評論中國學術曰惟知創造其因而不能繼長增高成一有系統之學問若我者凡有一説苟無研究之價値則已否則經多數人之發明必能得其眞理也余閱此言感慨累日因思我中醫藥學散漫無紀各自成家如造成有系統之學謹將

管見所及略述二端如下

一曰釐定醫學之説　吾國醫籍浩如烟海苦難定其説之是否雖皆古人所經驗心得而後之評論紛紜如甲是而乙以爲非丙又是甲而非乙二者各有主張豈地土異宜之故抑故爲攻擊好奇乎是則非智者不能辨之矣鄙意前賢醫籍先擇仲景及四大家普通而必讀之書數種徵求四方醫士對於此數書之意見本平日之經驗某説合經某説背道存其優點正其謬誤一一校勘著説俟答覆既多彙而折衷刊行如航海之行得南鍼所指衆賢駁正萃於一編庶新進人及不習醫學者有所鑒別也（如此議可行則自數書以至數十百種凡屬醫學之書皆可仿行即今醫報所載評論證治要論社友讀書記中皆本此意惟雜亂而無系統初學之人閱之不免心目眩惑而無所適從得此庶可了然進取且將來編輯講義審定名詞訂正科目或可取决於此而少一番選擇困難乎）

一曰藥物之考訂正誤　吾國藥學書無慮千種以本草綱目及拾遺爲最完備較之西藥種數之多尚且不及然其中不用者甚多以經驗不同故說皆不一致而英日以化驗所得吒吾國草石無效者甚多然此憑化分一己偏見大失氣質效用眞詮其固執不足恃不知吾國歷代實驗所得效據可證也今吾不恃化驗之訂正而以實驗之法推廣之辨法亦如前數條徵求四方醫藥之士以本地所出之藥物調查其名稱形狀效能製法用法禁忌用量等與古說合否及今人所發明一一記載彙集報社宜特闢一門刋行此類之投稿再分藥名品類性質列爲一書可定名實驗中國藥物新學亦可證西尙化驗之疎不及吾經驗之有確據也　又各處土產草藥多爲拾遺未採編者雖有殊效而受害亦如之今思補救之法莫如以各邑所產草藥查其名稱根荄氣味效能用法用量等繪圖立說務求詳明如是數年後羅爲一詳盡之新發明藥物書趙氏拾遺不得專美於前也今報中藥物研究錄卽其

具體也再擴充之斯可矣（愚草此稿時郵來星刊載徵求本草綱目與拾遺所未載之藥品一則可謂先得我心）尤要者宜先養成製藥劑之人才今之藥肆藥物僅求美觀裝潢毫無精意如鬱金延胡切爲薄片徒耗人力無裨實用前已有屢言之矣所有藥物宜片宜陳宜製宜生均要悉心考求急宜改革者也總之事宜實行空言無補凡屬醫藥同志奮袂興起雖無何種權利而事關發揚國粹則一己亦可增益學問保全生命諒醫藥界樂於一致進行耳

學年平議（致山西中醫改進研究會）　前人

學者何研究各種事物因而得其綱領條目者也校者何即教育人民凡農工商等習一專門技術之地者也況醫學一科爲強國強種關繫甚巨歷朝分科考驗代有醫賢輩出以昌明岐黃先業雖未見醫校分科之設而人之自爲力學者每比醫校造就爲更優然學術之優劣根於研究之深淺猶築牆者苟弗堅其基牆雖成而不

固一旦風雨突來其不仆而傷人者幾希故設校者可不慎其始基乎今觀　貴會醫學校之章程四年卒業肄習條目有中醫完全學科西醫主要科並加授英日德三國語言文字爲留學東西洋之預備愚見以爲太促以人之精力有限而學理無涯涘四年之中受中國完全學科已屬繁賾難於會通矣以英德日語文其能合力深造耶（近有倡僅習一科或兼科者亦以過多則粗得皮毛决不造精微之室）不特此也中醫完全學科根柢未深而入歐美肄習一旦觀其器械新奇治法簡易目迷心醉見異思遷數年後返國對於中醫學之繁瑣治法之複雜格格不相入必鄙棄中醫學不事探討前功盡棄爲可惜也中國醫學合天人而參究靈樞經奥一言半句往往包括生理病理而著名之士類皆孜孜不倦研究於此者有歷五六年及十餘年而成者或曰信如子言則學醫難矣昔時教授由爲師者自定法程爲薪傳衣鉢今則教法完備有講義有課本開卷了然異於前之繁雜且學年過久寒素者

恐無此資費其言豈其然哉然部定醫校期爲五年卒業今　貴會中西並重僅四年已可乎再觀吾國各科學制普通學校自初等至中學歷十一年始卒業其植礎若是其久也而後再入專門學校如農業四年卒業工業商業亦如之各學較醫學猶易尙須研究四年則以醫校之關係吾國强弱發揮國學較各學大難數倍豈亦以四年爲畢業乎願當局諸公於此始基深思而折衷之庶不致遺誤後悔也可

論衷中參西錄爲醫家必讀之書

盛澤王鏡泉

古今載籍極博矣此不獨各書爲然也卽醫書亦何獨不然本經內難傷寒金匱复乎尙已唐之千金外臺搜羅宏富足備稽考至金元間劉張李朱四子出雖不無偏倚處然著書立說亦卓爾成家他如吳又可戴麟郊之研究瘟疫李瀕湖趙恕軒之研究本草喩嘉言之研究肺燥魏柳洲之研究肝恙葉久吾葉香巖之研究痘科王洪緒徐洄溪之研究外科吳鞠通之研究溫病王潛齋之研究霍亂其中名言精理

一經開卷獲益靡窮蓋業軒岐者果能熟精以上各簡編則已不勝用矣乃自歐風東漸譯本之書紛至沓來若解剖學生理學病理學黴菌學衛生學種種諸說引人入勝而新學說與舊學說交訌遂有冰炭不相容之勢在守舊派每訾新學爲呆滯在維新派輒詆舊學爲空虛究之楚固失而齊亦未爲得此實邇昔醫術之一大障礙也求其能融貫中西而泯畸輕畸重之意見者則余於張君壽甫之衷中參西錄遇之是錄計共八卷將以其方爲理想而設乎則未嘗不施諸實驗而來也抑以其方爲實驗而成乎則未嘗不根諸理想而致也蓋理想以實驗徵之則自確實驗以理想索之則愈明斯眞能知氣化又知形質取中西學說合一爐而鎔冶之故其方藥到病除批郤導窾恢恢乎遊刃有餘矣顧或者謂是錄中雖間採西說不博採西藥似乎尙多遺漏不知中西地之風土不同中西人之身體各異西藥豈盡可概投諸中地中人乎與其用猛烈之品而顢頇從事曷若擇萬穩萬妥者以助中藥所不

及斟酌盡善有益無損之爲愈乎吾與張君雖未面晤然已神交讀張君書後每逢劇症用錄中方以療之輒能轉危爲安孔子曰如有所譽其有所試爰謹遵聖訓以告醫界中人欲明虛勞治法者則必讀衷中參西錄第一卷欲明喘息心病肺病嘔吐膈食吐衄消渴癃閉腫脹治法者則必讀衷中參西錄第二卷欲明黃癉淋濁痢疾泄瀉燥結痰飲癲狂治法者則必讀衷中參西錄第三卷欲明大氣陷氣血鬱肢體疼治法者則必讀衷中參西錄第四卷欲明傷寒溫病治法者則必讀衷中參西錄第五六卷欲明疫病痧毒瘧疾霍亂內外風證小兒風證癇風痿廢偏枯以及女科眼科咽喉瘡瘍各症治法者則必讀衷中參西錄第七八卷至於雜錄中之服硫黃法解砒石毒洋火毒法治夢遺運氣法則亦爲醫者所不可不讀也從此慈航寶筏好開後學津梁宜皆拱璧鑄金莫道予言河漢

精神物質兩醫學並行不悖說

直隸獻縣田重章

人羣生活於大陸以情慾兼備之微軀託足於五運六淫之場合其呼吸飲啄日吸收營養防害複雜之物質其不能畢生安全永無疾患者理勢使然也然雖求其所以保守安全恢復康健之方法則又捨醫學一科決不能別開生面於是乎醫學尚矣夫醫雖小道其爲術也亦博矣若傷寒雜症及內外諸科等幾指不勝屈中醫則以理論見長西醫則以形學致勝其施術之方法雖異而治療之目的則一要皆不外藥法手法之兩大原則臨症施法之手續雖甚紛繁若果能於診斷無訛均有藥到病除法行痛止之妙縱令患者病理的變化有不測而醫士診斷之方法無不備故晚近醫學文明之進化常以症候之程度爲正比例焉然而此不過臨機應變之法訣非思患預防之計策能療疾患之既成不能令苦痛之不現卽消極的杜禦方法迨精神家所謂物質醫學是也乃世有積極的妙方名曰精神醫學者無所藉資無所假助但憑我精神之靈力卽能起疾患之沉淪令身心之強健致治於未亂防

患於未然卽等閒之人亦不可不嫻習之理況醫士受人生性命之寄託而顧不諳此豈不大惑西儒弗埃爾氏曰醫士若於研究學術之時間割取四分之一而研究精神學則其治療功績必偉然卓著由此觀之則吾人於精神學理苟能研究有素卽永久脫離藥物亦不難拯生靈於苦海又何必沾沾於物質爲也雖然醫學之於病理與國家之圖治每無異精神比之政治法律物質比之國家軍兵然謀國者既不能以平治去兵而戡亂者又豈能以兵戈廢法蓋法者防患於無形兵者弭亂於既著二者固相需爲用不可背道而馳也夫醫之爲術固因病下葯不可固執己見者也人身疾患原因雖甚複雜而爲患之結果均足以犧牲性命醫士於此苟持先入爲主之見縱優於精神者吾恐有形之盲跛卽精神亦失其注射之靈力精於物質者吾又恐無形之障害卽藥物亦難盡調劑之機能精神者無形也物質者有形也以無形治有形則失之過緩緩則無功以有形治無形又失之過急急則生變此

定理也愚願世之研究醫學者勿爲入主出奴之見通權達變聯吳越爲一家截長補短實並行而不悖則庶乎爲社會造無限幸福爲人羣增無量壽算迷律寶筏孽海慈航之譽寧不信然是在有研究心者

對於催眠術上之意見

北京陸軍軍醫學校余斯淸

催眠術邇來風行全國立所設會接踵而起好奇之士競相研究一則爲灌輸學識一則爲冀得新術其目的雖不同而以催眠術爲事則一也夫催眠術何以人趨之惟恐勿及非因其有治病矯癖之效乎非因其治療效果有遠勝於醫術者乎然猶有謂催眠術之盛行實非社會之福甚者竟以亡國之術目之其然豈其然乎吾輩究斯學術歷有年所種種利人成績事實俱在固不能默爾而息然退一步言之學催眠術者其理論同其方法同惟經驗之深淺技術之巧拙則不能强使之亦同此報章雜誌常有因施術致發生意外危險之記載論者不察每執之以爲口實未始

非因術者技術之淺拙有以使之然耶卒致莊嚴神聖之學其眞價值日見減色寧不痛心雖然催眠術之眞價值必不能受一部分人之批評遽作定論況其批評之理由亦未有充分之根據乎究之眞正之學術不虞有批評批評益博其理彌彰第爲保全斯術神聖計不可無以裁制之耳蓋有充分之研究者其施術乃得認爲確當無害治病矯癖等應用方有價值否則略窺催眠術之一端遂以爲自得輕浮濫用其遺害於人者甚大國家宜有適當之法以取締之爲重生命亦所以重學術也今將鄙意主張裁判之條件列之於左

第一條　醫學加入催眠療法一門

第二條　醫學校之課程宜加入催眠療法科

第三條　對於開業之醫士必使習催眠療法

第四條　專習催眠療法者得有專業之資格

第五條　國家對於專習催眠治療法者宜設認可規定

第六條　以催眠術爲學術之研究者若欲以催眠療法爲營業亦得受認可規定

夫催眠術爲精神學之一科巳爲學者所公認則學術上之研究者宜與他學術同等待遇使學者得自由討論似無裁判之必要然因施行催眠術應用之催眠療法則在所必取締何則施術有巧拙之分經驗有深淺之異故治療效果遂有優劣之判優者固爲有益而劣者總屬無益故必裁判之也世有主張催眠術療法絕對危險極端禁止者然此種論調謂催眠術完全爲有害乎抑催眠術之研究未精爲有害乎抑故意用催眠術以爲不德之行爲有害乎是不可不辨也苟以催眠術爲不德之行而指爲有害則不足爲攻擊之根據苟謂催眠術研究未精而虞有害則研究漸深徐圖進步何害之有是亦不足爲攻擊之根據至謂催眠術爲完全爲害則此問題又非朝夕可決宜有精密學理之研究乃可假如催眠術實有一部分之危

害然自精通催眠學理者見之殊無足慮蓋由催眠術能解除減輕故耳況催眠術應用之利益更有百倍於是乎惜乎主張催眠術有害論者不事學理與實際之研究惟想像其爲危險有害是豈公正之學術的解釋哉不過受歷來一般醫士之淺見乃遽信之耳

又有曰非醫士不能行催眠療法者其意謂催眠療法屬於醫業當然醫士乃可用之故催眠療法宜加入醫學而使醫士修之斯説也雖知催眠治療之價值證以外國先例不可謂無見地然僅限於醫士始可施行予竊以爲未可蓋催眠治療法限於醫士之規定在歐洲雖有俄奧等國首創其例殊不知彼國一般醫士皆富有精神學之知識故催眠學乃得充分領解回顧我國之醫士有精神學知識者得幾何人而能從事於催眠治療法之研究者更不可多得矣以如是之狀態欲令催眠療法限於醫士始得施行未免過慮非使斯學日以退步不止必不能爲吾輩所首肯

也明矣

或曰非醫士而施催眠術得無危險乎予曰否否催眠術不問醫士與非醫士若能十分了解催眠學理則施術毫不患有危險若理解未明雖爲醫士亦無把握是以施術之危險苟不以研究之深淺爲判斷惟以醫士與否爲轉移非通論也况近今醫士之研究精神學者甚少非醫士之心理學者慈善家等之研究者則見尤盛試舉一例日本大正四年大阪曾開感化救濟事業大會據大阪府之修德館長報告用催眠術於多數之不良青年其治療疾病惡癖均得優美之成績已可證斯學趨勢之一斑世之非難論者可以憬然悟矣雖然予爲是言非絕對反對醫士乃可施催眠術又非絕對主張非醫士亦可施行催眠術不過兩方各有利弊故不可無詳細之討論非有所厚薄也此予所以主張持平之說故有上述六條件之折衷庶可使兩方咸無遺憾也

改良陋習小言

當陽李貢三

竊謂醫者以濟世爲心以活人爲懷於病之不可爲者必思有以挽回之切如痛疴之在我身毒疽之附吾骨有迫不及待之勢也故曰醫有割股之心斯言也曾懷術射利藉醫斂錢者之對證良藥也不意近世醫界中竟有是人焉其應診也見病者勢危輒棄而去之終不肯擬一方投一藥以謀萬一之救濟或問其故則曰醫不送終其心何其忍也其言何其謬也所謂切膚之痛仁人之術者果安在哉使病者旣無性命之憂彼何故登第而來請而醫者不此之圖世又何用乎醫爲但願今之同志者體天地好生之德存軒岐濟世之心剷除迷信改良陋習遇病之不可救者務細心推求或謀及同道終期歸於無憾而後已況病者垂危之際正醫者討論之時此西醫之所以見重於吾國也今醫者舍此不顧則病者含冤莫明舉家惶恐族戚失措竟致招魂之巫覡沓來而呼籲莫應記問之單方紛進而挽救無效向之所謂

不治者今眞不可爲矣嗚呼吾輩讀岐黄書所學何事當力除惡習還我初心以期挽沉疴於再起斯無愧矣

產婆害

和縣高思潛

產時接收小兒的產婆，吳越之間，叫做穩婆。徽甯之間，叫做接生婆；江淮之間，叫做收生婆。顧名思義，不過因他年老慣熟，就叫他接兒落地，收兒上床；並不是叫他動手動脚的胡鬧。其實這種事，自家人也會辦的。偏偏的，他們不曉得自己是管着甚麼事情，一入門來，不問遲；早，生，熟，便令坐草。揉腰動腹，指探手摸，就是破壞胞宮，傷殘尿道，也有所不顧。若是遇見不順之產，他就居奇射利，使用刀剞的手段，胡作妄爲，產婦的生命，就活活的送在他手上了。至於不知清潔消毒，小兒即使安安穩穩的產出，臍風等患，又相繼而來，也還是死；不過大人未吃虧，這就算是受產婆的莫大之賜了！

我且舉出幾個例來：一婦產巳二日，一時，胞漿大來，產婦正用力掙送．忽其家所延請的產婆進房，將帶來袋子，置於地上，刀鈎錚然作聲．產婦聞聲一驚，氣機頓止，小兒終不得出來，遂死於產婆之手．又有一人，也經產婆動手，也不知是他祖宗，還是耶穌，保佑了他，萬幸未做產鬼．但他的尿道口，已經受了損傷，小便鎮日滴瀝不止．還有一件可笑可慘的事，一產婆替所收的小兒包肚子，當是他太謹愼，生怕小兒冒風，不覺的就包得緊了．兩天後，吃乳了，接連三四天，也不見小兒有滴小便，後來見小兒腹部脹滿，就替他把帶兒鬆鬆．那知不解猶可，一解鬆來，那尿從便口向上直射，如仝水龍射水一般，尿既射完，氣也就斷了．

總而言之，產婆是爲害最烈，流毒最廣的一種危險人物，若把他除掉，每年婦人和小兒的死亡率，定必減少，這是我敢斷言的・雖然，我們既把產婆除掉，生產上的手續，又用何種人來辦呢？據我看來，地方有受過教育的產婆，當然是請他；沒有呢，就煩家中或親戚隣里的年老上人，盡這點義務・這事本不難，只不過斷臍帶，洗浴，包裹數事罷了・

產前及產際，有幾個當注意的地方：(一)生產前數小時，須把洗兒的水煮沸等候，候他自溫，切不可因爲他熱，攙入冷水・(二)包裹的布和帶子，斷臍帶的磁片或剪刀，皆當在兩日前，置於沸水裡面，煎沸數次，取出，晒乾，收在潔淨地方・(三)到臨產時，接生人的手，須用消毒藥水洗淨・(四)小兒落下未哭的時候，卽行用手探入兒口，將裡面一團血塊取出，再做別事・以上四條，本不應攔入，因其和生產常識有關，所以就附在這下面，並可以對照現在的產婆，對於這四點，全不注意・

眞中風與類中風虛實標本論

震澤錢星若

昔年神州醫報曾有此題徵論鄙人不敏作此聊以自鑑

夫中風之有眞類猶傷寒之有溫病以內因外因而分其虛實別其標本古人之論中風者美矣備矣初無分其爲眞中類中但以症有虛實治有標本爲訓顧自金元以下諸大家乘時崛起於中風症家各有言言各有長於是乎類中之名創而中風之治法由是大備矣然眞中與類中其因雖異其旨實同經云邪之所湊其氣必虛故無論其爲眞爲類要皆先由氣分之虛弱而起其中氣既虛運化不及痰涎內生驟遇暴風烈邪外無强實之衛氣以捍衛內無固守之正氣以抵抗則邪自肆擾痰自恣虐以致忽然僵仆口湧痰涎强直偏廢寒熱疼痛此眞中風陽實之症也推其致病原由亦屬因虛而實其虛爲久虛實爲暫實則當以正虛爲本邪實爲標也治之宜虛實並顧稽之古方首推侯氏黑散以其去風除熱補虛下痰之法俱備餘如

三生飲續命獨活等湯大隊攻風刧痰之中胥不離參草之扶元既不慮於虛又不患乎實此古方之所以可貴也若夫類中之治則旁騖奇出美不勝收河間以將息失宜水不制火主以潛引丹溪以濕熱生痰痰熱生風主以泄化東垣以氣虛卒倒力主培補王安道則營會三子之說而定以類中之名他如景岳有非風之論乃主陽虛氣衰其意與東垣相埒石頑有腎氣衰微不能主持之說則與河間之論又無以異矣近時有張君山雷於中風症別有心得以伯龍氏闡發經義之旨而引伸之使內經血之與氣併走於上則為大厥之深義昭然大白陶冶中西於一爐誠堪謂戛然獨造者也而其主治之法重在潛降風陽俾風定陽潛則氣血自有下降之道其論其法拾其大要足可與前人抗衡要之此數論也各有所主可法可傳又堪為導引後學者之門徑也顧患此症者何以多見於年逾四旬之人良以本實先撥中氣先虛然後因火因痰因風陽相擾而病則亦元虛為本痰火風陽為標也然間亦

有賊邪之害因由外風一引內風卽翕然而動於是痰逆火升蹶然而倒際茲危如朝露對內圖本之急則可對外治標之微則不可若循此數法熟玩而變裁之其必能應手而愈也按虛者爲本實者爲標標實有緩急本虛無先後由此觀之眞中與類中其病雖殊其治雖異而其理則一也今者不察眞類謬妄施治者有之或持丹溪東南卑隰濕熱生痰生風之說而遂以眞中類中限定南北分治一若天然劃淸此界限北眞南類不容稍有或紊也者殊不知天地之風氣有常有變人體之感召亦因之而異若讀辭害義徒守此說而不化不啻因噎而廢食矣蓋眞中雖多於北方而南方亦未嘗無見也不過見之而仍以爲類則見亦等於不見此豈眞無見哉若謂北方無濕熱生痰生風之類症則北方之肥人亦多於痰瘦人亦多於火煎熬津液凝結壅蔽氣道不利鬱極生風竄越互擾亦致僵仆此豈非類中乎當茲世風不古酒色是尙竊恐此症之多或亦不亞於南方也綜之身負司命之責者當辨症

明細治無執泥因於外者求諸表因於內者求諸裡標本不亂自可免虛虛實實之悞又何必堅定此南北之界限也哉

陰氣者靜則神藏躁則消亡論

前人

素問痺論篇云陰氣者靜則神藏躁則消亡此論五臟之陰氣貴乎平靜苟有躁動則漸見消亡神不寧藏而病斯足矣夫人身原陰陽相抱者也得其正則平失其和則病經云陰平陽秘精神乃治陰陽離決精氣乃絕讀此論足知陰陽爲一身之主宰其氣血精神也臟腑功用也無一不藉陰陽二氣之所統攝使循行表裡息息相通陰既不能獨立陽亦不能單行故論理有獨陰不生獨陽不長之說治病有從陰引陽從陽引陰之法顧其神之不藏也由於陰之消亡其陰之消亡也則由陽之躁動其病於陰也亦病於陽也非病於神也夫陰氣者五臟之所禀屬得陽交戀靜居乎中則神自藏魂自寧魄自安意自定智自和心曠體泰何消亡之有嗟乎惟其人

之不能也故不免於消亡歐陽公謂百憂感其心萬事勞其形消亡之由來其在斯乎總以一躁字賅之經文之義簡也蓋躁則陽氣日張陰氣日耗張卽是亢亢則爲害耗卽是消消而漸亡五臟之陰陽造偏則神不能藏魂不能寧魄不能安意不能定智不能和其五臟所藏陽多陰少不爲生長專事殺伐妄行太過是爲淫氣淫氣傷臟臟中氣血失其功用於是肺痺則喘息心痺則憂思腎痺則遺溺肝痺則竭乏脾痺則肌絕進而言之則肺癆症也怔忡症也煎厥症也痿躄遺精症也胥將接踵而起久之則五臟俱病陰液涸竭而去死之期不遠矣由此觀之則知陰陽之關係大焉此固僅論其一身而已若推而言之卽天地亦何獨不然日月之循環江河之周流要皆包含一陰一陽爲之樞鈕苟其獨陽而無陰則焦土千里四海告涸又何有乎春生夏長秋收冬藏之循環也哉是故陰陽爲天地之大體爲人身之主宰善養生者尤當滌慮寡慾以保持此陰氣爲先庶幾陽不妄動陰免消亡則神藏而體

泰矣余三讀陰氣躁亡之論乃恍然有包含陰陽之大義焉聞之近時倡言擬廢五行陰陽之說余竊期期以爲不可爰就斯題論之如此

星按此篇之題素問列於痺門夫痺者風寒濕三氣合而爲病苟臟而病痺其必邪氣入臟無疑參觀王註亦以五臟受邪爲據然痺病在表者多在裡者少況揆之陰氣靜躁消亡之義則邪氣入臟之說恐不盡然星年幼學淺經義多昧妄以不充分之學理論之原存抛磚引玉之想也仰祈

錫純　天宗　燧熙　汝偉諸先生以及

海內諸高明有以敎之

傷寒論之中風與直中之中風名同證異之研究

棠湖徐韻英

風乃六淫之首爲百病之長也夫六淫爲病寒則曰傷寒暑則曰中暑證名必符而

無名同則證異之謂獨中風之病則不然矣觀傷寒論之中風與直中之中風名同而證異者何也莫非古時爲一病耶抑上古而無今時直中之中風耶蓋不知今時直中之中風者仲景亦早闡明矣何則蓋傷寒論雜病論二書一爲外感之總訣一爲雜病之祖方其於中風兩立其中當於此中究之則瞭然矣夫中者穿也謂風穿肌膚經絡臟腑之處者也有和風賊風之不同眞中類中之各異六經虛實之鑑別痰火氣虛之察殊經云風者善行而數變又云風之中於人也使人毫毛畢直皮膚變而爲熱也夫賊風之中人必得虛邪之挾雜而乘人身之形虛乃可中之而爲眚矣經云風之不得虛邪不能獨傷人也仲景云虛邪賊風中人多死若夫眞氣空虛水虧不足以濟火則火盛而漫熾煎熬津液遂凝結而爲痰痰火內戕肝風煽動玄府空疎腠理不密虛邪賊風乘虛襲入而爲病也有中經中絡中臟中腑之別有各經形證之殊或身重着或肌膚不仁或不省人事飲食便溺艱難或語言蹇澀口吐

涎沫此仲景論直中之提綱也若舌不能言者中於心經脣緩便秘者中於脾經鼻塞者中於肺經耳聾者中於腎經眼盲者中於肝經此五者病深多爲難治然五臟雖中風邪皆其經絡受病也若傷其眞臟則百無一生矣推之中腑則多與臟相兼如風邪中膽必兼之於肝肝色青而通目其面目之色必青膽寄於肝脈絡於左其左脇下偏痛肝主筋膽病兼肝則筋脈拘急木受邪則搖風性上攻則頭眩目瞤肝强而土弱必手足不能自收持坐踞而不得矣若中於胃必兼於脾脾色黃而通口則面目之色必黃而口喎語澀脾主運動胃主肌肉則身體怠惰嗜臥皮膚痲木不仁肌肉瞤瞤而動腹脹不能食矣舉一隅不以三隅反則不復也至若左癱右瘓四肢不舉則又爲血脈之形證也岐伯又分風痱風懿瘖厥偏枯之四大法門然所以致病之由者良由氣虛而然也故仲景凡論風脉則曰浮緊遲緩微數莫不涉虛字在內者耶若劉守眞指火爲訓李東垣則指氣虛朱震亨則指爲痰喻嘉言指陽虛

邪害孔竅雖各逞一說中風兼此而爲患者夥矣至於類中則不僅於此也若內經之煎厥薄厥寒厥熱厥方書之痰厥血厥氣厥食厥蟲厥等證又當細心察焉若傷寒論之中風殆即着風之謂也仲景云余宗族素多向餘二百建安紀年以來猶未十稔其死亡者三分有二傷寒者十居其七以是觀之不獨治傷寒明矣傷寒者十居其七風濕暍十之二三可知感往昔之淪喪傷橫夭之莫救因慘傷寒死者居多是以名之傷寒論矣又曰元冥幽微變化難極故後人不明其旨妄試傷寒方祇治傷寒病而不可治風暑燥濕火之說殊不知凡外感之病無一不涵其中乃爲一切外感之金針也然其中風又非賊風之所比乃病者不謹衛生之過或當風而緩或汗出當風風着於營衛之間爲汗出脈緩惡風發熱等證其次則循六經而傳不若直中之內外合邪也其名同而形證則霄壤懸殊更不可囫圇而治之矣勿以名同而混一當知魚躍之鳶飛夫英非敢作老馬之引道而英之蛙見實爲罕矣海內之

高明燭照於先英之則爲破題兒第一回也敢祈博雅諸君補余之不逮指余之差謬則英之僥倖厚若天高焉能傳不習乎

病深者以其外耗於衛內奪於榮論

王者輔

治病之難莫難於辨症辨症不清猶決拾者之於射不審的之所在由基雖巧無當也彼庸庸者流不辨其人之病深病淺在衛在營寒熱雜投攻補並進者即喻嘉言所謂殺機隨於隱幽者是也嗚呼業醫者其於治病可不愼之又愼哉嘗讀內經至疏五過論曰病深者以其外耗於衛內奪於榮又曰營行脈中衛行脈外又云營出於中焦衛出於下焦又云營衛者精氣也難經三十二難曰血爲營氣爲衛相隨上下謂之營衛通行經絡營周於外據傷寒言風則傷衛寒則傷營又言營弱衛強衛氣不和營氣和者外不諧以衛不與營氣和諧等辨考東垣書謂胃爲衛之本脾乃營之源亦以營衛二氣作爲氣血之別名無其分辨惟葉香岩心思靈巧別開生面

其論溫熱獨創衛之後方言氣營之後方言血等語後之註釋諸家隨文敷衍未能詳明確切近閱溫熱論箋正釋云宗氣者衛氣之主衛氣者浮於宗氣之外故云衛之後方言氣氣宗氣也精氣之行於經者爲營氣浮氣之不循經者爲衛氣約而言之則衛爲氣營爲血循其等而言之則衛爲氣之標氣爲衛之本營爲血之帥血爲營之徒也故靈樞又曰營衛衰則眞氣去按營衛一作榮衛夫病深之人因營衛久衰則眞氣皆去外耗其衛內奪其營其病焉得不深當此之時醫者誠能辨清病源按症施法合符成方調其偏而制其勝營衛和平氣血日生則病魔自遠矣王道無速功緩以圖之其病雖深未有不漸漸復元者否則雖汲汲於滋營戰戰於補衛亦徒何益哉嗚呼難矣醫者其可不愼之又愼歟

閉脫二症之鑑別論

鎭江楊燧熙

夫閉症當開脫症當補人皆知之然必究其然及所以然之理倘審愼有毫釐之差

即有千里之失禍不旋踵矣如遇牙關緊閉兩手握固者是閉症也宜蘇合香丸如牙關緊閉兩手撒而不握固者是脫症也宜挽救失散之元陽而使陰陽接續卽經以虛則補之之意補其偏以救其弊方不負司命者之責也倘施開散攻伐等則津華尤加外奪豈不速其死乎夫脫有陰陽之分年未老而體未衰者稍易否則難療氣返則生不返則死蓋閉脫兩大關鍵南北之分也脫絕大同小異異路同歸也按絕脫之現象各別心絕口開脾絕手撒肝絕眼合腎絕遺尿肺絕聲如鼾更有吐沫直視肉脫筋骨痛髮直搖頭上擫面赤如粧或白如灰汗出如珠甚則如油唇白如紙爪甲亦然氣急痰鳴此絕症之現象也至脫症有五精脫者耳聾氣脫者目不明津脫者汗大泄液脫者骨不利腦髓消色夭脛痠耳鳴血脫者色白不澤脉必空虛此五脫之現象也而與閉症大有鑑別非過手眼不知然神而明之存乎其人俾生民免其夭札是吾馨香而祝禱者也

上海中醫學會章程

一定名　本會發起於上海以研究中醫爲目的故名上海中醫學會

二宗旨　團結同志共策進行研究中醫組成有統系的學術喚起醫界有互助的精神一俟會務發達便當廣設醫校醫院以宏本旨

三開辦費　暫由會員負擔並未在外捐募將來各地分立支會當由各會會員分任之

四會員　捐費至五十元以上者爲名譽會員由本會奉贈名譽證書以示優異繳普通入會費常年費者爲普通會員發會證以精神上補助本會之進行者如爲本會籌策發展及以宏博學識以灌輸同人皆爲之贊成會員亦由本會奉贈證書以經費隨時量力輔助本會者皆謂之特別會員亦由本會奉贈證書

五資格　凡以慈善爲懷旨趣高尙慨然以濟世救人爲己任者皆有入會資格

六納費　本會會員入會時當納入會費半元及常年費一元以後但納常年費一元由會計發給收據並會證以憑稽核

七會證　會證以一年爲限於翌年大會改選職員後收繳常年費時調換開會時憑證入座不作別用隔年無效

八職員　本會設會長一人總攬全會會務副會長一人襄助全會事宜　理事部　理事長一人理事員六人籌辦本會進行事宜　評議部　評議長一人評議員六人評議本會各項事宜　幹事部　幹事長一人幹事員六人執行本會一切事務　書記部　書記長一人書記員五人專辦本會文牘事宜　會計部　會計長一人會計員二人專司銀錢出入　編輯部　編輯長一人編輯員六人專辦本會醫報編輯事宜　發行部　發

行長一人發行員四人專司本會出版品發行事宜

九開會　每年夏季開大會一次改選職員並報告全年會務及本會收支其時期及地點由評議部議決通告之每月開研究會二次定期召集風雨不更專事研究醫學評論疑問至於進行會務事宜各會員可隨時提出意見書須經評議部討論職員會議表決然後履行

十地址　暫設上海西門中醫專門學校內俟會務發達經費充足再行另覓相當地點建造會所

附言　本會同人鑑於中醫寖衰非力謀振作不足以自存爰各本良心之主張創辦斯會以相輔進行倡明醫學爲主旨凡本會會員在外行醫者應將平日診治心得以及經驗秘方治驗奇異雜症等報告本會俾資發刊共同研究倘有家傳秘錄足以發明學理者尤爲歡迎刊登本報分諸全國

各會員如有關於醫藥之商榷得以自由發表意見可隨時函達本會當由書記繕寫付印分贈各會員由各會員事先預備在開研究會時共同提出討論將研究所得在醫報上發表如有難題在開會時不及解决者當於醫報上發刊徵求公議

備考

一　本會會員不得借本會名義干涉別事

一　凡願爲本會會員欲入會時但函告本會須寫明姓名住址略述履歷並寄入會費常年費便當塡給會證享有會員同等權利

一　本會會員倘有違背本會章程認爲無誠心維持當由本會函問諄勸不從請其出會

一　本會會員有發明藥品或新近著作得由本會介紹或刋行以資流傳

一　本會會員欲得研究所用參攷圖書有市上未易覓得者當函達本會由本會通告徵求之

一　本會會員皆有互相扶助之誼如有訪道或調查至各地時凡屬同會會員均當相見以誠互助辦理

一　不論何地會員皆有以下所列之建設義務

（一）醫學圖書公閱社　（二）衛生講演社

（三）中國藥品陳列所　（四）藥物補習所

（五）醫學補習所　（六）貧病施診所

一　本章程有未臻完善之處得由下屆大會提議修改

中華全國醫藥衛生協會會員錄（十一）

王祖淲字鏡泉號敬璿年五十六歲浙江杭邑人素志喜勞惡逸敎宗孔孟道慕軒

岐幼齡入塾每放學回家卽旁及醫籍趨庭問字樂此不疲儒書醫書雙方並進故年尙垂髫卽蒙劉文宗高取爲府學庠生從斯肄業嘉興暨靑烏盛澤各鎭書院均承諸耆宿賞識每課輒得上選前列然文章憎命時數限人困於棘闈六上書而未售乃翻然廢棄八股五言遂凝神壹志於醫術蓋列名醫界已三十載於玆矣父訓留貽家學淵源惟遵喻嘉言先議病後用藥之旨故內症之治療倖未顚頇僨事近廿年來知人身全體外症皆與內症息息相關爰將瘍醫諸典籍苦心探討竭力研求博引旁參旣久差覺頭頭是道融洽分明所以一人兼理內外科深幸鄉黨閭里無甚閒言此則可獨喻亦可共喻者也生平於新舊醫學閒有發明惟係隨筆落紙皆散漫而未結束故刊行俟諸異日云辛亥歲入上海中西醫學研究會爲會員是年又入盛澤醫學研究會爲會員乙卯歲經裘吉生君特許爲紹興醫藥學報社社員今又入中華全國醫藥衛生協會爲會員通信處江蘇盛澤山塘莊基灣紅坊匯

弄中

駱杏笙現年四十六歲住浙江餘姚龍泉鄉幼受業於清貢生孝廉方正魯紹姬旋因小試未售係家父慎齋素在本鄉横河地方懸壺卽由父處研究内外方脈隨父診治歷十餘年清光緒二十七年秋季蒙　石堰場鹽大使黄在署創設施醫照會委充醫士因本鎭門診不少再三力辭無何屢辭未獲遂卽就診頗稱得手承賜「指上生春」匾額嗣因黄公交卸仍在横河父處行醫宣統元年　石堰場大使敖以笙因門診難捨設一兼籌並顧之法照會每於一五等日在石堰埋上櫃施診餘日仍在横河照常診醫接連三年口碑載道曾荷獎送「著手成春」匾額民國元年蒙　餘姚縣知事陳發給當選龍泉鄉自治議員執照須至履歷者

朱永生字詠仙浙江餘姚周行人現年四十二歲幼受業於吳思岐蔡奉瀛二夫子壯遇小試之期初被病魔所困繼丁父母之憂一轉瞬間詎科舉亦廢止矣身弱多

病求學灰心乃漸究心醫籍冀自衛以衛人不期年偶爲戚友治疾著手之下多見奏效旋復得五世家傳兒科內兄景咸恩私授兒科秘本於是旁搜博採攻研益力不數年知我者僉謂我已知醫力勸懸牌然詠尚不敢自信祇以强就我醫者一試賤伎而已至戊申歲鄉間疫症盛行詠不忍坐觀死亡而懸牌佈診凡遇孤苦貧乏者無論門診出診不特不收診資併小費亦不取甲寅秋季本邑南城警佐谷梁君(現任姚西湖堤警佐)病寒邪中臟旋變痢疾衆醫誤認熱症均用清凉潤降等品幾致命厄後經詠用辛溫解表芳香開竅等劑未達旬日其疾竟愈但谷君行意謙謙素重道誼酬物之下又贈(功同良相)四字匾額一方溯詠自懸牌以來已閱十餘寒暑雖不能名震一時惟對於治療方面撫心尚可自安今晤康君敘及慌知中醫前途非廢卽亡爰謹加入協會當發揮中醫奧旨汲圖保存國粹焉

桑南康字菊臣現年三十七歲浙江餘姚周行人七歲入塾課讀八年時從叔祖增

春公擅軒岐之遺緒以女科專門學行於世迨至晚年以平日之心得實驗彙爲一編名曰桑氏女科書惜未經刋卽致流傳不廣後有族公連三得此抄本對症施方效亦神奇登門而求醫者戶限幾穿斯時也先嚴指我曰增春公之女科抄本藏余篋中惜未得其人以繼其志汝苟有志於醫可以斯本爲主旨以婦科大全濟陰綱目等書作參攷康聆諭之下乃授業於女科專家族叔祖賡鶯家晝則臨證實習夜則苦攻斯書歷時五載無日或輟旋雖略窺醫學之門徑猶不敢以醫問世抑且不辭跋涉問道於百里外之名醫不揣汗顏求教於閭閻之儒醫至二十六歲有本鎭內科醫士戎九威君知康最深相邀至繆路懸牌市醫惟繆路臨近海濱地瘠民貧就診而來者泰半貧人康與戎君凡屬貧病一該施診迄今懸牌十一年雖就診者絡繹不絕然貧病施診依然無改今晤姚江康君談及驚知西醫普及寰區中醫漸歸淘汰聞津之下感與慨俱茲僅加入協會議卽邀集同志創立貧病施診每月八

天（即星期二五）因姚地西醫章程僉定每逢星期二五施診也

姚大徑號若水年三十一歲江蘇松江縣籍住西外跨塘橋南繼承父業醫藥內科先父水一受業於歸安凌履之夫子諱鵬飛斯時太夫子流寓松江與我家地近接武先父遂負笈焉太夫子醫學淵源箕裘有自太夫子先祖凌竹西諱涵春以良醫名著有醫方辨訛臨證集要諸書太夫子先父凌柏堂諱效承家學精醫理若有傷寒析疑數卷太夫子著藥性賦一卷指授及門痛先父在日診治操心積勞成疾天不假年中道而亡里人咸歎惜之大徑行醫十餘年前蒙浙江督軍衛隊第一團團長周錦成君又第四師十三團團長苗培善君贈賜同飲上池匾額去年曾聘請大徑爲軍醫緣高堂年老辭不赴職略陳巔末大徑醫學自凌竹西先生相傳而後至履之太夫子以是傳之先父先父以是傳之大徑也一貫相傳幸延一綫同志介紹步附同人蒙載報章無任榮幸

致周小農信

劉峻

小農先生侍右久未奉書南北暌離懸系何極前承　執事介紹山西醫會荷其遠致聘書徵充名譽董理當即具覆該會並述粵省醫校困難之由前月由粵轉來該會一二兩期雜誌取材尚佳閱其附粘醫會校院諸圖可謂知所先務十年來摧殘中醫藥者惟恐不至該省能由執政提倡足爲各省冠冕然今夏敝友平遙縣令吳君潔己來書則以該地人才缺乏之極爲言并云凡敝同鄉在晉任職教育工程諸友眷屬人等均不敢延本地醫生寧可以粵製平常丸藥自療疾病其故可想蓋提綱乏人此道終晦鄙意閻公既欲搜羅人才爲此偉大事業似宜於各省諸公隆以名譽或另製特色證書署名蓋章鈐省長印信寄贈以昭鄭重此亦教育事業之一也蓋醫林中人不易羅致含有特種原因在內一則積學之士由儒而醫著述富經驗深者恒具獨善其身抱道自重思想次則夙承家學抱殘守缺成效彰著年近尊

宿延聘無虛者則不暇注意此端以上兩種人才斷非一紙空文三分郵票所能羅致此外中才以下敷衍成文掛名雜誌若求實際何貴有此徐相宸君致該會函意正與弟相同特弟人微言輕不欲直接致函該會發揮此意敢瀆　左右一爲商榷實爲鼓勵人才延攬名宿起見或者海內宏達藉成閻公之志卽我輩亦可聯作神交未卜　高明以爲然否如蒙採納鄙見可否由　尊處主稿致函該會理事長楊兆泰君倘能辦到於該會前途亦不無裨益也弟碌碌如恒無善可述南方炎癘客況尤極無聊承

公不棄每以道義切磋因偶見及此特函申意倘祈　賜教爲感此請

侍安不備

復劉筱雲信　周鎮

手書聆悉山西醫學雜誌既到請爲介紹令友報費諒早寄去晉省荒瘠經費不足

宜格外體諒所擬特色證書署名盖章之法似宜由第三者獻議不佞未便直接主稿擬將尊書請紹社登刊藉當芻蕘拙見嫌其學年過短將來必偏西術前已疏函並未改章已囑小兒擬文請其採擇未敢必其竟納也(下略)

致陳守眞君函

和縣高思潛

守眞先生：

蒙你贊成的宗旨，加入敝社，歡迎之至．尊君已列入社員題名錄中了．我的「中國骨骼學攷略」，還未完全脫稿，因為沒有尋得沈彤的釋骨；參攷書也不完備，所以不敢輕易發表．

「聖濟總錄」，因為價太昂貴，沒有力量購置，所以未能寓目．大約這書狠詳備，足以代表有宋一代醫學，但這是我的懸想．

我現在得了一個教訓，就是『疑古態度』，是在深而長的研究時間，我的思想先生給我了・我說兩句，和你討論罷，——天下事，沒有一蹴卽幾的道理，古人就不會沒有錯誤的地方・所以古書不盡可信；古人的話，不盡比今人高明・吾人在學術上，不必崇拜他；更不必替他辨護，做他的奴隸・卽如內難二經，錯誤的地方也不少，不過後人受了數千年奴隸的遺傳性，必定要替他圓說，稱之曰醫聖，奉之若科律・其實眞理自在，圓說究竟圓不過去・我最近想作一篇，名爲「醫學上崇拜觀念之打破」，對於此點，詳加發揮，以攄我個人的思想，你的感想何如？

「四庫醫書目錄提要」，對於中國醫學源流及派別，狠有些討論，不可不讀！上海丁福保處有售，你讀過這書嗎？

我對於陰陽五行之說，最不滿意，最近致蔣君一函，可以參觀；你如有意見，也不妨發揮・夜深了，再會，祝你進步，　十、十一，四，高思潛・

致楊先橘君函　　前人

先橘先生大鑒逕企　鴻名罕親　塵霑雲山迢遞馳慕彌殷邇維　道履勝常文祺迪吉以禱以頌我國醫學自軒岐以下代有傳人其間若和緩扁倉張華之倫大都洞見癥結力挽沉疴即金元四子以及明家各家亦莫不各有發明傳諸來世降及近世學術凌夷庸流雜厠私說紛沓空論糾纏歐風東漸西醫隨入學說精詳診療美備相形之下頓覺妍醜立分於是海內風行聲勢奔赫駸駸乎喧賓奪主矣雖然我國醫學相傳已五千餘年果從茲而銷滅乎思之重思之若五行運會之說實中醫進化之阻礙害羣之馬當然首事驅除至於五方高下之宜八風溫涼之變隔二隔三之法從治正治之方為中醫之所長亦何能盡廢且藥物一項每年以最少計算全國當需四萬萬元若中醫消滅此項中藥亦必隨之消滅國力幾何堪再受茲剝削耶此徵之經濟中醫實有不可消滅之理由也但欲使中醫存在亦非維

持現狀卽足了事必將醫學內容大加整頓當破壞者破壞之當保留者昌明之再取人所長補我之短務使其成爲一高等有統系之學科而後在二十世紀之中方可有立足之地但環顧現在醫界大都昏庸黑暗此輩必難有成此鉅而且重之空前責任舍富於破壞力建設力之青年其誰擔負丁甘仁先生之言曰中醫非興卽滅全在青年後進爭此潮流誠哉是言也　貴同人有見於此特聯合組織中醫學會以便切磋行見合羣進化蔚爲大觀中醫前途頓具無窮希望潛不禁爲中國醫學前途賀　先生學術淵博思想精闢於舉世競尚西法之時獨竭力鼓吹以挽救中醫爲任毅力熱心至堪欽佩今被選爲　貴會編輯員佇看中醫出版界中行將大放異彩潛尤不禁爲　貴會前途賀也　貴會組織若何乞賜章程一份俾知其詳醫學雜誌如已出版亦希先寄一本再行函訂再者　令王父守敬先行文章學術海內同推當其遊日本時曾將丹波元簡之聿脩堂醫學叢書傾囊購歸並製序

以表章之據所述之善實足以藥近世醫生粗疏不讀之陋他日者醫風丕變醫界無不識字之人 老先生提倡之功其可沒耶惟該書當時曾否刊刻如已刊刻現歸何家發售務望示知不勝盼望潛對於醫學雖門徑略窺而僻處鄉隅絕少切磋之益今特上據古人嚶求之義函達 台端藉作訂交始點 先生其拒之乎臨風佈肊不盡欲言敬頌

撰安竚候

玉復

再答閔蒼生君

周鎮

閔尊書屢欲作復恐不加諒察故敢述其舊歷不佞寓滬二十五年從師之地安康里也妓窟甚多同學有自由行動者口說返家實往狎邪師忙於診事安得每晚覘學徒之榻乎且同硯時有五人而嗜芙蓉癖者凡三某幸未沾染然有一次同學盡

出觀劇門戶不愼失竊衣物當時亦不過報捕追查而已羣未敢反責師門也此尊書所叙染瘡失竊之過兩兩比較可以原諒愚彼時臥則煙霧迷離出則要遮滿道固亦吾行吾素畢業而歸也所云主任尊嚴一層師嚴然後道尊猶憶某同學書法最佳師每命之秉筆一日案句有再覘動靜如何靜誤寫情師卽厲聲責之曰莫是昨夜迷劇模糊傷傷心動動情耶倒好心思此君赧顏易紙再書依然錯寫別字凡此陳蹟言之噴飯此愈嚴愈誤會之寫眞也然師尊嚴若此同儕尙然外遊有老同窗謁師下榻來自田間遊而樂之且外宿焉師與數字詞婉而正云昨夜之遇樂乎勿忘家而染惡疾某君卽遄歸夫父子之間不責善責善則離況師弟乎同羣害馬何地蔑有戊申某就聞北醫署醫治課有人憾其獨清屢次設阱愚熟視無覩一次同行必欲偕往某躍登電車而返衆亦未能行我自有定見損失則少君知之否至同窗口角用武某亦遇之惟存絕交不出惡聲之訓不與招呼而止餘外數事毋

庸論矣該校地土潮濕教科無定本飲料不潔校長放任是其咎責愚復數言但而無文因幼時在私塾七稔並未開筆僔駕尚以創校相規距非笑談耶已矣後勿瑣述請以寶貴之光陰埋頭自修期成名家爲望

與高思潛論醫史書

常熟張汝偉

思潛先生有道閱十二期紹報得讀雲翰縟繹再三恍然知先生志願之宏大夐非凡庸之所可及也如謬之愚亦蒙馳書相質正所謂與盲談道必無實益者也然謬加誇奬誘我掖我情矣至極人非木石其能噤口寒蟬不奉一言之報也尊輯醫史其旨固在於溯源追本之意比之於國之史家之譜信如是也則凡議論之利者弊者義理之是者非者均當依次而列統傳一貫俾閱者自有抉擇不可有所遺漏亦猶如編史者之不能單列賢君而刪昏暴不能單表良臣而去奸慝亦猶如輯譜者之不能以祖宗之顯達隱佚而偶有缺焉然自上古以還四千數百餘年矣其間醫

學有盛有衰學派有分有合修史者非上下五千年胸羅萬卷書者恐不能道隻字因無從下手也以愚見言之宜仿朱子綱目例先列朝代年月次列當時官制列當再時何賢傑出發明何種學識或宗何種學問至學派分別之處宜詳載明白俾學者有所知然後每段之中加以短評證以近今之西學如綱目中胡程諸評是也不過綱目宜先須行呈政府立案分發各地名流批評較對之後再行正式付刊不過此事須精通文墨好整以暇者爲之若孜孜於利診務繁冗者不能爲也若庸碌無能紆徊兩可者不能任也若好爲大言語都荒誕者不能信也寒素之士謀生爲急何暇於此富貴之家驕奢淫佚不屑爲此謂前論名醫難爲通醫更難爲一篇略有發明諒高君鑑及夫才不足以包乎所業之外則其業不精心不足於周乎所業之中則其業亦不精既精矣無閱歷經驗以證其事實其弊流於向壁構造即閱歷學問兩有所長亦恐無此閒暇以爲其事甚矣醫史之難輯也各種類書可以自由著

作惟此醫史必有一定格式一定章程不可偏意與編國史一也編國史者有國史館以董其事此雖不設史館亦宜立一系統機關以董其事主筆者必專函聘定以其心夫而後三四年或稍有眉目不然者如大海撈針何從捉摸耶如謬之愚決不敢參贊末議蠡窺之見當希高君宥之如蒙直接惠函更所歡迎專此布復順頌

道安

與上海粹華製藥廠書　前人

粹華藥廠諸執事均鑒頃閱紹興醫報及新中各報欣悉貴廠組織完備已經開幕國粹光明可敬可佩惟是明珠投暗人多按劍之疑習慣之難革使然也鄙意貴廠宜於各地通都大邑各繁盛市集分發章程及目錄於醫藥會囑藥肆擇應用要藥先爲購備托醫士漸漸參用向病家剴切說明緩緩行之庶乎有效不然上海能通行內地恐有阻力也卽如敝邑此種風氣恐亦一時不能通過貴廠如有意通銷敝

邑者請繕就公函兩件一致藥業公所（地址城內紫金街）一致醫學會（地址城內寺後頭）或有效力此鄙人爲貴廠提倡國粹設法推銷個人之私見未知諸公以爲然否所有開幕日刊及紀念冊便祈賜下一二份乃盼前月曾奉効方數則未悉有否收到念念餘容後詳即請

籌安并候

回玉

復劉叔純論刊醫書書　前人

叔純姓劉湖南湘鄉縣人在城正街開設泰章綢緞局富貲財而樂善施曾印書遍徵全國名醫通士效方妙法彙刊宗普濟生民之意諤處亦有函來當將管見所及書以復之時辛酉歲十一月日也

叔純先生有道久瞻棨範未由識荊頃誦來函如聆而誨洋洋灑灑至至誠誠爲民

造福曷勝傾佩竊有不能已於言者爲先生言雖與先生之旨有悖實與先生之心相同幸鑒愚忱俯覩終幅夫有病之治必先藥有證之見必立方誠爲千古不刋之論就科學之實驗言某藥治某病舍某藥更無他求則莫西醫若也則西醫除手術外人民亦將檢方求治不必問醫矣又烏乎可然則中國古來亦有單方之刋則又何說然余嘗取所謂單方者試驗之則效者一二不效者千百然單方何以竟傳歟其原因有二一因吾中國人只知守法不知立法視巳刋之單方爲先賢之良法用之不效亦不知進而求之因循貽誤或適遇巧有效則驚以爲神矣一因刋單方者只知務博遂失之濫以一時之偶效竟視爲不易豈知治病之有方亦猶治國之有政人存政舉人亡政廢也況傳單方者亦因好名之一念非必果有何種效力也此數曆理由皆余十數年閱歷所得不敢以欺先生者然此猶就外症之可見單方之可效者言若涉及內症如傷寒如溫病如暑病古今方書盈千累百聚訟紛紜苟非

心靈神悟臨機應變殊難取效即如仲景一百十三方能用者有幾人用而有效者有幾人矧後世方乎故方書只可爲參考之研求不可爲病家實用之典矱因毫釐之誤謬以千里如公之明亦所洞鑒非然者謂雖愚魯靳秘本而不宣懷美法而不傳坐視病者束手待斃謂亦甯肯出此所以之故近著流通醫學書籍感言一篇言之綦詳（稿見前報）然則方書不可傳歟傳之反有害歟則又不然在於審之精則用者效多害少編之簡檢者淺易可求如急救中毒之類止血開蒙等方爲醫家所不及治者則當詳愼考訂求其萬妥然後出之俾病家備以救急亦何不可若欲爲醫生着想則方書已多矣貴能用耳若廣詢博採投之者未免動好名之念不顧其有效與否編之者未免存容情之舉不思其泛濫與否則此書也恐亦無補於世云近者如無錫周氏易簡方洵可爲詳然猶嫌其多謂著福世無遺錄曾刊之於衛生公報頗有實效請先生直接向該會索閱苟有實效之處不妨採入一二然謂所刊

之意亦爲醫家生法程非爲病家求實用因病家檢方求治有種種困難非筆所能宣區區之意敢佈腹忱惟先生鑒之倘以爲可教而辱教之時錫宏論則引玉之來謂亦未敢忘拋磚之報耳書不盡意草此卽請　冬安

再與劉叔純論醫學書　　前　人

叔純先生有道台鑑今接　還雲知前奉尺素已投　台案無任欣慰來　示云云非耆道德而能實行者不能見乎及此吾國醫學龐雜極矣上至仕宦商賈下至販夫走卒苟有一知半解卽貿然爲人診治病之虛實不問藥之寒熱茫然上者邀名下者漁利道德事業悞爲名利之藪其忍心害理所以層見疊出也不甯惟是外科之不肯用藥以增其金毒科之慣用歛藥以炫其功使小者大輕者重重者危其罪更不可勝言矣至云閱歷十年數十年之經驗秘方傳子不傳徒誠或有之謂前著投稿之利益說及福世無遺錄序兩篇亦暢言云而欲有所覺悟也無如世道嶮巇

人心蛇蝎言者諄諄聽者藐藐卽如敝邑言醫生不下三四千而稍讀報章略投著作與海內外通學碩士互相討論者僅諤一人而已其他時髦者無暇及此竟謂此種事與我營業無關也而無人問津者則非注重於酒色賭博卽欲另謀生計何嘗計及於黃卷中研究耶孔子曰學然後知不足彼不學者不自知其不足也管子曰衣食足而知榮辱衣食不足者國粹之淪亡國體之榮辱更不知也而況新學崛起神權失用禍福之說不足以動人心聖賢所恃於治國平天下者已窮況以責之醫乎非弟好爲過激之言以目前之世事論吾醫亦必受天然之抨擊與淘汰非一二人之心思才力可挽其厄運也若欲藉刋單方而得灌輸人民普通醫學智識則其事更難無論人各有業無暇及此卽普通之衛生尙不知注意街道宜淸潔警所取締而垃圾之堆積如故也涕唾有黴菌當向痰盂而隨意涕吐者如故也無公益心而謂有道德心吾不信也況合藥之手續繁價値昂病症多使普通人家患病而後

合藥乎則恐不及使稍有資財之家合藥而待送則門戶爲穿蓋竟有人索去而轉買也況人之心理苟遇患病雖羅雀掘鼠而必時醫診治不願請門戶冷落之醫生一診則索葯者之心理固視爲無足輕重而不足於發生其何種感想何得能普及其學識耶雖然吾行吾素吾盡吾心亦聖賢素位而行學問烏得而非之弟亦因一種良心上刺戟有以發乎其論非專違反　先生之命意也　先生精八股試帖習舉子業迨科舉廢改攻醫業不入學堂不厠政學界其識見之高憤世之心慨可想見爲相爲醫一體同功爰創此舉其心術之光明磊落固爲弟所崇拜也弟年幼自癸卯執筆學文甫成篇而科舉停從未一入闈場至今悵悵嗣以身體孱弱父母憐愛使漸讀醫書從師授業至甲寅歲始出問世蓋二十歲矣回首往昔何等期望及至今日寡和謗多篤信者鮮道亦不得展年將而立尚無自立基礎前途渺渺後顧茫茫清夜自思喟然長嘆海內知己天涯一室敢爲　先生告也福世無遺錄係師

傳及經費秘方二十年之精力俱在此中弟以之經常日用而有效者請　先生試用可也承示同善社之利益及勸入社甚感甚感不過煉丹煉道非盡無稽所以古來成功鮮而失敗多者人欲未盡之故也人欲云者每一轉念即足以擾動其精神而道不能成孔氏養心以寡欲爲本釋氏修道以絕欲爲基欲不絕而能達道無此理也弟自問覷破處固能透達而一時情興所至不免墮入俗好若欲爲煉丹煉道而入同善社則此時心忤尙未能焉一切家務兒女之累方在萌芽雖畏莫逃若欲爲一身之道德計則自問心胸天良未泯正不必以同善社三字限之異日閱歷稍增馬齒加長欲念漸淡然後用功一鼓可成庶不負　先生苦口之勸　先生以爲然否所問瘍科經驗弟治病內症多而瘍症少不敢以抄襲陳言摭爲己得以搪塞之西醫亦屬門外漢西醫書案頭無存也因他定價貴而經濟又不舒即略知一二不敢貿然用故竟棄之再詢　先生未知定閱紹興報否此報殊有利益欲定請寄

浙江紹興北海橋醫報社無誤千里神交惟憑一誠良友之言勝於金玉當請源源賜教不作斷梗蓬瓢爲幸此復即請　著安

與南通張季直書　　前人

嗇公老先生鈞電久瞻泰斗時企臨思頃閱報端倍殷儀慕伏惟老先生以國家柱石之資望博中外之英才凡有利於民有益於國之事莫不悉心提創良好結果固已有口皆碑奚待鄙人之贅頌茲讀南通日報紹興醫報等藉稔老先生爲溝通中西醫藥謀醫學之革新起見發起編訂中藥經登高一呼衆山響應是書一出定能增進人民幸福同享健全壽康鄙人海隅愚魯魚鹿凡材本無置喙之地然客心醫學亦有十年閱歷經驗不無有感屢在紹興甯波諸醫報上與海內醫學鉅子討論改革只因人微言輕東之高閣因循至今毫無表見今老先生集鉅資而建偉業自必泰山不嫌土壤河海不擇細流故敢貢一得之愚以效束芻之獻夫吾中醫藥學

至今龐雜極矣間嘗至藥肆考查詢其夥友價貴者固有眞贋之分而草木賤品亦有淆亂之處核之本草綱目名目繁多不下三千餘種而藥肆之備者三之一也而醫士之用者又一之三也平心論之用藥如用兵本無取乎多譬如讀書之人未能盡識字典之字而應世無支絀之慮醫者未能盡用綱目之藥而治病亦有回生之術此藥學之亟宜刪繁淘汰者此也倘貯藥多而用者少則霉腐蛀蝕所不免偶一用之欲求有效不其難乎此中藥之亟宜用化學法以改良者此也然天下事又難於創始而樂以觀成習俗之難革人心之詫異非從根本剷除斷難收其成效蘇州張叔鵬先生提創藥汁製煉所耗資鉅萬卒不能取信於社會者習慣使然也欲習慣之轉移非從內地藥肆一律增刊新章勒令改革不可然茲事體大必須確有把握方可着手進行第一辦法先調查內地各藥肆所備之物確有幾種然後徵求海內中醫之常用及偶用確有經驗者實有幾種然後再參以西醫化學之法以求溝

通一貫如石膏一品中醫用之治溫疫熱症往往能立起沉疴而西醫化驗竟視爲無用之品此又中西之異點必求其所以然而不可偏也知老先生刋有意見書分投海內各名人鄙人學識謭陋倘蒙不棄辱承賜教并惠我意見書一通以開茅塞則幸甚也異日一得之愚當隨時貢獻臨風默禱無任惶悚之至肅此敬請 公安

答高思潛君函

陳守眞

你給我的函，我已讀過！七號月報中所載的；醫史研究社的章程，我也很贊同，不過像我這樣頭腦不淸的人，沒有良好的材料，來供獻社友，當然沒有討論的資格，那麼，我天天的只是胡想，也想不出什麼來，直到今天，承先生這般厚愛我，方敢放膽加入，給諸位先進的執鞭，來請益了。拙著「上古天眞論今釋」，算不得什麼，本不願發表，因爲我也和你有同意，很想望把「內經」部書，用新頴的意思，細細地硏究一下——不過這古奧的文字，有幾處；我看了，不能懂得，評釋起來又免不了武斷，所以在七號的月報中，先把我第一次所嘗試的，發表出來，很想望大家指敎，以後還當黽勉倍力的做去，冀成十全，來副你的雅望！

人的骨骼，西國生理學載的很詳細，從實驗中；檢查骨骼的模型，骨數並沒有錯，不過我國古代的醫書上所載着的；許多軟骨，生理學沒有載及，所以七卷二號的醫報上，我的親戚裘吉生君，他出了一個問題，大致是徵求中西醫所說的骨數，究竟爲什麽有異同，過了多天，終莫有滿意的答覆，你在四十九號的星刊上，又把這舊案重提，來問骨骼的數目，五十六號，陳和相先生；用西說「省身指掌」的一段話答你，與中國的舊說，也是不符的！我在那時節，本想答你，可是我把載骨骼的古書的名字；忘却了，爲着沒處查考，遲誤到今，這是我抱歉的！——前幾天，我從一個友人處，打聽得這本書，就是「聖濟總錄」，你有看過這本書嗎？我所研究的骨骼學，是沒有完全的參考書，現在只摘集醫學大辭典，希望後來成功大部，可惜這部辭典，也有失載的地方，你的「中國骨骼學考略」，萬望早日脫稿，可以作我的指針！

我的境遇，不十分快活，月報第八號，致沈仲圭君函中，也約略說過，諒你是知道了，我現在的職業，是一個小學教員，很歡迎你的指教，如荷直接通訊，本年陰曆十一月以前的來函，請寄紹興馬山長水鄉區立第一高小校，十二月寒假期內的函，請寄紹興嘯唫鄉車家浦滷號台門內鄙人收，明年的通訊地址，等後次告訴你。

發起醫史研究社的，還有東天民，高惟祺，二君，諒來必定和你是一樣的人，請你代我介紹，我今年二十一歲，當執鞭相從，入社充數，隨你們共同進行罷！夜深了，再會．

十，十，十五，夜，陳守眞．

致蔣壁山君函

和縣高思潛

壁山先生道鑑閱十號紹報大論極言陰陽五行之不可廢除持之有故較前次某君之所論者蓋有進矣而規勸之詞時溢於字外尤爲感謝鄙人對於醫學雖不敢謂研究有素然亦已十載於斯居嘗謂中國醫學之退步卽由於後人迷信陰陽五行之深陷溺其中而莫由自拔故其所著述總屬陳陳相因一盤不如一盤所謂創造所謂發明闃然無聞焉倘從茲而不改紘更張力圖整理則他日西醫充斥之時即中法滅亡之候與言及此至可悚然然此非鄙人個人私語凡海內外醫中稍有知識者莫不云然可見潮流之趨勢矣　尊論以爲鄙人受西醫之影響其實今日而受其影響則黽勉圖存他年尚可稍有立足餘地若不受其影響故步自封則恐二三十年後又不止受其影響已也今年夏上海外籍醫生以我政府取締醫生不

認眞擬乘避暑牯牛嶺之便開會干涉其進行此事足爲前鑒他日醫界演出取荆州之慘劇將於此先之矣鄙人主張廢除五行亦不過以保存國粹爲職志旣欲保存國粹卽害羣之馬不可不首事驅除故寓保存於破壞之中初非受西醫影響也蓋亦曰此宗敎時代之神話非二十世紀所宜有爾　先生主張完全與鄙人反對　先生之論不能使鄙人心折亦猶鄙言不能屈服　先生也惟　先生對於敝擬之徵求條例尙徵有誤會用是特陳說之陰陽五行爲中國醫學中之精髓靈魂或如　尊言今日研究中國醫史而不取陰陽五行之說則醫史卽不能成立然旣編輯中國之醫史決無不取陰陽五行之理鄙擬條例中所云之脫離陰陽五行範圍者蓋謂對於先哲學說之批評不能以陰陽五行論斷其優劣耳非謂敘述先哲學說亦脫離之也此蓋由鄙說界限未淸致惹起　先生誤會立言責備此不能不引以爲咎也然竊觀　先生大論對於陰陽之義較有發揮而於五行則少道及意者

其不屑教誨之耶夫題既雙標本文自當雙方兼顧今乃遺其一似非立言之道倘　先生不憚煩瑣即請用具體的方法將陰陽五行詳加推闡務使了無餘蘊惟幸勿作空空洞洞不可捉摸之論調使人目迷腦眩而嘆之爲滑稽的之醫學也　先生以爲何如再者星刊拙問承答感甚惟鄙人對於第三則齒內生孔由於腎中之陰陽兩虧之語尙有疑義蓋余所交遊之患此者凡有三人一爲虛弱之病夫其二則强壯之少年也强弱不同其所罹之疾患則同何也又五六歲之小孩最易患此且有全個皆蝕去甚至波及隣齒者夫小兒絕無思慾腎竟何爲而陰陽兩虧耶若曰先天腎虧則腎虧現象亦甚多何獨顯於齒若曰腎體未充何以止限於少數小兒且只各個而非全體此其原因謂非由於不清潔惹微菌腐蝕所致似恐不能望　先生再敎正之再者鄙人雖主張極端然極喜聞反對之論　先生如再辱敎不妨盡與發揮惟勿以客氣用事則幸甚矣此頌　診祺

中華民國十一年一月二十日出

紹興醫藥學報第十二卷第一號
（原一百二十九期）

編輯者 紹興裘慶元吉生
發行者 紹興醫藥學報社
印刷者 紹興印刷局
分售處 各省各書坊

歡迎轉載

紹興醫藥學報
第十二卷第一號

紹興醫藥學報

報價表

新報	全年	半年	一月	
冊數	十二冊	六冊	一冊	
定價	一元二	六角半	一角二	代派或一人獨定十份者八折五十份七折郵票抵洋九扣算空函恕復
舊報	一至十三期	十四至十七期	十八至四十四期	四十五至百十六期
定價	五角	三角	八角	每期一角
郵費	中國 加一成	日本台灣 加二成	南洋各埠 加三成	

廣告價表

等第	地位	一期	六期	十二期
特等	底面全頁	十元	五十四元	一百元
上等	正文前全頁	八元	四十三元	八十元
普通	正文後全頁	六元	三十二元	六十元
注意	所稱全頁卽中國式之一單面外國式之一配奇如登半頁照表減半算			

外埠用郵票代洋寄社者注意

一　須油紙襯好

二　須固封掛號

三　以五釐郵票爲限

四　一百另五分代洋一元

零購本社發行書報章程

一如欲購本社書報者可直接開明書目連銀寄至「浙江紹興城中紹興醫藥學報社」收

一書價若干按加一成以作寄書郵費

一書價與郵費可用郵局匯兌其章程問就近郵局便知

一郵滙不通之處請購（五厘至三分爲止）之郵票以一百零五分作大洋一元核定封入函中掛號寄下（郵票須用油紙夾襯）

一一人購書報上五元者可將書價以九折核寄上十元者以八折核計零購無扣（購舊報及代售各書不在此例）

一一人預定當年月報之上五份者可將報價以九折核計上十份者以八折核計

中華民國郵政局特准掛號認為新聞紙類

紹興醫藥學報

第十二卷第二號

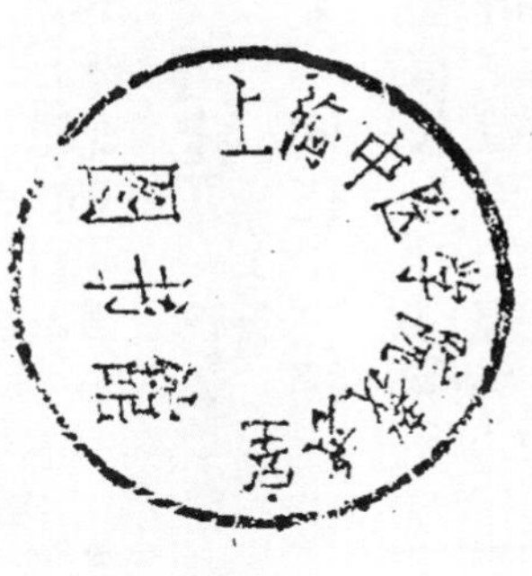

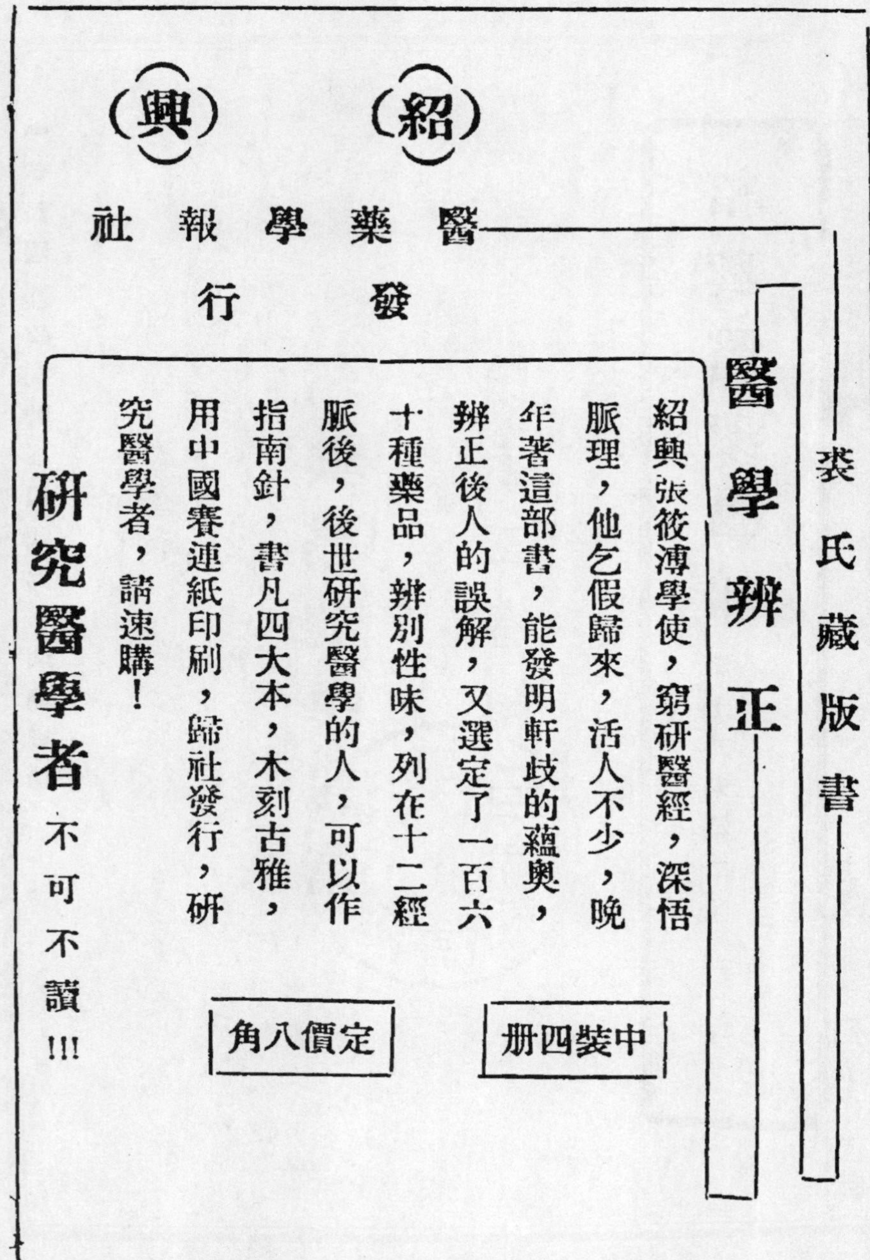
裘氏藏版書
醫學辨正
紹興張筱溥學使，窮研醫經，深悟脈理，他乞假歸來，活人不少，晚年著這部書，能發明軒歧的蘊奧，辨正後人的誤解，又選定了一百六十種藥品，辨別性味，列在十二經脈後，後世研究醫學的人，可以作指南針，書凡四大本，木刻古雅，用中國賽連紙印刷，歸社發行，研究醫學者，請速購！
中裝四册
定價八角
研究醫學者不可不讀!!!
（紹）（興）
醫藥學報社
發行

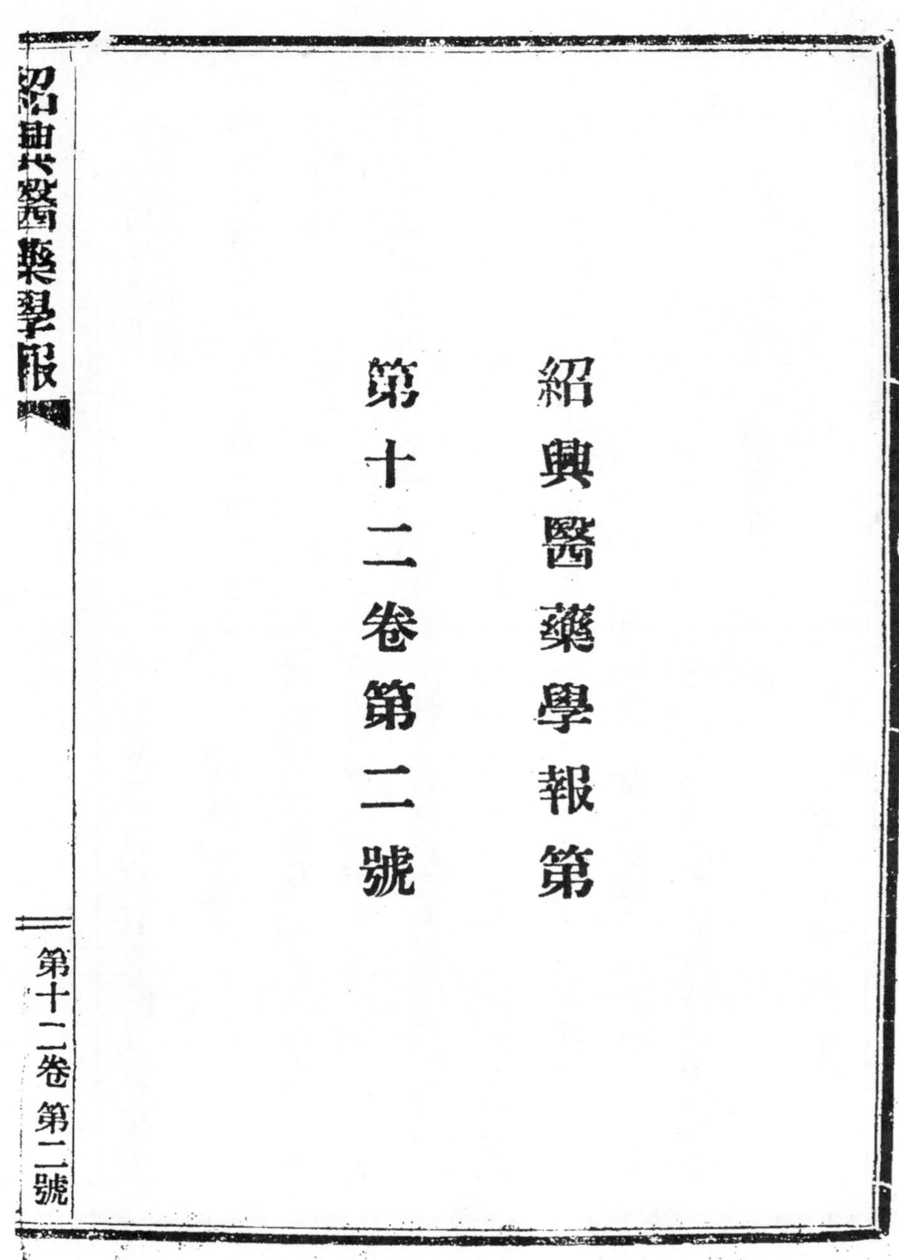

紹興醫藥學報第

第十二卷第二號

紹興醫藥學報

第十二卷第二號

精神萎頓否

如若精力不濟請觀世光女子高等小學校校長黃杰安君如何精神煥發也

無論男女首貴精神充足其意卽精力强固神氣充溢腦筋有力如苦精力不濟自覺軟弱腦體不安胃不消化腰痛背楚瘋濕骨痛夜不安睡憂鬱煩悶相繼而作矣如欲精力充足身體爽健非補血健腦不爲功補血健腦之聖品首推韋廉士大醫生紅色補丸也請讀廣東石岐世光女子高等小學校校長黃杰安先生之證書彼稱紅色補丸爲補腦之生力軍是則紅色補丸既能治愈黃君之症亦可治愈閣下之症也幸勿觀望遲誤請自今日始亦爲購服之黃君來函云杰安厠身教育日事丹鉛勞苦頻年積成腦病購藥於市百無一效友人程君大元購石岐中西藥局主人也送予以韋廉士紅色補丸數瓶予初不予敢嘗試恐有嗎啡在其中程君力證其無予乃姑試之不覺其功與過也再服之則飲食漸進因連服數瓶精神煥發舊病若失余始信紅色補丸功效之大超乎市上各種補藥之上者也謹誌數言示不忘焉韋廉士大醫生紅色補丸凡經售西藥者均有出售或直向上海四川路九十六號韋廉士醫生藥局函購每一瓶中國大洋一元五角每六瓶中國大洋八元郵力在內

紹興縣西橋南首和濟藥局發行常備要藥及書目

消暑七液丹 每方三分四　立消痱子粉 每袋二分　滲濕四苓丹 每方二分
萬應午時茶 每方一分　查麯平胃散 每方分六　痧氣開關散 每瓶五分
急救雷公散 每瓶一角　霍亂定中酒 每瓶一角　回陽救急丹 每兩二角
急痧眞寶丹 每瓶一角　瘧疾五神丹 每瓶一角　痢疾萬應散 每服四分
喉症保命藥庫 每具一元　沉香百消麯 每方分四　樟腦精酒 每瓶二角
葉氏神犀丹 每顆三角　太乙紫金丹 每顆三角四　飛龍奪命丹 每瓶一角五分六
開閉煉雄丹 每兩八角　立效止痛丸 每瓶三角　厥症返魂丹 每粒三角四
萬應保赤散 每瓶四分　金箔鎮心丹 每瓶三角　肝胃氣痛丸 每瓶二角
鴉片癮戒除法 二册三角　增訂醫醫病書 二册五角　痧症膏丸說明 一册一角
先醒齋廣筆記 四册一元　喉痧證治要略 一册六分　臨證醫案筆記 六册一元二

彩色精圖 中西彙參 辨舌指南出版 曹炳章編撰分訂六厚册布套一函用上等連史紙石印每部定價洋二元正七折實洋一元四角外埠加郵費一角一分連掛號在內其內容要目已詳本年紹興醫藥學報第六期曹君緒言中此書皆有關於中西醫診斷上實驗之必要凡我同志皆不可不備此書也書已發行購請從速　紹興醫藥學報社亦有代售

本報除按月出板一册外凡關於醫事新聞及病家問治原案答方同社友學術質疑研究調查各地醫藥界實況通俗衛生等每星期發行增刊一次全年計五十期定價大洋六角郵寄加力洋二角五分今年一百零一期至一百零五期已按期出板未訂者請速惠款可補自第一期至二十五期二十六期至五十期五十一期至七十五期七十六期至一百期皆已再板彙訂四大册每册都二十餘萬言定價五角郵力一成全購二元郵力一角五分

備酬徵求

甲　本草綱目與拾遺所未載之藥品照綱目或拾遺例證以考據參以經驗編輯之不拘多少品隨時寄社登報

乙　各地西醫及醫院藥房（賣外國藥者）與中醫及藥店姓名牌號開列見示

甲項每品酬書二角至一元有特識者加倍　乙項每件酬書一角至五角後到雷同者減半

紹興醫藥學報社啓

徵求保嬰驗方廣告

嬰孩初生諸病以臍風最爲悪候夭殤其中者不可縷計甫離母腹即遭慘斃輾轉悲號飲恨夜臺之下此豈投生時所及料哉昔哲間有記載類皆東鱗西爪言論各異向無專書可考深以爲憾爰於前年函登衛生公報徵求時賢研究術賜驗方編成專書忽忽數年未嘗夙願係因來稿寥寥且有成書所載平泛方藥用是特登紹報廣告伏乞海內諸有道慈懷濟世不吝枕秘以惠赤子同登壽域是則鄙人馨香禱祝也謹訂簡章尚希 慈鑒

一範圍 以中藥療治嬰孩百二日內諸病及預防法爲限其證案論說並草藥療法均所歡迎惟草藥須採寄新鮮標本連根帶葉詳細說明性質及名稱確著成效者以便繪圖『西藥治法不合鄉隅請勿投稿』

二披露 收到後當次第刊登紹興醫藥學報星期增刊藉資研究合與不合恕不裁復

三酬贈 本書一經選錄出版後按名郵贈一部如有特效驗方及預防法診斷法見惠者另酬相當贈品以答高誼

四截止 以本書付印日爲截止期另行通告

五郵遞 來稿請郵寄浙江蘭谿縣城方肇元收無不投到務請詳註通訊住址以便本書出版郵贈

紹興醫藥學報第十二卷第二號（原一百三十期）目次

論文

紹興醫學報　二

某醫校畢業考試記（來稿）　法庫萬沛霖

中華全國醫藥衛生協會會員錄（十二）　鹽山張錫純

（二）社友通訊二集（續一百二十九期）

上張壽甫夫子書

復高思潛君書

復壽甫先生書　竹餘祥

復湖南劉叔純先生書　前人

壽裘吉生君　周鎮

謝周小農君擬將祝欵移助報社　裘吉生

上海中醫雜誌出版預告

本會集合同志專以研究中國醫藥發揚國粹爲宗旨第一期雜誌現已付印準擇臘月中旬出版內分專箸學說醫案筆記衛生談釋疑錄諸門類約六七萬言發在歧黃學理爲醫家病家必閱之書每册定價大洋一角五分如蒙惠購請寄欵至上海西門城內中醫學會中醫學報發行部便當寄奉不誤郵票以一分三分爲限購寄通用寄費郵資二分紹興醫藥學報社亦有代售第一期現已到紹

讀廢棄陰陽五行論感言

嘉善葉勁秋

陰陽者萬物之綱紀變化之父母大而天地小而花木未有不得陰陽二氣而能生存者卽推之事物其陰陽之理亦有可憑也夫理有其常必有其變道有其正必有其反此亙古利弊之所以不能兩全者也曰常也正也卽所謂陽也曰變也反也卽所謂陰也以其有常有變有正有反斯乃理之所以成理而道之所以成道也人事雖萬殊而理道無二致天不變道亦不變故雖欲廢棄而不可得也夫人爲萬物之靈得天地陰陽之氣獨厚天理人事息息相歸先哲目人身爲一小天地良有以也是以毫髮者有如星辰之經天血脈者有如江河之緯地天人相感昭昭然也奈何藉口新學醉心歐化者可得而廢棄之也但陰陽之理至元至奧至大至廣合之則惟一分之則靡窮非畢生窮研必不能道其所以非深入其門亦必不能探其精蘊在膚淺者則不得不泛引陰陽五行以炫奇矜博自欺欺人其狡黠者則妄立名目

駭人聽聞陳陳相因視爲慣伎一若醫生之高伎絕藝盡在此陰陽五行此外似皆不足以與語者所以支離附會故意牽强何可亦何不可也然陰陽之眞理遂不能大白於天下且陰陽之不解遂幷一切寒熱虛實而亦昧之我意中之實熱卽爲彼口中之虛寒彼意中之虛寒卽爲我口中之實熱虛虛實實實實虛虛互相駁詰議論紛繁不知愈辨愈澀愈駁愈晦例如暑熱一症本是一常一變一正一反但須細味陰陽二字自可不攻而解何必標其名曰陰暑陽暑徒亂人意反使寒熱不明牽涉動靜似亦多事矣否則濕而兼熱亦可爲陽濕濕而兼寒亦可爲陰濕矣名之不正又何怪乎言之不順也其有食古不化者一聞廢棄陰陽之說而不能具體了解遂羣起而力爭之又引晝夜男女種種膚末之論作辨難地然而辨則辨矣紛紛擾擾多此無謂之爭不能於中醫上有所裨益爲可歎耳總之廢棄陰陽五行乃廢棄浮泛的並非切實的又非將陰陽之眞理亦廢棄之也觀於陰電陽電之名之理亦

可以明矣而今之庸工妄人每不能澈底了解便肆口陰陽五行强作解人毋乃鶻突乎

再續中醫術改良必賴中藥物改良爲輔說

盛澤王鏡泉

醫術之與藥物息息相關須臾不可離非醫術則藥物何以用非藥物則醫術何以施是中醫術之改良必賴中藥物之改良爲輔也固大彰明較著矣回憶前年客歲曾一再將斯說登於紹報茲又奚必更嘵嘵乎雖然言之不足故長言之因知粹華製藥廠開幕後非常發達每日門售達七八千號之多爲之喜而不寐續陳末尾之詞以見藥物之改良人心之趨向其自然而然正無待勉然而然也藥水配方之便利較之煎劑不可以倍蓰計其遲速固迴殊天壤其煩簡亦相判逕庭觀粹華之開幕紀念編諸體完全無庸贅述特是吾醫界醫家醫術邇年來力求改不良以底於良者實繁有徒所苦無藥水以爲憑藉則終未免鞭長莫及之嘆耳辰下得斯中藥

物改良中醫術之改良乃有憑藉以恒情測度之大都懽迎藥水而不致有間言若藥舖中之普通爲念者當亦深明斯旨而急思改官料飲片爲藥水以表贊同蓋圓融本學問之權衡迂執實性情之偏僻以近時文明日啓萬象維新豈醫藥界獨可泄泄沓沓一成不變而不亟圖易轍改絃乎不圖易轍改絃果堪永立於世界上而得安穩之位置耶優勝劣敗天演公例中外大略相同若守舊爲方針而故步自封猶謂足以競爭焉則理固未愜勢亦不能矣夫凡事莫患乎有形式而無精神誠能形式精神之俱備則何事不可常久亦何事不可遠大所願製藥廠從此擴充積極進行擇外埠之要領而逐漸設分銷處則由一邑而至一郡由一郡而至一省由一省而至遍全球不過十年間事嘗聞治洪水之大禹通西域之張騫試陶器之巴律西覓新地之科侖布雖皆具過人之才智故能奏靡窮之績垂不朽之名然一言以蔽之曰有恒而已諒製藥廠諸君均甚高明早見及此所以增股廣告爲推廣計營

業之日增月盛如操左劵將來華夏之藥材非惟可免淘汰且得周流於各國此則鄙人所拭目俟之者焉至於醫術藥物一而二二而一鄙人向所謂醫生之改良者必恃良藥物以爲輔佐相助爲理相與有成云云昔也徒託空談今乃覩諸實事矣其快慰爲何如哉拍手而續作斯篇不自覺其辭之累墜也

延壽問題

陳守眞

近世人的壽命，至多不過數十年，也有中途夭折的—青年人短命而死，實深可惜，所以這延壽問題，不可不講！ 四千餘年前，黃帝的內經有說：「上古之人，恬淡虛無，眞氣從之，病安從來……」現在却不是這樣了，雖人們的身體，和心志，因爲苦樂，或職業的勞心勞力，和境遇的貧富，各有不同，然大半不看重自己的生命，只顧以夜繼日，孜孜爲利的耗費精神，那有不致病的呢？佛教出曜經說：「無病第一利，」是一句無上的警句，人們要求長生之術，辟穀等邪說，不可以信：像漢朝的詩中說：「服食求神仙，多爲藥石誤，不如飲美酒，被服紈與素。」這雖是詩人消極之言，但是求神仙不老的話，可以打破了，人們要想長壽，不如求無病之術，講求抵禦疾病之法，使疾病沒有機位發生—不過我們不幸生在這思潮劇變的社會中，所謀不遂，衆苦充滿心中，與古代恬淡虛無的人逈不相同，那裡還能夠壽過百年呵！

人們在世上，形志之苦樂，依素問血氣形志篇說，約分五種，和佛經折支記說：「人生五苦，」各列表分晰於下面：

素問五形志：
- 形樂志告、病生於脈、
- 形樂志苦、病生於肉、
- 形苦志苦、病生於筋、
- 形苦志苦、病生於咽嗌、
- 形數驚恐、經絡不通、病生於不仁、

按原文詳載治法，和啓玄子的原註，備載無遺，然其原因，終不外乎人們受着社會制度的壓迫，而致「境遇無常，」憂鬱致病了·

折玄記人生五苦
- 生老病死苦
- 愛別離苦
- 怨憎會苦
- 出不得苦
- 五陰盛苦

佛教之獨善主義

按人們初受胎時，在母腹之內，窄隘不淨，到離胎後，冷風刺身，直到衰老期，氣力羸弱，動止不寧，其中有疾病寒熱之苦，至於命終，魂靈飄散，四大分離，這是第一苦· 伊是吾親愛的人，和伊不得共處，乖違離散，這是愛別離苦· 彼是吾憎惡的人，吾很願他遠離，而反和他共聚，這是怨憎會苦· 世上繁盛之境，及種種爲我可愛樂者，求之而不可得，這是求不得苦。人們在世上，被色；受；想；行；識；閉住眞性，因而不能持滿，不能御神，佛經所說的五陰盛苦，就是這五樁事，積聚了心中，纔有種種苦惱—但是佛經又說：「三界皆苦，人生尤甚。」假使我們去苦尋樂，欣求涅槃，也終免不了苦，不如在世上盡一分天職，改造一番，庶幾乎人們免除五苦，打破形志的苦樂不勻纔是。人們的五苦除免了，形志的苦樂不勻打破了，那末人生不再有競競業業的爭虛名，互相仇殺的事情了。

【附說】這篇文字，是作者受着社會制度的壓迫很厲害了；而後作，爲舊道德所律的大人先生們，莫以消極之言，不合正理，視爲左道，要知青年人，被萬惡的社會，壓迫而死的很多，若再把這階級制度奉爲神聖，新的人生觀，幾時能充分的發展呢？咳，好險！

嘆中醫之危殆

徐韻英

古語云物之有興廢道之有盛衰誠哉斯言也吾國之醫學溯自炎帝而興憫生民困於疾病嘗萬物以備治療考五石八石之性味水陸草木之滋山川禽獸之異虫魚鱗介之形辨其氣之寒熱溫涼平味之酸苦甘辛鹹識諸輕重厚薄明乎升降浮沉判晰入經入腑入臟攻堅滌熱補虛同形相象調燮陰陽之理同類相求探明尅制之機嘗一日而遇七十毒神而化之遂作方書以療民疾豈後人所能至哉軒轅繼後懷好生之德洽於生民仰以觀於天文俯以察於地理洞陰陽而燭乎幽澈明死亡而關於疾病與臣岐伯更相問難著之素問靈樞分爲八十一篇以人身負陰而抱陽法天而象地取八卦分配臟腑而按五行以三才縱列三部橫分四維形骸百節應乎周天之數奇經血脈象乎潮汐之流詢其病因至廣大而盡精澈定其治法極高明而變無窮大哉聖人之道洋洋乎峻極於天厥後湯之伊尹明炎帝之旨

究軒岐之精彙諸藥而成湯洞陰陽而配耦君臣佐使正反逆從大小輕重奇耦複是爲七方收散緩急燥潤軟堅寒因寒熱因熱塞因塞通因通豈淺尠乎推之於十劑則後賢之附驥矣迨漢之仲景探軒岐之奧妙執伊尹之經方闡發六淫外感辨之纖悉互明七情內傷判之毫厘是以有傷寒雜病之殊垂不朽之宏功關生民於壽域錯綜參伍非後世所能盡也自晉唐宋元以來名賢迭起著作日興無不宗乎軒岐而發於靈素詣明清之世處於極點之時如春花穠郁奇香異艷可欽而名賢大家疊疊乎車載斗量吾國之事業何其强乎迨乎夷狄入我中原薄我國之財產占我國之輿疆致朗朗中華事業如春花而遭疾風遂至一敗塗地狼狽之形不忍觀之及之醫學更覺淒其彼仗解剖之實跡詆我中醫之妄誕不知我國之醫知覺超各國之先發明冠西人千餘年之上創始聖人未嘗不由解剖而明觀內難經書即知不然何以知臟腑體質之輕重形容廣狹之權衡某藏精某藏液某生氣某生

血皆由解剖詳明試驗洞悉後則精益求精察臟腑之體喜燥喜潤喜溫喜涼驗臟腑之用屬升屬降屬陰屬陽配成五運六氣推知生制之由於是筆之於書以示後人不待解剖而知疾病之由不待化驗而曉病理窮通精奧燭照幽微數千年來名賢大家尚發而未盡豈彼黃睛之鬼而能夢見者乎嗟我之同胞竟落鬼人之窠臼更唱迭和頌揚西學之精四千餘年之精蘊一旦沉淪於腥風獷雨之中宣聖云攻乎異端斯害也已害至於此尚不回顧三思視此之際雖剖腹探肝亦不能療此沉痾嗚呼豈不掉哉我國堂堂皇皇之人物而着乎胡服胡冠巍巍蕩蕩之學術反求之邪術異端不孜孜乎聖人之道反汲汲於楊墨之流咄咄怪事何其大乎試問同胞之人於心何忍愛國之士必其心戚然吁若欲振興醫學必先抵制西人俾彼視我之中醫若萬仭之宮牆仰之彌高鑽之彌堅且抵制之事非寸膠能理黃河之清尺水能却蕭邱之火必賴公同之鼎力憤勇而圖趁會稽（會稽紹興名漢劉寵宰

於此）提倡之時協力攻趨（然必取他人之長補中醫之短）如此則黃晴之鬼一鼓而淹而我之中醫春回寒谷萬象更新或可有揚眉吐氣之日光風霽月之時聖賢之仁術或可返故而新世界之同胞同登壽域轉弱爲强不亦模稜而兩得耶吁予何人斯焉能體聖賢之好心而挽回沉淪之學術乎筆此以爲高明賢士博雅諸君存愛國之心者告也亦爲崇西人之士者醒也

設立中國製藥廠之必要　寄痕

製藥廠在中國尚爲創舉歐美各國莫不設有規模宏大之製藥專廠其所出品幾銷遍全球故製藥事業在歐美各國極爲發達良以聚集醫藥博學之士於一堂講求製造其心旣專收效乃宏

吾國地土廣博人口衆多益以天產藥物豐富匪獨國人仰給於此卽東西各國所製藥品其原料有由吾國購去加以製煉運華售諸吾人者獨吾人無設廠以製造

之自甘暴棄甯勿可惜

今上海醫藥界有識之士深鑒於此特創辦粹華製藥廠專以本國天産藥材採用科學方法製成各種藥精藥水等品其服用一如西藥簡便清潔較諸舊式煎劑大有霄壤之別其功效迅捷彼西藥不能專美於前矣從此二竪匿跡病魔銷聲可常保吾人之健康得免病夫之譏救民卽救國故中國製藥廠在今日誠屬必要之圖也

粹華藥水發行後所有煎劑之繁瑣行旅之不便諸苦皆可革除逆料國人必歡迎購服之無疑吾人亟希望粹華藥水普遍海內勿使滬人獨蒙此福使全國同胞皆得享此楊枝一滴而免呻吟之苦將來光而大之再進一步且銷行全世界與東西各國之各大製藥廠媲美爲吾國醫藥界放一異彩不禁馨香祝禱焉

古方不可拘泥亦不可不守論

山東諸城縣尹滌塵投稿

夫工人之作器具也必用規矩準繩以成之而方者用矩圓者用規此理之必也然長方與長圓之他式者亦用規矩而成之此何故與蓋方者矩圓者規此法也而他式之幻化此工人得心應手之變法也今夫醫藥之方乃醫家之規矩也若泥於成方恐病機有不符之處不守古法則方藥無靈應之妙譬諸今之外感溫熱與古之傷寒略同若投以麻桂猛劑則大汗耗津反化燥火而難治矣類此者豈可拘泥乎然溫熱之胃熱譫語等症則非三承氣不能獲立竿見影之效類此者豈可不守古法也古人云聖人能與人規矩不能使人巧此其是矣總之醫學一途職司人命須細心攷究通權達變讀書而不泥於古見病而不爲病所囿是在神而明之存乎其人吾故曰古方不可拘泥亦不可不守也

提倡藥物園說

直隸張樹筠

神農嘗百草以療民生著爲本經分上中下三品然其中植物居多數萬物之體質

備陰陽五行之[illegible]者爲人類爲最全植物所含之性質[illegible]特別之一長卽有或缺之劣點是卽人與[illegible]物平時相安於無事而言若吾人或內傷七[illegible]之邪外感六淫之氣其中陰毗陽[illegible]乖戾其五行者不能不取物之特別性質與其[illegible]長以救人之偏此藥物所以急待研[illegible]也但藥物遠隔於東西南北寒熱異其度[illegible]土異其質又爲藥物一大障礙雖火車輪船藉商家以[illegible]奈奸商漁利以僞亂眞製不如法恒爲醫家所不察菂今思一策凡係業醫者各種藥物園數畝先將本地野生之藥物廣搜移種再向他方藥類繁生之處通函致問子生根生如何宜於種植互相研究以廣栽培迨藥產豐盛既可備用以活人又能售藥以謀益人已兩便海內諸大家以爲然否

議呈請脩改取締醫生規則

王俊林

凡考試醫生宜備取幾名如先朝秀才中之佾生舉人中之副貢發給行醫執照亦

分兩等宜呈請修改　考錄正取發給一等執照備取換給二等執照備取一年後得再應試如錄入正取者換給一等執照(此項宜加入第三條末示期傳考之後)

凡醫生考取領有執照者得在牌上方上叙明宜呈請修改　領有執照之醫生准於牌上方上書某年某季考取第幾名給幾等照非考取者惟書給幾等照不願書者聽(此項宜加入第四條末發給行醫執照下)

凡醫生得發給執照免予考試第七條之第二項雖學術精深素有盛名行醫十年以上猶須同業五人保給方能給照行醫何等鄭重第三項之素精正骨推拿手術各科所謂手術高下不一秘方何從稽查此不但與各項同得免予考試且勿必素有盛名勿必行醫十年勿必同業五人保給能同給行醫執照何等輕易比之上項不啻天淵况此項多有目不識丁之徒藉父師口授幾種手法膏丹糊口遇有非手法膏丹所能治之病誤人不鮮與第十九條之江湖醫生租廬懸牌如何分別此項

若勿修改其醫不如學術精深之士而優待過之若修改勒令歇業其治療未必全無功效更且立時絕其生機事有未然莫如將此輩學術不完全之醫生亦發給二等執照以示區別宜呈請修改　素有盛名行醫在十年以上確有成績取具已准給照之同業五人保給發給一等執照如行醫未及十年與不通方術者發給二等執照後能學習應試錄入正取者換給一等執照（此項宜加入第七條第三項手術各科下）

凡同業保給公函請求發給行醫執照本不可爲常例須限年月停止各科醫生歸一律考取庶幾後進無不識字不完全之學術宜呈請修改　同業保給公函請求限幾年幾月停止除醫學校畢業醫生外各科醫生一律均歸考取（此宜於第七條未增列第七項）

凡醫生治病謬誤非經病家告發警察何知藥案不符如病家誤告誣告亦當處罰

於理法方稱均平在醫生不致被索詐之苦亦以免長病家之刁風宜呈請修改經病家告發（此五字宜加入第二十條中之第十六條下）如病家誤告誣告輕則照醫生加倍處罰重者送司法官廳訊辦（此二十五字宜加入第二十條得追繳執照停止行醫下）

或有云針灸勿能考試夫針灸治病醫書所載必須審察色脈明悉經絡臟腑氣血陰陽根究病源是否情志淫邪飲食擊仆所傷度量用否方藥輔治識字而達於醫理者豈不可以攷試勿能考試者即是不完全之學術非獨針灸諸科皆然耳惟考試時能有學術精深之各專科主試則爲更好

吉生會長鈞鑒前政府所頒取締醫生規則中多有未盡未善處僕將末議鈔錄列左呈　覽未識芻言有當否若不無愚夫一得仰祈　高明酌採呈請修改書中或可稍補醫界之萬一草此敬請　著安　　王俊林謹白

壬戌年醫學之希望

王蘭遠

慘黯民國水火益深毫無進步一年已過去矣而醫界在此寂沈中亦未聞有發明新醫藥新醫術以拯救疢疾之同胞醫報上僅見三四疑難之症治療可否能瘥亦未完全宣告吾國地大人衆想同胞中不乏呻吟牀蓐仰屋咨嗟求醫不得十百千倍於此則得醫矣或遇庸手認寒爲熱以虛爲實斷送生命無可告語者又不知凡幾光陰迅駛稍縱卽逝吾儕爲岐黃之的派社會所托命歐風美雨相逼而來器械已遜其精豈智慧亦居其後乎斗室觀天夢想未來壬戌前途其能慰我希望否乎

一希望醫界以吾國靈素傷寒金匱證以西醫生理病理吾國生理病理均在一字單句之中包括甚廣不比譯書之長篇累幅如大腸者傳道之官變化出焉小腸者受盛之官化物出焉可見食物至小腸化爲乳糜汁尙含渣滓受盛化物及大腸僅存渣滓傳道變化此生理也胃中寒腸中熱則脹而且泄胃中熱腸中寒則疾饑小

腹痛脹此等病理西醫統以消化器病視之拘墟偏囿全少活潑之靈機

一希望各地讀報醫傑將各處周年流行各病治療經過效驗與否詳爲報告氣候不齊體質各別總而彙之參觀互證促醫藥之發皇鄙人生長於徽前客無錫覺天度經緯不同居住燥濕迴異同一病狀因地傳變方藥大有出入以中人治中病不諳異法方宜臨牀每多掣肘而況以歐人治中病多削足適履得失參半耳聞目見實不及中醫之優美宜分別西醫何病可治何病不能治直告同胞亦醫界應盡之天職也

一希望醫界老成碩彥多發經驗言論也醫學非紙上空談必見諸實事先哲許宣治有言有看病之醫有看書之醫看書之醫苦於見症少看病之醫苦於不知書其始也書中有病其繼也病中亦有書經驗宏富者能以病情變幻身歷詳告後人使社會識西醫各治其治中醫治病多有越過之處彼西藥之流入亦不視爲海上靈

丹羣情信仰瘉痕攸賴上者不崇拜外人下者不迷信神廟藥籤爲保身護符一希望醫社速將國醫百家壽梨出版以慰讀者河清之望如何廉臣先生考正增補各書僅出一二卷全豹欲窺渺渺無期有葉氏醫案按一書遜清之季已售預約券指日出書今已十稔未見誕產豈校讐尙未竣功乎吾國各學進步本緩而醫學更覺珊珊當此學術競爭實愧人一已百人十已千慰情聊勝粹華製藥廠開幕然中藥之蔓草灌木多有古今異質泡製乖方並有魚目混珠徒利蠅頭醫生不爲過問視爲藥業之責醫者得有特別靈方驗藥又復視爲枕中秘寶師徒之間亦諱莫如深由前之說因陋就簡由後之說驕吝不堪較之西醫一藥一術傳示國人其度量相去爲何如耶

讀七十三期金匱末多句與金君商榷　前人

愚讀唐容川先生補正內有損分末多四字唐恐有傳寫之訛闕疑不敢强解愚見

解書各有各人之會通古人著書立說俱具包涵主旨任後人隨文會意不必累句贅辭浪費紙墨古文深奧因上古削簡不易形體損分上文久成肺癰損分二字淺註解爲儼若二人之分如嘔吐肺癰是全體中一臟一腑之病係損全體十分之幾分察病輕重用藥在下未多未字解爲來字與下句經候不勻語意未愜婦人在下之病未多不過經候或前或後或多或少至令陰掣痛等病是病情變幻蠭起係在下之病既多用一令字轉戾接用兩或字一皆字一久字推測經候不調久則變爲帶下陰涸由未多而既多結以三十六病千變萬端細嚼上下文仍從原文爲正進以愚解與金君商榷如視鄙人爲嘵舌則非私意所敢出也

校勘記　前期論衷中參西錄爲醫家必讀之書篇　此不獨醫書爲然也句　醫字誤印作各字　則已不可勝用矣句　不字下失印可字　此實邇皆醫術之一大障礙也句　皆字誤印作昔字　隔食誤印作膈食　王鏡泉

第十七章　戶外遊戲與空氣之流通（續一百三十六期）

第一節　戶外遊戲之必要

野外空氣，至爲清新。吾人基此原理，故生活於空曠大氣中，當勉爲之，不宜忽視。彼該潑賽人Gypsies（爲歐洲流蕩之民族，原出於印度，第十四五世紀間入歐洲，現散於土耳其，俄羅斯，匈牙利，西班牙，英吉利等處，爲盜賊，占卜，補鍋等生活之徒。）雖終歲赤露厥身，而體常健全者，此無他，生活於戶外也；執戈從戎者，在戰爭時期中，餐風霜，宿濕地，而於身體，無妨者，此無他，亦生活於戶外也，故凡打球之遊戲，網球，足球，棍球等之運動，大有益於青年兒童，不特鍛鍊體魄已也，亦卽爲最佳之戶外遊戲。換言之：此諸種遊戲，能使運動者在戶外清新之空氣中，得爲充分之深呼吸而已。

駕馭二輪脚踏車者而能緩緩駛行，位置穩固，又於不感疲勞之前，即行停止，殊有益身心，良稱最善之運動．若跑冰，掉舟等事，亦爲運動之佳者．吾人不論男女，凡居於海洋，湖沿，江河之濱者，皆宜練習游泳．郊外散步，能佐新鮮之空氣，深入肺中，亦爲善美之運動．然於幼年兒童，單純之步行，殊難滿足其身心之發育；須擇能强壯體力者，如快跑，跳躍，則勝行步爲多多矣．夫欲火爐之易燃也，往往開其氣門，送入空氣：然則爲快跑之運動，以使呼吸增速者，其故讀者可得而知歟？

第二節　空氣流通之必要

夫人當生活於清新之空氣中固矣；然當天氣寒冷時，欲留郊外清新之空氣中，則常爲事實所不許．況吾人更多之時間，皆當生活於室內；故將新鮮空氣通入室內之道，不可不進而一究之也．否則，漠不關心，則一室內之人，呼吸同一之空氣，復將口內汚濁氣質，盡量吐出，致室內養氣，被吸殆盡，空氣緣是而穢濁不堪矣。

經人呼吸之空氣，殊害健康；甚且中含毒性，是蓋身體內汚濁之氣質，由內輸出而將空氣中最佳部分之養氣，取而代之，故人若將此汚濁之空氣，依然吸入，則將倦懶頭痛，一如感冒風寒之狀態。且焉此不潔之空氣中，多含塵埃，紹介疾病之細菌，殖之無數，是則吾人所宜注意也。

讀者當自郊外或別處初進教室時，曷覺有窒塞帶臭之氣味乎？是因教室內之空氣，十分汚穢，大不適於衛生。故凡集合多數人之在一室內者，如學校，禮拜堂等處，於保持空氣清潔之道，當特加注意。若無專門之方法，足以使室內空氣流通者，則可闢一二窗門於室內，亦能代替；如將窗戶闢於屋頂，則尤佳矣。

火爐上之氣門，及通出屋頂之烟囪，略能助室內空氣之流通．蓋火爐將氣不絕輸出，室外之新鮮空氣，必將自門或窗戶通入，來補其缺．是以張開之爐柵，實卓越之通風筒也．

讀者當記取．清新之空氣，爲健康所必需．晨間房屋，尤宜完全通以空氣，在冬季亦當洞開窗戶．設室內滿充不潔之空氣者，吾人吸入，將如感冒風寒之狀，較吸入火爐之烟所致者爲尤甚．故吾人之視不潔空氣也，當較火爐之烟爲尤可怕．不寧惟是；吾人當睡覺時，清新之空氣，更屬必需；雖在寒冬深夜，臥室窗戶，祇少當闢其一．蓋夜間郊外之空氣，清涼鮮潔，絕無危害，吸之覺次日早晨，清爽而有力矣．

第十八章　人身骨格之搆造

吾人體中，設徒有筋肉，血管，心，胃，腸等，而無堅强之骨格爲之支築，則身體將如蚯蚓，水母，（譯者按蚯蚓，水母，皆爲軟體動物，）而不能自立，蓋吾人之筋肉柔弱，必賴骨格堅强，始克有力；而此骨格，則常稱骨骼Skeleton者也．

第一節　身體之骨

吾人身體所賴以支撑之骨格，爲多數之骨所成；此骨之色澤，組織，與牛骨，極相類似，質堅不易屈曲，又復韌固異常，不克折斷．骨之能質堅韌固者，實含有二種物質使然．（譯者按此節所述之二種物質，一爲動物質Animal matter，一卽礦物質Mineral matter也．）

人類身體內之骨，數約二百，（譯者按人體內之骨，詳密計之，其數二百有六：內頭骨二十八塊；軀骨四十九塊；肢骨一百二十八塊；舌骨一塊．）

體積不等，形狀各異．有多數之骨爲韌帶所連接；是等韌帶，色白而無彈

性．爲細小平直之纖維所成，故作帶狀，與一束堅韌元絲線相若

骨之在背脊中者，謂之脊柱Backbone，爲二十六小骨緊合而成，作細條狀，所以使各方向略能屈曲也；設吾人之脊柱，爲一骨生成者，雖有隙縫，亦硬直而不易灣曲矣．讀者試將手指按摩身體中部之脊柱，則可覺諸小骨塊塊分離，且脊柱之中，藏有人身最要部分之脊髓Spial cord焉．

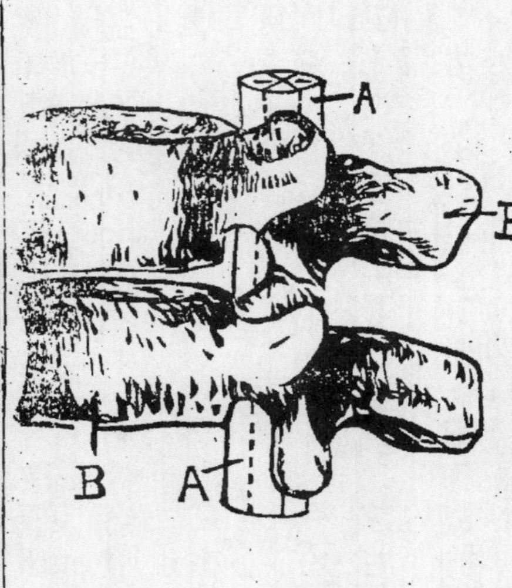

脊柱合二十六小骨而成，上圖即其中之二塊小骨也，脊髓卽由此中穿過

A……脊髓

B……脊柱中之小骨

頭顱Skull位於脊骨之上端，成一骨箱，腦在其內，類似保護．耳，目，口，鼻，亦附於頭顱．

第二節　肋骨Ribs

肋骨在胸骨Breastbone之兩旁，凡十二對，是以肋骨之總數，二十有四．其兩端一附於脊骨，一卽附於胸骨．胸骨則在頸部前面稍下處．肋骨最下之二對，一端雖附於脊骨，而他端既不與胸骨相銜接，又復與他肋骨成隔離，故此二對，特錫名曰浮肋骨Floating Ribs以與眞肋骨別，圖中所示，卽指明胸骨，浮肋骨，眞肋骨之位置者也．讀者可按手於胸部之四週，則肋骨，浮肋骨之着生，自能瞭然．肋骨附於脊骨胸骨間，灣曲作弧形，四週圍繞，作中空之洞穴狀，謂之胸腔Chets心與肺，卽藏於此中也．

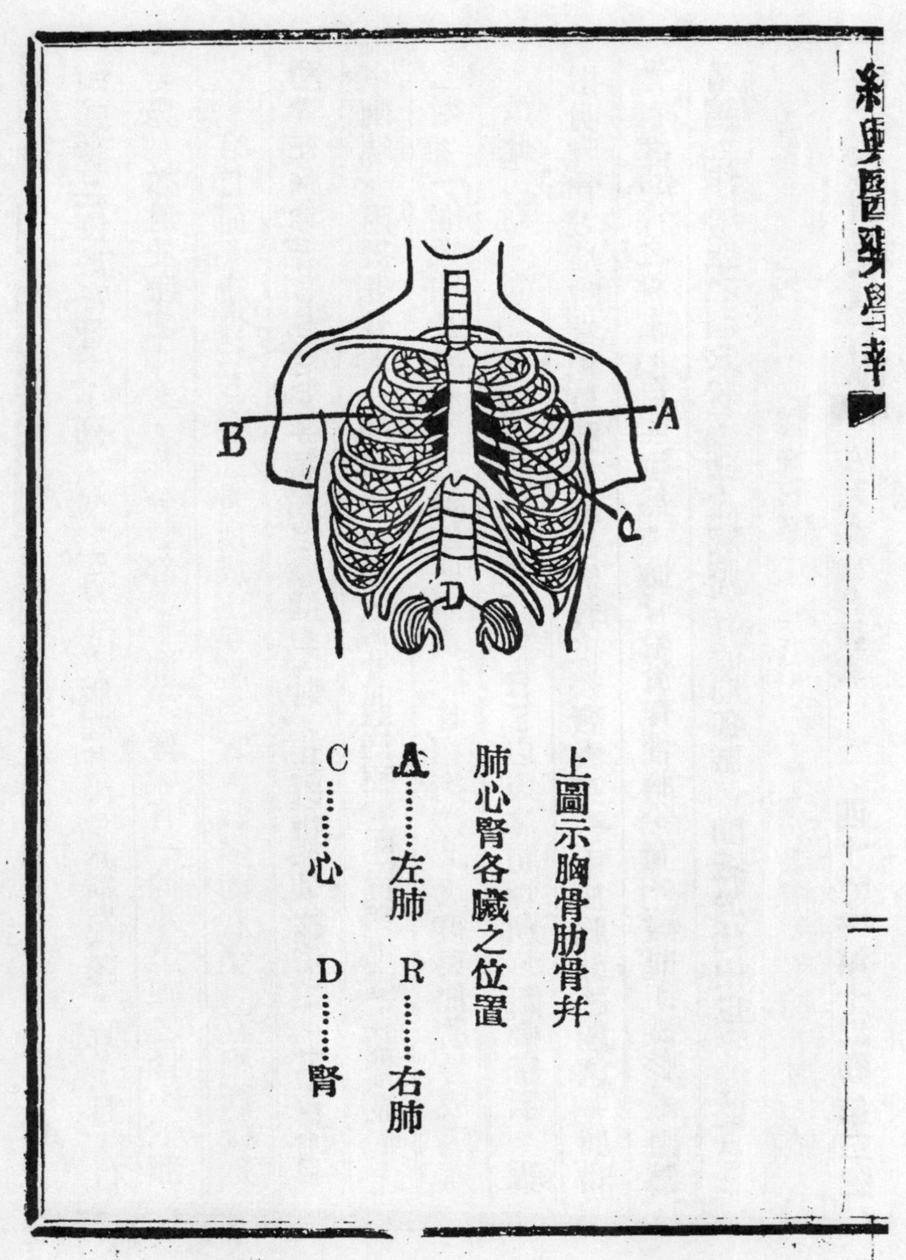

上圖示胸骨肋骨并肺心腎各臟之位置

A……左肺　R……右肺

C……心　D……腎

第三節　臂與手

臂懸於胸腔上部之兩旁，凡分數部：上部之臂，有一簡單堅硬之骨；下部之臂，卽通稱前臂者，爲二骨所成．手腕之骨，數多而狀小，互相銜接殊爲堅固，其部卽附著於手與指之掌間也．當指與指相連接之處，其骨各自分離，而大姆指之骨，與其他各指較，其數同乎抑不同乎？

第四節　骨之接合

當二骨相遇處，常相聯合，稱曰骨之接合．吾人之臂，所以能屈曲者，因其上下部之骨，在肘間接合故也．骨之接合，在身體中種類不同，如臂部肘間之接合，則僅能向一方向運動，當其屈曲時，如門或箱之蝶形鉸鏈然，故稱蝶鉸關節Hingcloints此外尙有能向各方運動者，稱曰球窩關節Ball-and-socket Ioints(或譯杵臼節)．蝶形關節者，如手指，手腕，肘，膝，

趾，踝各骨之接合處是；而球窩關節，則肩與髀各骨之接合，其適例也·

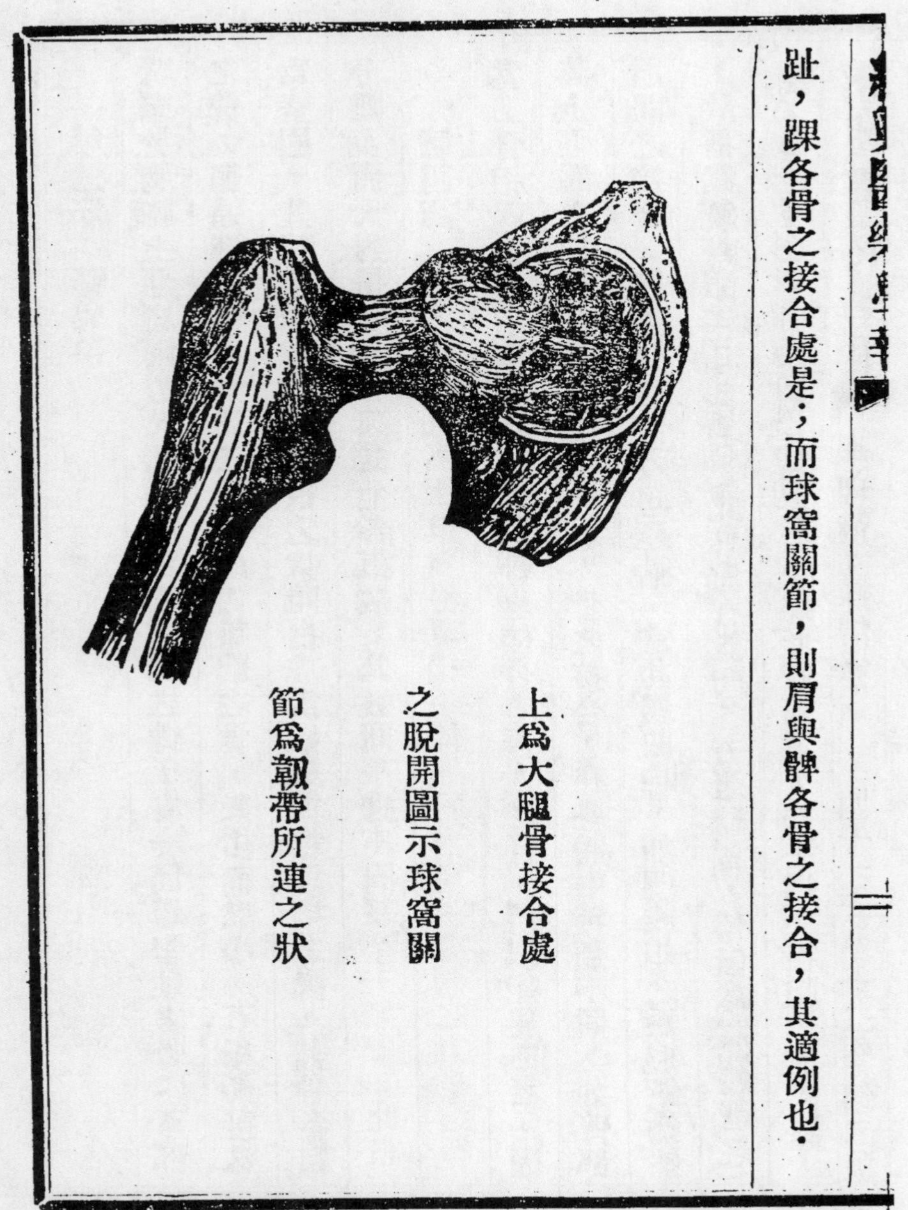

上爲大腿骨接合處之脫開圖示球窩關節爲韌帶所連之狀

人參解（續前）

鹽山張錫純

人參之性雖長於補而有時善通曾治隣村毛姓少年傷寒已過旬日陽明火實大便燥結原是承氣湯證然下不妨遲愚對於此等證恒先用白虎湯清之多有因服白虎湯大便得通而愈者於是投以大劑白虎湯一日連進二劑至晚九點鐘火似見退而精神恍惚大便亦未通行診其脈變爲弦象夫弦主火衰亦主氣虚知此證清解已過而其大便仍不通者因其氣分虧損不能運行白虎湯凉潤之力也遂單用人參五錢煎湯俾服之須臾大便卽通病亦遂愈　按凡服白虎湯後大熱已退其大便猶未通者愚恒用生大黃細末一錢或芒硝細末二錢蜜水調服大便卽通且通下卽愈斷無降後不解之虞而此證不用硝黃通其大便轉用人參通其大便此內經所謂塞因塞用也審脉無誤投藥卽隨手奏效誰謂中法之以脈斷病者之不足憑哉又按此證氣分既虚初次原宜投以白虎加人參湯因火盛之時辨脉未

眞遂致白虎與人參前後分用幸而成功因此自咎脈學之疏益歎古人製方之精矣

人參之性用之得宜又善利小便曾治滄州劉姓媪年過六旬小便不利周身皆腫醫者投以末藥下水數桶周身腫盡消言忌鹹百日蓋方中重用甘遂也數日腫復如故一連服藥三次皆然此時小便滴瀝全無亦不敢再服前藥再延他醫皆以爲服此等藥愈後又反覆者斷難再治況其屢次服之而屢次反覆者乎後延愚診視其脈數而無力按之即無因謂病家曰脈數者陰分虛也無力者陽分虛也水飲緣三焦下達必藉氣化流通而後能滲入膀胱出爲小便此脈陰陽俱虛其氣化必虛損不能流通小便所以滴瀝全無也欲治此證非補助其氣化而兼流通其氣化不可易有之日往則月來月往則日來日月相推而明生焉寒往則暑來暑往則寒來寒暑相推而歲成焉往者屈也來者信（音伸）也屈伸相感而利生焉此天地之氣

化即人身之氣化也爰本此義以立兩方一方以人參爲主輔以麥冬以濟參之熱靈仙以行參之滯少加地膚子爲嚮導名之曰宣陽湯以象日象暑一方以熟地爲主輔以龜板以助熟地之潤芍藥以行熟地之泥亦少加地膚子爲嚮導藥名之曰濟陰湯以象月象寒二方輪流服之以象日月寒暑往來屈伸之義俾先服濟陰湯取其貞下起元也服至三劑小便稍利接服宣陽湯亦三劑小便大利腫消强半又接服濟陰湯三劑小便直如泉湧腫遂盡消

【附人參形狀攷】

人參無論野山移山種秧其色鮮時皆白曬乾則紅浸以冰糖水曬乾則微紅若浸之數次雖曬乾亦白矣

野山之參其蘆頭（生蘆之處亦名露土）長而細極長者可至二寸細若韭莛且多齟齬間有蘆頭短者則稍粗至秧參之蘆頭長不過七八分其粗則過於箸

矣

人參之鮮者皆有粗皮製時用綫七八條作一縷爲弓弦用此弦如拉鋸狀來回將其粗皮磨去其皮色始光潤至皮上之横紋以細密而深者爲佳野山之參一寸約有二十餘紋秧參則一寸不過十餘紋且其紋形破裂有似刀劃野山參之紋則分毫無破裂然無論野參秧參其紋皆係生成非人力所能爲也

人參之鬚以堅硬者爲貴蓋野參生於堅硬土中且多歷歲月其鬚自然堅硬若秧參則人工種植土鬆年淺故其鬚甚軟也

至於野參之性溫和秧參之性燥熱人所共知究其所以然之故非僅在歷年之淺深也種秧參者皆多撒砒石末於畦中以防蟲蟻之損傷參得砒石之氣故甚燥熱是以愚於治寒溫方中當用人參者從不敢投以秧參恒以野黨參代之亦能立起沉疴至於西洋參多係秧參僞製此愚在奉目覩用者亦當審慎

山西黨參種植者多野者甚少凡野生者其橫紋亦如遼人參種植者則無橫紋或蘆頭下有橫紋僅數道且種者皮潤肉肥野者皮粗肉鬆橫斷之中心作菊花形其蘆頭以粗大者爲貴名曰獅頭黨參爲其歷年久遠遂作此形其參生於五臺山者名臺黨參色白而微黃生於紫團山者名潞黨參（爲其近於潞門）亦名紫團參色微赤以二參較之臺黨參力稍大潞黨參則性平不熱以治氣虛有熱者甚宜然潞黨參野生者甚少多係人種植者至遼東所出之黨參皆係野生者其形狀功效與山西之野臺黨參大略相似

黃耆解

鹽山張錫純

黃耆性溫味微甘能補氣兼能升氣善治胸中大氣下陷本經謂其主大風者以其與發表藥同用能祛外風與養陰清熱藥同用更能熄內風也謂其主癰疽久敗瘡者以其補益之力能生肌肉其潰膿自然排出也主氣虛外表不固而自汗者可用

之以固外表氣虛小便不利而腫脹者可用之以利小便婦女氣虛下陷而崩帶者可用之以固崩帶爲其補氣之功最優故推爲補氣之長而名之曰耆也

【醫案】

滄州程家林董氏女年二十餘歲胸脇滿悶心中怔忡動則自汗其脈沉遲微弱右部尤甚爲其脈遲疑是心肺陽虛而詢之不覺寒涼知其爲胸中大氣下陷也其家適有預購黃耆一包俾用一兩煎湯服之其族兄捷亭在座其人頗知醫學疑藥不對證僕曰勿多疑倘有差錯余職其咎服後果諸病皆愈捷亭疑而問曰本經黃耆原主大風有透表之力生用則透表之力益大與自汗證不宜其性升而能補有膨脹之力與滿悶證不宜今單用生黃耆兩許而兩證皆愈並心中怔忡亦愈其義何居答曰黃耆誠有透表之力氣虛不能逐邪外出者用於發表藥中即能得汗若其陽強陰虛者誤用之則大汗如雨不可遏抑惟胸中大氣下陷致外衛之氣無所統

攝而自汗者投以黃耆則其效如神至於證兼滿悶而亦用之者確知其爲大氣下陷呼吸不利而作悶非氣鬱而作悶也至於心與肺同懸胸中皆大氣之所包舉大氣升則心有所依故怔忡自止也董生聞之欣喜異常曰先生眞我師也繼加桔梗二錢知母三錢又服兩劑以善其後

奉天大東關于氏女年近三旬出嫁而孀依於娘門其人善英文英語英商之在奉者延之敎其眷屬因病還家夜中忽不能言並不能息其同院住者王子岡係僕門生急來院扣門求爲挽救因向曾爲診脉調方知其氣分甚弱故此次直斷爲胸中大氣下陷不能司肺臟之呼吸是以氣息將停而言不能出也急爲疏方用生箭耆一兩當歸四錢升麻二錢煎服須臾即能言語翌晨异至院中診其脈沉微弱弱其呼吸仍覺氣短遂用原方減升麻之半又加生山藥知母各三錢柴胡桔梗各三錢(此方去山藥即拙著衷中參西錄中升陷湯載第四卷專治大氣下陷)連服數劑

全愈按此證脈遲而仍用知母者因大氣下陷之脈大抵皆遲非因寒凉而遲也用知母以濟黃耆之熱則藥性和平始能久服無弊

一婦人產後四五日大汗淋漓數日不止形勢危急氣息奄奄其脈微弱欲無問其短氣乎心中怔忡且發熱乎病人不能言而頷之知其大氣下陷不能吸攝衞氣而產後陰分暴虛又不能維繫陽分故其汗若斯之脫出也遂用生黃耆六錢玄參一兩凈萸肉生杭芍各五錢桔梗二錢一劑汗減又服兩劑諸病皆愈從前五六日未大便至此大便亦通下

邑六間房莊王氏女年二十餘心中寒凉飲食減少延醫服藥年餘無效且益羸瘦後僕診視其左脈微弱不起斷爲肝虛證其父知醫疑而問曰向延醫診治皆言脾胃虛弱相火衰損故所用之方皆健脾養胃補助相火曾未有言及肝虛者先生獨言肝虛但因左脈之微弱乎抑別有所見而云然乎答曰肝臟之位置雖居於右而

其氣化實先行於左試問病人其左半身必覺有不及右半身處是其明徵也詢之果覺坐時左半身下墜臥時不敢向左側其父方信僕言求爲疏方遂用生黃耆八錢柴胡川芎各一錢乾薑三錢煎湯飲下須臾左側即可安臥又服數劑諸病皆愈惟素有帶證尚未除又於原方加牡蠣數錢服數劑帶證亦愈其父復疑而問曰黃耆爲補肺脾之藥今先生用以補肝竟能隨手奏效其義何居答曰同聲相應同氣相求孔子之言也肝屬木而應春令其氣溫而性喜條達黃耆之性溫而上升以之補肝原有同氣相求之妙用僕自臨證以來凡遇肝氣虛弱不能條達用一切補肝之藥皆不效重用黃耆爲主而少佐以理氣之品服之覆杯即見效驗彼謂肝虛無補法者原非見道之言也

餘姚麥冬之調查

慶昇

一名稱及科屬　麥冬一名麥門冬亦作麥虋冬係多年生草餘姚所產之麥冬又

有姚冬之稱其在植物分類上屬於麥門冬科

二產處　餘姚麥冬產在北鄉一帶而尤以天元市及長河市附近培栽者爲多

三用途　爲藥用植物專取其根以入藥

四栽培　於四月下旬或五月上旬之間耕地作幅三尺之畦株距約一尺五寸以二行植之植時須剪去其苗上部莖葉之三分之一肥料用腐熟之堆肥爲基肥人糞尿菜餅等爲補肥每當春冬兩季更須施以豆餅加蓋河泥以促其生長麥冬栽後宜勤行中耕除草使其根易發育惟須注意防有細砂土粒等之入於麥冬草中心否則麥冬不免因此萎枯而死

五採收　麥冬有栽後三年可收者有栽後二年可收者採收之法先掘起其根次除去其莖葉及根鬚然後以水洗之晒日中使十分乾燥貯箱內卽可運售於市

六價值　每百斤價値普通爲三十元左右價最低時十四五元最高時四五十元

某醫校畢業考試記（來稿）

某醫校本屆畢業生計二十四名而二十四名名次之高下並不徵諸學問及考卷竟爲獨攬大權之某師以喜怒支配之所以人人皆有怨言卽居最優等第一名之某生亦有慚色有某生者平日功課雖不能超卓然亦無不畢業之資格其所以不能畢業者不過不能結歡於某師故批其考卷云「題目悞不能畢業經義內有血由火生乃不通之句痲疹病症未嘗明白且有陰虛陰症既是陰虛何有陰症夫陰症者卽是陰盛格陽之意尚不能淸楚安能畢業」某生自得此評語後乃作長函以責問之書云「夫子大人函丈敬禀者受業學識譾陋固自知之然諸同學中未必不無如某者至於品行不良更有甚於某者在諸同學皆得畢業何獨于某而靳之耶評改文卷不可稍存私意當另請博學之士庶不致王前盧後使人心服也夫子斥陰虛症發爲不通然受業此論並非創解曾考中醫專門學校校長謝利恒所

編之醫學字典云陰證發痿因元氣素虛或先因淫慾傷腎淫慾傷腎非陰虛而何夫子曰既是陰虛何有陰痿受業當曰惟其是陰虛所以有陰痿又血由火生句唐氏容川曾先我而言之矣此書爲本校課本未識夫子寓目否耶覆試卷中最優等第一名與中等第二名皆用茯神遠志乃夫子所批於第一名則存之於第二名則去之病無二致藥非中西而取舍有不同此眞百思而不解者也又五勞七傷六極一題最優等第一名獨有血勞氣勞骨勞筋勞肉勞等名受業讀書無幾不敢說其杜撰未識出自何書尙祈夫子指敎又升降違乎循序一句細味之似有語病而夫子始終未嘗指出此又不解者也痲疹痧痿分別論治一題即抹去分別二字於題義毫不相關且不寫者有四五卷之多夫子皆不注意此又何耶若以覆試爲標準則有五十五分者尙能列入優等獨某一人不列等此某之所以不能已於言也」

某師閱竟非但不知理屈仍作强辭奪理之談判如茯神遠志一條謂你不明用藥

如用兵之語乎茯神遠志二藥皆非主將故可隨意增損出入不足爲病是時某生暗忖有主將者反不能列第一以駁詰之（覆試卷以羚羊爲主藥最優等第一名並未曾用而第二名則用之）繼念不可絕人餘地當場削色所以默不出聲又曰肉勞氣勞骨勞云者乃是語病不必吹毛求疵嗣後因有他故遂中止此事發生後有處旁觀地位作不平鳴者亦作一書以責某師書曰「夫子大人賜鑒敬禀者□□□自暴自棄近來狂嫖爛賭違犯校規且屢戒不悛此等游蕩之徒早在斥退之例不特不能許其畢業而夫子竟拔居優等之首是何主見或謂夫子至□處時□父嘗設宴洗塵私交靡篤然□□終日淫蕩己身已不能對父母而夫子置之不問縱彼游佚抑將何以對□之父母付托之重乎蕩檢逾閑之輩可列優等將何以維校規而肅風紀使後來者復何所顧忌相與效尤則夫子悞人之咎益不容辭矣夫子果愛□□應予留校以觀其後不則立予開除毋稍寬弛庶不爲後來者有所藉

口則本校幸甚我國教育幸甚凡物不得其平則鳴學生骨鯁在喉不容不吐戇直之言尙祈夫子原宥勿責」該校種種內容盡屬離奇怪誕前曾觀某生評語云「我輩既生清朝當宜避諱」蓋爲玄參之玄字而說也此種評語竟發現於共和民國之下眞令人哭笑不得矣嗚呼此種教育界中之敗類未知肅清於何日記者不勝感慨係之矣入後某生仍得七十六分總平均遂列入優等云文憑紙極大其格式茲照錄於後

私立口口口口口口學校　　爲

給文憑事查本校定章預科生畢業後升入本科分習內外婦幼各科三年畢業試驗合格者給予文憑茲有學生口口口肄業年滿並經考驗計得各科平均分數　　分列入　　等畢業合給文憑爲証　　年貫並各科試驗分數列後

年　　歲　　省　　縣人

內科學　分　喉科學　分
外科學　分　針灸學　分
婦科學　分　國文科　分
幼科學　分　傷科學　分

總主任　□□□印
校長　□　□印
敎員　□□□
□　□
□□□
□□□

印花
五角

中華民國十年十二月　　日給

中華全國醫藥衛生協會會員錄(十二)

吳鴻升字伯雲年三十五歲浙江餘姚縣周巷人先祖父諱新齋公習內外科頗精授父子蓓業紹先烈現已年近耳順精力就衰命升早年棄書就醫趨庭承訓預以代父分勞迄今行醫已歷十餘載謬荷都人士嘉許第臨証雖富操術未精殊深自恨適承 貴會諸會員先生介紹入中華全國醫藥衛生協會得與海內諸大家先生互相切磋何幸如之

姜濟明字濟周現年四十四歲浙江餘姚人幼受業於堂叔孝廉立坤先生成童後輒讀師事本邑鄭慎齋夫子學眼科越四載有奇改從時明齋夫子與胞兄文明研習醫理並帮助爲人視診曾荷前邑侯李思敬給予奬匾如是者七年洎光緒癸卯即在北城牌軒下懸壺顏其齋曰撥雲取撥雲霧而見青天之意夙仰

貴會熱忱濟世衆技所歸敢以螢光希附日月除照章繳納會費外合亟繕具履歷

書一份謹上　貴會諸公均鑑

姜文明字元亮現年四十有六浙江餘姚人世業儒幼承庭訓謹守青氈受業於父執史朝珍夫子授經學歲丁未身患目疾幾致失明緣訪同邑時明齋夫子而求治也詎知醫不數時着手而愈心感其德并慕其技立志棄讀遂習眼科於明齋夫子門下吾師婆心濟世凡求治者不取藥資一經回春之手昏昏而來無不昭昭而去故吾邑有神醫之號藝成後懸壺於邑之周巷鎮自顏其齋曰撥雲而一切治法及不取藥資熱心利世一以吾師時明齋夫子爲法故門庭頗不寂寞焉嗣因小兒象先願習醫學此道傳授略有經驗素懷推廣普施之微忱乃以舊齋囑象先棲身命其先入　貴會俾受教育應自徙於邑之南城以設壺市夙仰　中華全國醫藥衛生協會創設完善不勝欣慕兼之　貴會員陸聯生康維恂二君才高學博醫稱國手社會熱心不棄下愚願附驥尾除寄入會費及第一年常年費外合亟寫明姓氏

地址履歷如右

陳爾康字競存號永初現年二十五歲浙江餘姚曆山人幼入本邑高小學校曾充老申報訪員兩載後念咬文嚼字無大善狀至十六歲而研究醫藥屈指計之已九易寒暑矣自愧駑駘質陋心得毫無當此歐風美雨咄咄逼人之秋我亦國民之一實不願與草木同腐甘為民國之罪人也惟身處僻壤見聞有限欲求海內賢哲以教我而苦於無門韶華蹉跎憾慨如何近有數友人說及中華全國醫藥衛生協會成立以來收效甚宏對於新學之商榷舊學之疑問各社友皆能相見以誠聆悉之餘曷勝欽羨茲特遵章入會意欲藉楮墨而增醫藥之智識也通訊處餘姚北城祥和源藥棧

姜象先字來清年二十有七浙江餘姚人住邑之周巷鎮幼受業於族茂才先齊夫子家嚴素研醫學尤精眼科名其齋曰撥雲懸壺濟世求治者衆日不暇給旋命象

先棄學而就訓焉象先乃得家嚴傳授眼科學理及臨症手術製藥方法十有餘年家嚴見象先略有經驗即往邑之南城另行懸壺命象先主持舊齋象先自受命以來恪守厥職辱承病家信任自維學識尙多闕如願入　貴會以匡不逮除寄入會費及第一年常年費外合亟寫明名字地址略述履歷伏乞

中華全國醫藥衛生協會

諸君公鑒

胡烈字則學號天宗別號瘦鶴世居歙縣南鄉之經衹綸世業儒幼時五歲即隨先嚴根揚公讀書館中先父性慈祥善醫術好行其德不取診資隣近數十年至今稱頌未泯焉烈年十齡四子五經俱已課讀開筆作文奈小時多病體弱每遇思研課文常覺眩暈先父謂予曰汝雖賦性聰穎性躁勤讀有關心神青雲之志非汝所宜因此改變方針卽課以內難本草金匱傷寒等書時習八年略有心得廿二歲訓教

淪川兼而應世廿八歲幕游東魯捐納縣丞蒙袁中丞保升知縣歷充稽查收發各差兼軍營醫務光復後以時事不靖蟄居梓里自民國四年懸壺歙縣北岸南村歷已八載著有診餘筆錄兩卷藥性要略一卷前年與思問廬主潘君佩玹方君退菴李君夢芹諸吟友集設希白詩社社中同志贈余聯十四字云我則學天中瘦鶴公可謂詩裡神仙七年入中華全國中西醫界聯絡進行會爲會員本年入醫藥觀摩會爲會員今又由楊燧熙先生介紹入中華全國醫藥衛生協會爲會員斯時全國醫學大放光明期與海內諸公附驥研究匡我不逮引領望之

王返春原名兆奎字仲頫即仲卿浙江瑞安人幼從伯父訓授醫書於前清宣統元年供職武陵故是中止後抵蠡城任事　各界思自中途輟學誠謂可惜復憶醫道一方苟能精通非僅有益於家庭之便利且隨時隨地救濟患病者亦無窮極如斯復萌故志除應盡公務之餘輒將重取醫書而靜坐諳之一有閒暇則讀而研究之

甲寅歲緣被友人胡錦卿君係江蘇江陰人深識底蘊強勸同設良濟醫局在嘉善治下僕始自愧無能術不敢允前繼一再函來催促並說明施醫藥濟貧病者係良善之舉相告僕思胡君熱心非常施醫惠民眞可難得當時慨前輔助約有半載恍然覺悟既已棄職而求醫學何不延師重行教授免人譏傳庸醫之例幸時遇有袁筱堯先生博覽醫書精通各術惟眼科口症外科爲最長其技就求拜門下從遊三載臨症參考頗能心得丁巳季秋桐廬舊縣埠括蒼同鄉諸慈善家邀盡義務施診戊午年冬回里省親當被戚友勸留懸壺濟世代名稱曰保壽堂開設瑞安城內今秋緣事來紹適閱各報載有省令取締醫生一則讀之不勝懽感但第一攷期未及應試恨自誤過深殊繫念現二期已屆報到考驗荷蒙主試錄取列入第九名刻因第一期考取醫生發起組織同志會聯絡感情起見會址設在紹城大路裘吉生先生醫院內前取簡章適逢　先生在院授閱中華全國醫藥衛生協會章程一份藉

悉期與海內同道共研國粹僕更加雀躍喜出望外遂即塡名入會海內大雅如不鄙棄而辱敎之

孫登號禹廷又號苦匏年五十一歲本籍江蘇金山縣自先嚴遷松後現住松江西門外錢涇橋北先嚴嘯馥精拳術業傷科民國五年去世年巳八十有七矣當先嚴在日無論損傷輕重悉心證治從未計較藥資樂善爲懷慈悲爲念克享上壽者其以此歟登傷科業上承家傳外科業得受於浦江漯水渡蕭秋山夫人夫子名噪江浙求診者日計百餘號凡遇奇異之症應手輒效至今猶嘖嘖稱之矣登負笈較先幸夫子精神猶健診餘之暇以外科手術經驗心得一一指示及門外科一業得力於夫子不少傷科一門承先世薪傳集宜家珍之秘笈近復研究歐西醫藥亦略知門徑前松江勸學會附設體操傳育所任校醫之職暇時又日獵書畫金石以自娛總計生平略陳原委現値　貴會振興醫學衛生之舉亦欣然附驥相從焉

上張壽甫夫子書

法庫萬沛霖

壽翁夫子鈞鑑久違　尊範時深孺慕自讀　尊著衷中參西錄後聊慰凝思蓋既讀吾　師之書仍不啻受敎於　尊前也門生遵用書中各方恒多奇效而其奇之尤奇直令門生歡欣感佩無已時者更在一味薯蕷飲一方也茲爲吾　師詳悉述之　家慈患痰喘咳嗽病三十年於茲矣百方不效且年愈高病愈進門生日夜憂思以爲不能救堂上之厄不孝孰甚焉然亦無可如何也乃於今春宿病既發又添發燒咽乾頭汗出食不下等症生雖習醫此時惟戰兢不敢處方遂請一宿醫診視云是痰盛有火(孰知是肺氣與脾陰腎陰將虛竭也)與人參清肺湯加生地丹皮等味服二劑非特未效遂發燒如火更添泄瀉有不可終日之勢矣於是不敢延醫生原擬用資生湯服一劑亦不甚效轉思此時牛蒡內金於朮等味有未合也因改用一味薯蕷飲用生山藥四兩加玄參三錢服一劑見效二劑大見效三劑即病去

强半矣後去玄參將山藥一兩爲末煮作粥服每日二次間進開胃藥旬餘而安並宿病亦較輕似此足見山藥之偉功迥異於尋常也設生在未讀此書前必將用六味八珍或徧延諸醫雜投方藥愈壅補則發燒愈甚汗愈出稍加清凉則泄瀉亦愈甚其將來之危險猶堪設思乎止此一藥之功能頓使門生獲如天之福此門生之所以歡欣感佩而無已時也吾　師創此神奇之方功德曷有極哉爲此謹禀敬請

鈞安

復高思潛君書

鹽山張錫純

思潛仁兄道鑑嘗讀紹報見　兄議論弘通思深慮遠且更能以西人之醫學排斥醉心西醫者之妄談此尤令人讀之而快心者也弟竊幸吾道有干城既倒之狂瀾不難挽回中流之砥柱有所依歸弟雖樗櫟凡材亦將於醫界中努力自效尺寸期依日月之末光以宣布於當時流傳於後世耳及覩十年月報十二號載　兄惠弟

之書爲重視弟之撰述遂舉醫界中至艱大之責任厚望於弟弟自顧何人敢云勝任然自顧所處何世所值何時又不忍盡謝仔肩也惟望　兄倡導於前弟步趨於後更以紹社爲集點合羣策羣力共集大成以編輯醫學新講義如　兄所謂以科學爲基礎以哲學爲歸宿者弟將拭目俟之也至於醫史之作誠爲盛舉然必以國史所載者爲藍本以各省誌所載者爲備考又宜廣搜名人雜誌中之傳記（如葉天士之奇異醫案皆載梁章鉅之浪跡叢談袁子才曾爲薛一瓢徐靈胎作傳）至於定其品題或心有游移之處又宜登諸紹報以廣集與評弟之管見如此　兄肯援爲同道凡有可效力之處弟實不敢辭勞也至於弟答小農之書原直達小農不料其亦登紹報至謂言有未盡防其再有駁議者原指與辯日繞地非地繞日而言至於肝左脾右之理　兄既有平議一篇以發明之弟惟俟爭先快覩以豁心目勿庸再爲掉舌也耑此敬覆遙頌

著安

覆壽甫先生書

竹餘祥

壽甫先生尊鑑購閱　尊著衷中參西錄書內闡發先聖奧義參以閱歷精微如此傑作堪爲中醫大放光明展讀之後恍若大士在雲端指示何殊飲長桑君之上池水也祥故捧讀不已至歡極之時而心有不能已於言者是以常行露佈耳奈九十八號星刊竟以祥爲知己且贊揚過甚殊屬汗顏夫祥本山僻村夫學識短淺欲求良師引誘而入學無門今既不以鄙陋見棄始知仁義之人必靄然可親不揣冒昧願作遠途門生常賜　教訓實三生有幸矣此請

鈞安

復湖南劉叔純先生書

前人

叔純先生大鑑接讀　尊書

先生以濟世爲懷痌瘝在抱搜羅驗方拯救同胞令人敬仰不已祥雖庸懦尙當免覓驗方數紙（異日郵奉）以應

盛意想海內醫士優於祥者不啻恒河沙數亦必投袂而起定有無數禁方出現也至於催眠一道祥不過略得皮毛安可持以敎人滬上精神學會甚多請學之自能得其奧妙此覆即請

台安

壽裘吉生君

周鎭

吉生先生有道前寄數函諒邀　察入遙企　光儀五衷蘊結敬維　潭祺多吉道履增祥式符下頌弟株守家園乏善可陳每於雲樹之下輒深想望之思因閱本社舊報諸公玉照因憶壬戌之歲爲　先生五旬大慶遙矚　北斗之躔願獻南山之頌但未悉何月降嶽之辰兼以雲山遙隔不克遠道晉祝謹備洋蚨兩元聊申祝

敬不腆之儀萬勿固却專肅敬祝　遐齡兼頌

覃福

謝復周小農擬將祝欵移助報社　裘吉生

小農先生惠鑒疊荷

大教稽答爲歉試藝及藥方均寄上並呈刊稿與原書各一册請　台收先爲一校以便付梓元老母在堂兒女皆幼自己幾忘歲月千里友人反爲我記念年齡遙貺鈔幣兩圓而壽之生我者父母知我者鮑子此二語眞爲元與　公今日今事之所發拜領之下感慚無地惟有將此欵移助於報社因報社得有助欵則元之辦事上精神上皆得易於舒展仍無異爲元添籌也如是　公之賜者功尤宏元之受者且無愧矣除登報鳴謝外合此佈悃敬求同意順頌

侍祺百益

中華民國十一年二月二十日出
紹興醫藥學報第十二卷第二號
（原一百三十期）

歡迎轉載

編輯者　紹興裘慶元吉生
發行者　紹興醫藥學報社
印刷者　紹興印刷局
分售處　各省各書坊

報價表

新報	全年	半年	一月
册數	十二册	六册	一册
定價	一元二	六角半	一角二
代派或一人獨定十份者八折五十份七折郵票抵洋九扣算空函恕復			

舊報	一至十三期	十四至十七期	十八至四十四期	四十五至百十六期
定價	五角	三角	八角	每期一角

郵費	中國	日本台灣	南洋各埠
	加一成	加二成	加三成

廣告價表

等第	地位	一期	六期	十二期
特等	底面全頁	十元	五十四元	一百元
上等	正文前全頁	八元	四十三元	八十元
普通	正文後全頁	六元	三十二元	六十元
注意	所稱全頁即中國式之一單面外國式之一配奇如登半頁照表減半算			

外埠用郵票代洋寄社者注意

一　須油紙襯好

二　須固封掛號

三　以五釐郵票爲限

四　一百另五分代洋一元

零購本社發行書報章程

一　如欲購本社書報者可直接開明書目連銀寄至「浙江紹興城中紹興醫藥學報社」收

一　書價若干按加一成以作寄書郵費

一　書價與郵費可用郵局匯兌其章程問就近郵局便知

一　郵滙不通之處請購（五厘至三分爲止）之郵票以一百零五分作大洋一元核定封入函中掛號寄下（郵票須用油紙夾襯）

一　一人購書報上五元者可將書價以九折核寄上十元者以八折核計零購無扣（購舊報及代售各書不在此例）

一　一人預定當年月報之上五份者可將報價以九折核計上十份者以八折核計

上海粹華製藥廠股份有限公司增股緣起及簡章

【增股緣起】

本公司自創辦設廠迨總發行所開業歷時逾年始獲觀成發行以來頗受各界歡迎並承醫界極端贊助是以持方來配藥水以及購買各種出品者日益增多而各地請設分銷處之函復積如束筍擴充之計刻不待緩爰於陽歷十二月二十六日經股東會議決增加股本十萬圓除已由在場股東認定二千五百股半數外尚有二千五百股以供各界贊同中藥革新諸同志分購庶利益既可均沾而根基愈昭永固敬述增股緣起並附簡章諸希

公鑒

【增股簡章】

一本公司定名爲粹華製藥廠依照現行公司條例以股份有限公司組織之

一本公司營業範圍專以中藥用機器提煉精華製成各種藥水藥精藥粉藥膏藥丸等并買賣關於藥類之附屬品

一本公司原定股份總額爲上海通用銀圓五萬元計分二千五百股每股銀二十元現因營業發達經股東會議決增加股本十萬元分爲五千股每股二十元共計十五萬元

一本公司設製造廠總發行所於上海將來營業擴充得斟酌情形設分廠或分發行所於各埠

一本公司公告刊登上海通行日報二家以上

一本公司凡五十股以上之股東均有被選爲董事監察人之資格

一本公司股東每一股有一選舉權及議決權

一本公司股東正利定爲常年八厘以收欵之次日起息但無盈餘不得提本作息

一本公司股票概用記名式除中華民國人民外無買賣轉讓之權利

一本公司註册已蒙農商部核准頒給第六百四十九號營業執照

一本公司商標業蒙農商部核准予註册保護

董事長 李平書 曹冲叔 余伯陶

董　事 朱少玻 石運乾 馮芝汀 王祖德

監察人 王榮卿 洪承祁

本公司在英大馬路總發行所樓上

製造廠在南市小南門外中國圖書公司舊址

總發行所在英大馬路望平街對面P字第六十一號

如荷認股者請惠臨本公司接洽

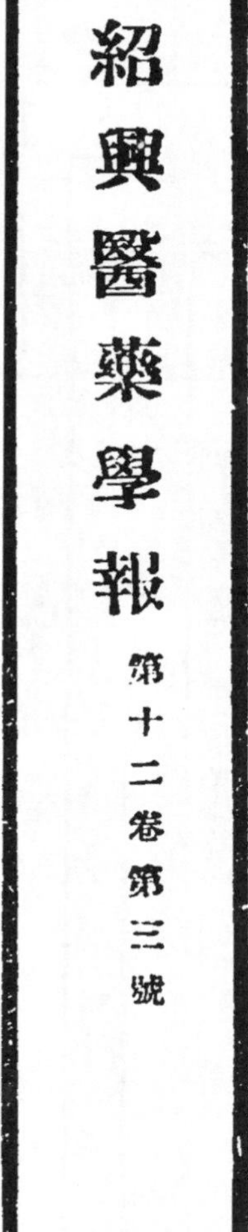

中華民國郵政局特准掛號認爲新聞紙類

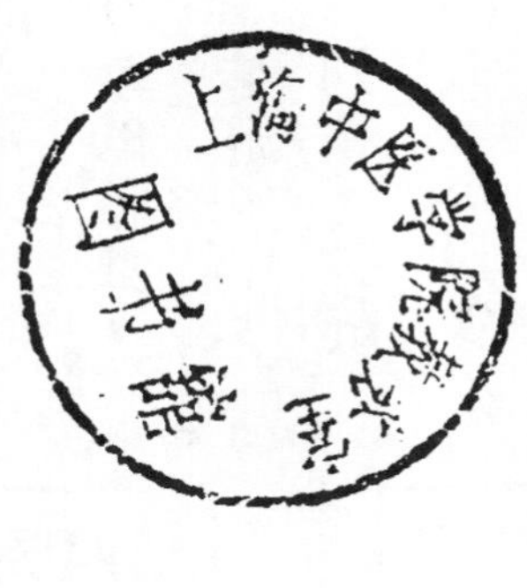

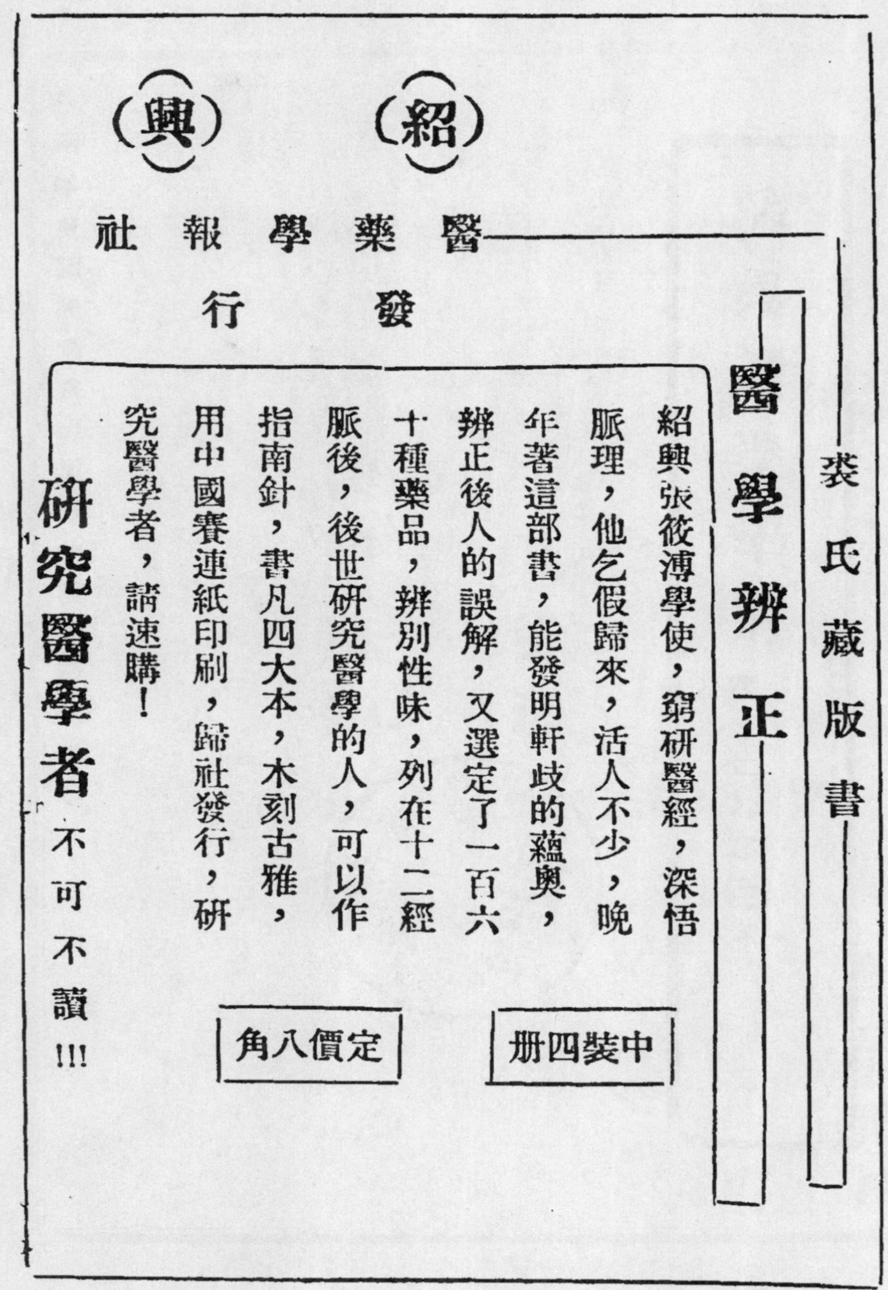
裘氏藏版書
醫學辨正
紹興張筱溥學使，窮研醫經，深悟脈理，他乞假歸來，活人不少，晚年著這部書，能發明軒歧的蘊奧，辨正後人的誤解，又選定了一百六十種藥品，辨別性味，列在十二經脈後，後世研究醫學的人，可以作指南針，書凡四大本，木刻古雅，用中國賽連紙印刷，歸社發行，研究醫學者，請速購！
研究醫學者不可不讀!!!
中裝四册
定價八角
紹興
醫藥學報社
發行

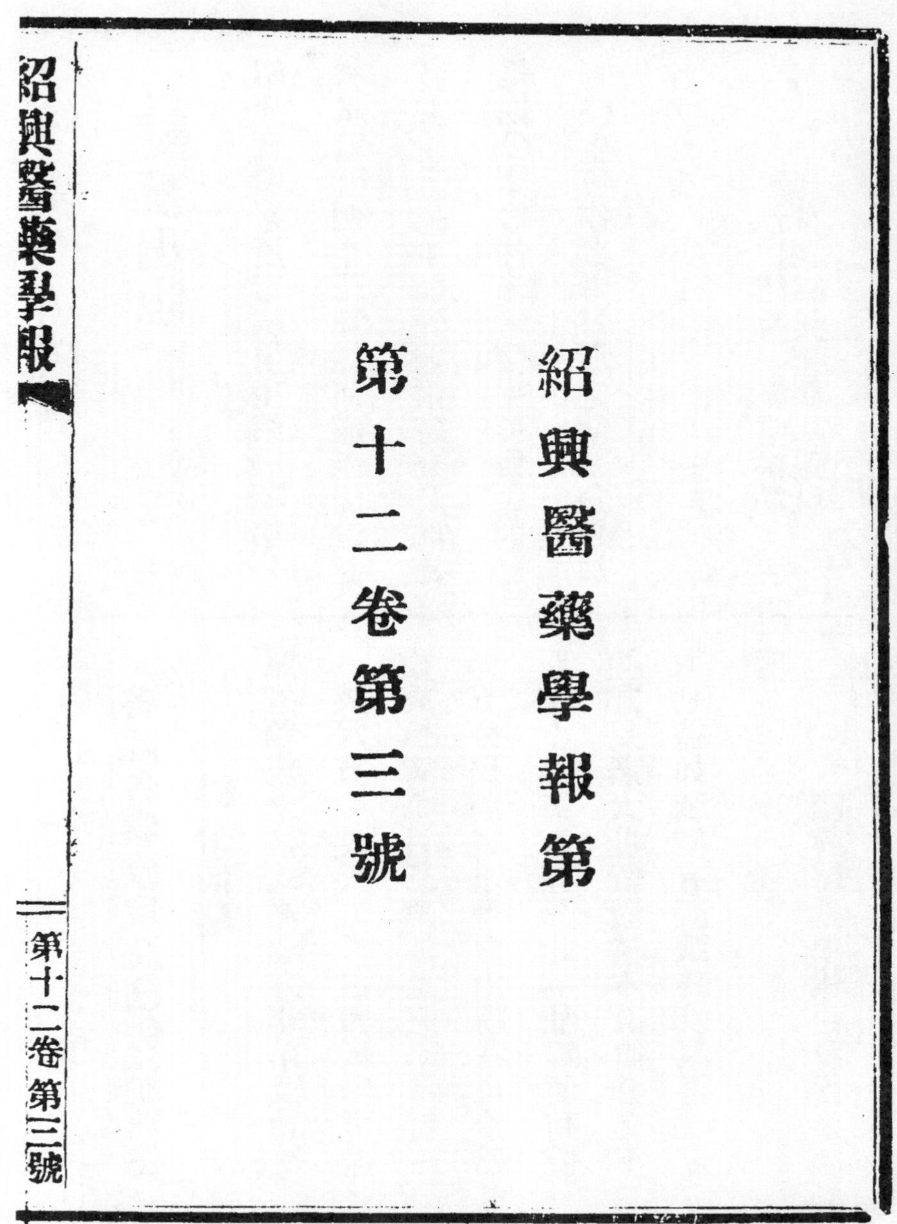
紹興醫藥學報
第十二卷第三號
紹興醫藥學報第
第十二卷第三號

紹興醫藥學報

試藝出版

紹興縣警察所考試醫生第一期第一次試藝計四十三篇經何廉臣周越銘裘吉生三先生加評並附省令及取締規則公文等件未考醫生可作典則已考醫生可作參考每册定價二角外加郵力一分

發行處紹興一誠堂書坊
紹興醫藥學報社

各縣各鎮攷取及已保免醫生

諸公同鑒

照省頒規定格式之藥方連存根計長一英尺寬一英尺五寸白報紙印可襯複寫紙者每百二角油光連印每百一角五分民局寄上帶力由購者自給郵局帶上加每百五分此本社爲便利醫生起見照大批紙價核本計價分文不取利益如紙價有漲跌時或須再改定價

紹興醫藥學報社發行

本報除按月出板一册外凡關於醫事新聞及病家問治原案答方同社友學術質疑研究調查各地醫藥界實况通俗衛生等每星期發行增刋一次全年計五十期定價大洋六角郵寄加力洋二角五分今年一百零一期至一百十二期已按期出板未訂者請速惠款可補自第一期至二十五期二十六期至五十期五十一期至七十五期七十六期至一百期皆已再板彙訂四大册每册都二十餘萬言定價五角郵力一成全購二元郵力一角五分

備酬徵求

甲　本草綱目與拾遺所未載之藥品照綱目或拾遺例證以考據參以經驗編輯之不拘多少品隨時寄社登報

乙　各地西醫及醫院藥房（賣外國藥者）與中醫及藥店姓名牌號開列見示

甲項每品酬書二角至一元有特識者加倍　乙項每件酬書一角至五角後到雷同者減半

紹興醫藥學報社啓

徵求保嬰驗方廣告

嬰孩初生諸病以臍風最爲惡候夭殤其中者不可縷計甫離母腹卽遭慘斃輾轉悲號飲恨夜臺之下此豈投生時所及料哉昔哲間有記載類皆東鱗西爪言論各異向無專書可考深以爲憾爰於前年函登衛生公報徵求時賢研究俯賜驗方編成專書忽忽數年未嘗夙願係因來稿寥寥且有成書所載乎泛方藥用是特登紹報廣告伏乞海內諸有道慈懷濟世不吝枕秘以惠赤子同登壽域是則鄙人馨香禱祝也謹訂簡章尙希　慈鑒

一範圍　以中藥療治嬰孩百二日內諸病及預防法爲限其證案論說並草藥療法均所歡迎惟草藥須採寄新鮮標本連根帶葉詳細說明性質及名稱確著成效者以便繪圖「西藥治法不合鄉隅請勿投稿」

二披露　收到後當次第刊登紹興醫藥學報星期增刊藉資研究合與不合恕不裁復

三酬贈　本書一經選錄出版後按名郵贈一部如有特效驗方及預防法診斷法見惠者另酬相當贈品以答高誼

四截止　以本書付印日爲截止期另行通告

五郵遞　來稿請郵寄浙江蘭谿縣城方肇元收無不投到務請詳註通訊住址以便本書出版郵贈

紹興醫藥學報第十二卷第三號（原百三十一期）目次

論文

紹興醫藥學報

寄周小農君　江陰郁濟𤊹

復郁濟𤊹君　無錫周　鎭

致高思潛君函　陳守眞

致周小農君　王鞠仁

(三)醫事調查記(續一百二十七期)

紹興朱華鄉醫藥界寫眞片　蒲仙舟

拙作勘誤　鎭江楊燧熙

第十卷十一號證治要論四十五章第十六行毫毛卽咳之「卽」字誤刋(及)字第四十六章第六行恐伐之「伐」字誤刋爲(代)字　十二號證治要論第五十章第七行靜則生水之「水」字誤刋爲(火)

書方宜人共識之贅言

盧育和

嘗讀前哲顧雨田氏書方宜人共識說不禁感而歎焉原夫病者有疾總冀速痊醫士書方貴乎共識此人情之常亦事理之所當然者乃今世醫家不重道德輕視生命往往處方之際書案則信筆而揮寫藥更隨心所欲有以矜奇炫異而好用別名者如寫荊芥爲假蘇知母爲連母旱蓮草爲鯉腸桑寄生爲寓木山茱萸爲石棗鶴虱爲火炊草射干爲仙人掌白頭翁爲老翁鬚等類是也有以泥用古名而不能通今者如寫山藥爲薯蕷凌霄花爲紫葳茜草根爲蘆茹皂角刺爲天丁水紅花子爲蓼實土鱉蟲爲蟅蟲醋爲苦酒青鹽爲戎鹽鹿角膠爲白膠倭硫黃爲石硫黃之類是也有以不用正名而直道其俗號者如寫藁本爲土芎辛夷爲木筆花香附爲莎草根地骨皮爲拘杞根夜交籐爲首烏籐天仙籐爲青木香籐竹茹爲竹二青透骨草爲鳳仙花稽海螵蛸爲墨魚骨之類是也有以巧立名目或沿襲俗習者如寫金

銀花爲二寶忍冬藤爲鷺絲參香橼花爲代代花毛橘紅爲綠毛紅鹿茸片爲毛角片雞內金爲雞穀袋去心麥冬爲花提冬等類是也有以省筆便書希圖了事者如寫枳殼爲只壳烏藥爲台烏大腹皮爲伏皮乾薑爲干姜吳茱萸爲吳於萊菔英爲羅卜英全蝎爲全虫之類是也至書藥引則更有許多名目今略舉一二言之如盤龍草即麥稭草帽之邊何不寫明麥稭爲直捷了當千槌木係木匠鑿頭之屑不知載自何書秈稻蓀或書二稻青尚不及寫再生禾較之明顯赤檉柳或寫西河柳仍不如書觀音柳人所易知他如紅棗而書玉紅無異開發貨之單米酒竟寫元火直似汰草字之賬（吾鄉之醫有薛道者每於藥引中專喜寫玉紅元火）凡此種種更僕難數竊願吾儕此後書方勿再蹈斯陋習以免藥肆誤會貽人夭殃則造福病家功德豈不大哉

昔新城鎭有儒醫張潤道不行鄉里藥肆咸輕之一日爲人治病偶書一藥方備

列別名十餘味其案曰肝木侮土土虛生濕濕久侵皮皮膚黃暗暗積起梗梗或隱現現尙易治治遲恐變藥用製毛咀（蒼朮）海南子（檳榔）白將離（白芍）炒王孫（當歸）雀頭草（佩蘭）老蜀將（川朴）建禹孫（澤瀉）黑節（茯神）當道草（車前草）國老（甘草）腹絨落帶子（地膚子）引用烏絨（合歡花）藥肆皆不識令夥友親謁其門敬以禮張始告之雖然輾轉往還致有誤病症經過矣

現十二圩鎭有老醫某（其人長而無術性質尤怪誕詭僻）自號癍醫專談癍神無論何病皆曰發癍（嚇詐病家專索重貲）並令病家設癍位念癍經敬癍香允癍願食發物以托癍（如碱麪饅首鯽魚菇蔴等類）忌他醫以看癍其所書之方慣用忍冬藤人中黃人中白五穀蟲赤芍元參玉露霜花粉雞穀袋棗檳等引用西河柳楊柳頭白茅根竹二靑竹脫竹葉竹筍尖另書秘製珠黃散鶴頂散（據伊伍云係鬱金白礬黃丹等味）活命化癍散（據伊伍云卽生石膏加入靑黛

少許爲末）種種名目非藥肆所能知非某店莫能購其價必算至數元不等詎意病者服後輕症必重重症必亡往往有殺主追伊償命者必經多人排解始了結其事嗚呼若某老醫之技能之名譽之道德如是如是而竟能生存於今日潮流湍急學術競爭之漩渦中豈非吾國社會素乏醫藥普通之智識遂莫能鑑別醫生程度之優劣有以致之乎吾言至此不禁愴然涕下爲病家前途悲也

醫學名實論

諸暨何志仁

有醫之名無醫之實雖門庭如市無足羨也有醫之實無醫之名雖饑餓終身無足愧也蓋名也者賴彼酬我一人之願實也者則我可抱濟世之心有實者無名則可有名者無實則不可嗟乎吾道入品之雜之陋已達極點矣或讀書不成或學業不就或求肩挑手無搏鷄之力或耗家產以致衣食不節皆視醫爲有利無本之利藪遂讀湯頭決數則藥性賦一編號爲儒理方脈懸十數字於壁上不啻植搖錢樹於

門庭身家無吃着之慮矣又有目不識丁冒言神授腹無藏墨假托秘傳執一方以治百病視人民有如草芥噫仁壽之宇則轉爲夭折之天也我國法律殺人者死獨庸醫殺人願其情而略其迹豈不痛哉幸而壬戌開歲取締醫生遠望吾道有興盛之日人民無枉死之憂也

我之對於醫藥界過渡之可喜與紹興考取醫士同志會之希望

紹興王者輔

可喜哉今日中華醫藥界之過渡時代也可慶哉過渡者希望之湧泉也人世間所最雖遇而可貴者也有進步則有過渡無進步亦無過渡無過渡亦無希望其在過渡以前止於此岸動機未發其永靜性何時始改所難料也其在過渡以後達於彼岸躊躇滿志其有餘勇可賈與否亦難料也惟當過渡時代則如鵾鵬圖南九萬里而一息江漢赴海百十折以朝宗大風泱泱前途皇皇生氣鬱着雄心㸃皇其現在

醫藥界之過渡紹興考取醫士同志會之希望歟矢貫七扎气吞萬牛誰能禦之其將來之目的地黃金世界荼錦生涯誰能限之故過渡時代者實千古英雄豪傑學士才人希望之大舞臺也無量民族多數學術由死而生由剝而復由瘠而肥由淺而深必由之路徑也美哉過渡時代之希望乎夫世界之所以長不滅而日進化者賴有改造新風氣新事業之人而已天下事往往有十年以後舉世之人人人能思之能言之能行之而在十年以前思之言之行之僅一二人而舉世目爲狂悖從而非笑之夫同一思想言論行事也而在後則爲同在前則爲獨同之與獨豈有定形哉此過渡時代因果階級之定序必不可避者也先於同者則爲之獨古所稱先知先覺者皆終其身立於獨之境界者也惟先覺者出其所獨以公諸天下不數年而獨者皆爲同矣使於十年前無此獨之一二人以倡之則十年以後之世界猶前世界也故同云者志同道同不謀而合不約而同實孕育世界之原料改造新學術新

風氣新事業之偉人也俗論動曰非古人之法言不敢道非古人之法行不敢行此奴隷根性之言也夫古人自古人我自我我有官體我有腦筋不自用之而以古人之官體爲官體以古人之腦筋爲腦筋是我不過一有機無靈之土木偶是不啻世界上無復我之一人也世界上缺我一人不足惜然使世界人人皆如我人人皆不自有其官體腦筋而一以附從之於他人是率全世界之人而爲土木偶是不啻全世界無復一人也若而人者舍歎息之外無聲音舍待死之外無事業今日且過遑知他日今年且過遑恤明年普天下皆灰心短氣之人而欲望以拏雲之手段回天之事功挾山超海之意氣能乎不能嗚呼同志乎今日醫藥界之過渡時代乎識時務者爲俊傑盍連袂而來攘臂而起正其帆檣奮其櫓篙羣策羣力相與共放乎中流以期誕登彼岸之一日爲二十四史改造新醫藥界之偉人繼神聖相傳之固有醫藥學一躍而爲融貫中西超出全世界之上之新事業豈不懿歟休哉我之希望

於紹興考取醫士同志會也如朝曦初出之血輪上升而漸高如明鏡當空之皓月普照而不偏又如靑年之勇士轟轟烈烈猛進而直前又如春前之芳草蓬蓬勃勃發榮而滋長尤望我同志人人以英雄豪傑自命個個以學士才人自期團結羣力遵守會章磨洗舊學灌輸新知編輯醫藥書報改造中華藥品修正二十二條件組織醫院醫校等毅然決然竭盡能力各皆次第舉行吾儕既受官廳之檢定雖無榮譽之可言即爲醫界之先進幸毋自餒其志氣奮發有爲舍我同志其誰焉爲增進人格計不媿爲開化最早之中華人民爲保存國粹計不媿爲炎皇揚眉吐氣之賢孫爲團體學術計不媿爲全國可法可師之模範日後之光榮眞偉大無匹者也若猶伈伈俔俔泄泄沓沓自尊自大今日雖取之異日必締之我中華四萬萬人民之生命必盡數懸於外人之手而後巳嗚呼過渡時代之醫藥界嗚呼希望於紹興考取醫士之同志會來來來

醫生之普通道德

醫學士孫緯才著

醫生應有之學問　所謂醫生應有之學問者何也曰醫之爲學亙繁而複可以狹義廣義的分析法說明之所謂狹義的醫學者僅就醫術本身而研究之也自其性質言之可分爲生理與診治兩部生理學者研究人生生活之理者也人以何而生何由而長何由而病而老而至於死此生理學之大旨也生理既明始可與言病理而診治之學顯焉病以何起病狀何若病者之年齡體格與其性情習慣何如察之既明乃可與言醫也此診斷學之大旨也自其種類言之則以男女長幼內外等別爲十數種歷代以來至於中西之別皆有所分而西人特見嚴密大抵醫生不必盡能各科要以專治一科或二三科者爲貴若泛習各科一無所精則貽誤甚衆矣此所謂狹義的醫學也世之習醫者固非知此不可雖精粗萬殊亦既耳熟能詳矣抑知醫之爲道操病人生死之權其術至險其責至鉅決非狹義的範圍遂謂盡其能

事今自廣義言則各科學之有關於醫學者甚夥甚夥得分而論之

一曰醫不可不通文學也凡用科學悉以文學爲本而醫學與文學尤有密切之關係製方猶爲文也文理不明方焉能通且醫書至難非盡人能明文學之不究而謂能涉獵醫書者吾未之敢信卽有逞其腦力以强記熟讀爲功者而不明其理死習其訣亦復無益常見鄉村醫生粗知文義卽以儒醫自詡就而詢之一知半解意義全無以此程度亦欲以醫術行世何怪死者之日多也

二曰醫不可不知地理也地方有南北則氣候有溫寒此猶泛言之也更深而論之屬於海洋性者雖南而常寒屬於大陸性者雖北而或溫且以山水地質不同又不能以爲定則若精而究之窮年累月不能盡也尤有地味生物之不同而人之軀體亦爲之殊異若是者皆於醫學有莫大之關係按地利而製方辨體質而施診斯爲得之若以成法言則宜於南者必不宜於北便於此者必不便於彼其貽害又不知

曷極矣

小兒初生用藥論

紹興史介生

嬰孩初生在百二十日以內惟藉乳汁之灌溉未受水穀之精華臟腑柔脆體質柔嫩其患病也雖無七情內傷惟有六淫外感然較諸五六齡之幼童爲尤甚焉蓋嬰孩之病外既有六淫之感受或兼內伏父母之遺傳因婦人懷孕之時若有驚恐憂怒悲哀淫佚之事內感於胎卽爲小兒離腹隨帶之病矣但嬰孩既未曾受水穀精華一經患病豈可以草木無情之藥物療之乎而且兒科古籍擬定方劑與大方脈科之方劑無少差異如瀉肝熱之瀉青丸利小腸實熱之導赤散治驚悸之秘旨安神丸治脾胃實熱之瀉黃散療脾胃虛弱之四君子湯治血虛發熱之四物湯等是也夫呱呱墮地未臻七八月之久齒牙尙無豈能吞服丸藥乎卽大劑煎汁亦難與未受水穀精華之小兒也茲以管見所及如係平常小恙不若以經驗單方療之甚

者飲以中國藥水若係母腹遺傳之症而產婦自哺乳者則以煎劑與產婦服之可也或嬰孩不能服煎劑亦可乳母代服也如此則醫生遇嬰孩之病當辨其證候之較重而定其母服子服之殊矣質諸高明之兒科專家以為何如

醫報宜謀久遠說（寄上海中醫學會）

周鎮

一照山西醫學雜誌第一期贈品四處介紹知者較易且郵遞樣本互相傳觀說項者多

一照紹興醫藥學報辦法中紙中裝（研光紙已佳不必白連史紙）分門別類可以拆釘成書即如醫案筆記驗方每項數十頁多餘可成單行本定價出售

一搜集未刊醫籍按期排登久而成集多餘亦可定價出售

一報紙係實業可以招股以圖力謀持久鞏固基礎不能純恃捐欵客土虛浮預算須籌

一如用中紙中裝刻價既省可以多銷無力之醫家衛生家亦可定購多進學識

一醫家診事忙再加辦報月須集學識資料至百餘頁已屬煩冗似可照山西醫報二月一期

神藥之害人

存仁醫院稿

迷信者以休咎叩偶像究其害耗時廢財而已以疾病求神藥則直以性命爲兒戲矣若菩提弄傳姓之小孩卽前車之鑑也（事見九日越鐸報）盖藥不論中西必有學理經驗之可本至於神藥則一無所本察其方劑如燈草一撮紅棗數枚蓮心幾粒之類用之皆不生影響者也又如薄荷枇杷葉等或爲清暑劑或爲發散劑或爲消痰劑則以傷風咳嗽發熱等病起者較多方不對症飲之亦無大害偶然巍與病合則爭誇靈驗至若陰陽水香爐灰之屬更無醫藥之價値服之者雖不盡如傳家小孩之斷送性命然因恃有神藥忽於延醫浸假而病入膏肓致不可救藥者亦不

知其幾何人耶且人體中之白血球本有蝕菌滅毒之能而肌肉組織皆有新陳代謝之作用故偶染微恙不如依「勿藥爲中醫」之語藉生理之自然作用以治療之神藥而有時奏效者非神藥之眞能奏效也生理自然作用有以療之也世人若爲庸醫誤投方劑致喪其生者則必興問罪之師惟神藥誤人徒委之天命未聞有搗毀神像之舉者噫執迷之甚也願我同胞以傳家小孩作殷鑑勿再用毫無價值之神藥以兒戲其命也

五行之分析的批判

和縣高思潛

五行之說，貽害於中國之醫學至深，中國醫學之退步，卽由於此．攷西洋古代，亦倡地水風火四行之說，迄乎近世，科學日精，化學家羅列天地間萬有物品，一一化分之，得八十餘原質，分爲金屬非金屬二類，較之舊說，負乎尙矣．中國則自古以來，一成不變．；且悉心附會，愈演愈謬，轇轕支離，莫可究詰．如鼷鼠入郊牛之角，愈入愈深，而愈不可出焉．嗚呼！誰生厲階？至今爲梗．

天下事理，每有祇可合觀，而因其固然者；若分析爲極單純明晰之觀念，而以科學之學理，評論其價值，則其謬僞籠統之處，不難隨批判而立顯．卽如五行之說，由前人所演述者視之，非不有條有理也；然一經分析，則神秘而已，有何價值？

五行家以爲天地間萬有物品，其生成也，莫不由於五行；彷彿化學家原質之說也．但原質可化分，可實驗；而五行則否，則五行固非科學也．藉曰：五行爲包括萬有之大類，然由化分由實驗而知之大類，只金屬，非金屬，氣體而已．卽以氣體屬於水類，天地間，亦僅有金水二行也．五行之說，在科學上，實毫無根據．

由五行而生之—赤，青，黃，白，黑，—五色，中國診斷學上，所奉爲瓌寶者，按之科學，亦難成立．蓋天地間之原色，僅紅，綠，紫，三者而已；由此三原色混合而成之橙黃，青，藍等色，則混色也，均謂之色彩．若夫白，黑，鼠色，灰色，薄墨色等，係光澤之濃淡，由色彩旋動時所發之光波也，是之謂光輝，—由是以觀，五色之中，僅赤爲原色，青黃爲混色，黑白則光輝也．

由五行而生之五味，—酸，苦，甘，辛，鹹，—中國藥物學所視爲緊要之條件也．然味實只有四，甘，酸，苦，鹹，是也．辛澀之感，起自皮膚筋肉之收斂，只可名之感覺，不得謂爲味覺也．辛感既非味覺，辛自非味．是則五味之說，以學理按之，又不能成立矣．

處今日科學昌明之世，虛僞不根之說，固不禁其一按，而卽顯其本來．然數千年來，因襲相循，奴性根深，亦不易遽收廓淸之效．斯篇之作，固知不能免於冬烘者之反對，守舊者之譏彈；而以國醫根本所關，匹夫有責，區區之見，不妨備大家研究之資耳．知我罪我，所不計也．

韻語與歌訣

和縣高思潛

馮舒詩紀匡謬曰：「素問一書，通篇有韻．」案周秦諸書，如易經，老子，荀子，韓非等，並皆有韻，不獨素問爲然也．蓋古代無印刷之術，僅以漆書於竹帛，竹重帛貴，不易多得．故師弟相傳，惟恃編成韻語，以便記誦，勢不得不然也．後世印刷日精，書極易得，當無需乎韻語矣．乃後之著書者，每喜將一篇大意，編成歌訣．其意簡，其辭促，仍不能不有需乎說明．夫旣必需說明，則亦何貴歌訣乎？藉曰：爲便利初學起見，致初學者，不導之以取法乎上；而以此等歌訣授之，其終身不能入仲景之室也乎？

且其文辭，鄙俚而淺陋，令人望而生厭，亦非若內經韻文之莊重典雅也。及觀卜筮堪輿之書，泰半皆作歌訣，蓋方技家之習如此。醫學爲神聖之學，何等高貴？而竟下效乎伎流之所爲，無怪乎前人目醫學爲方伎，詆醫生清賤流，甚至有廢醫之論也。

清乾隆帝纂輯之醫宗金鑒，在古代醫書中，較爲詳備。徐靈胎極稱道之，余亦以其說爲然。惟其編輯方法，不無可議。蓋彼於每條之前，將本條之意，括爲歌訣，不脫方伎家俚陋之習，究嫌美中不足耳。好事者，如能將其中之歌訣，盡行删去；而略整理其本文；再加以按語，補其不足；則盡善矣！卽暫以之作學校課本，固亦無不可也。

內經平議

和縣高思潛

內經之爲僞書，古今人論證最多，已無可辨諱。攷其作僞之由，則因古人尊古，非託古，則無由售其假也．淮南子曰：『世俗多尊古而賤今，故爲道者，必託之於神農黃帝．』漢書藝文志所載神農黃帝書甚多，皆淮南所言『託之』之類也．

一代有一代之名詞，一代有一代之文氣．內經文勢條鬯，語氣明白，非秦以前人所能爲也．書中如黔首，方士，元氣，失侯失王，歲甲子，寅時，等名詞，如此類者尙多，非秦以前所有也．攷作僞之風，最盛於秦漢之際，以內經之文氣名詞案之，則內經著者，度亦秦漢間人也．前人有以其文勢語氣，酷類淮南，因而疑爲淮南門客所爲者，雖不中，不遠矣．

內經之爲學也，通貫三才，包括萬變，固非一手所編成，亦非一人之叙論．大約前賢遺說，故老傳詞，細大不捐，有聞必錄．此種情形，今卽本書攷之，猶可概見：如金匱眞言論：『東方畜雞，穀麥．……南方，畜羊．……

西方，畜馬。』而五常政大論作『東方，畜犬，穀麻。……南方，畜馬。……西方，畜雞。』又如玉機眞藏論：『病在中脈實堅，病在外脈不實堅者，皆難治。』而平人氣象論作『病在中脈虛，病在外脈濇堅者，皆難治。』諸如此類，不勝枚舉！蓋本書成於衆人之手，人各述其所聞，錄之爲篇，彙而成帙。其中之同異，或由於傳聞異辭，或由於本相殊異，固斑斑可見也。

五藏別論：『余聞方士：或以腦髓爲藏；或以腸胃爲藏，或以爲府；敢問更相反，皆自謂是。』王冰註曰：『方士，謂明悟方術之士也。言互爲藏府之差異者，經中猶有之矣，靈蘭秘典論以腸胃爲十二藏相使之次；六節藏象論云：「十一藏取決於膽。」；五藏生成篇云：「五藏之象，可以類推。」；此則互相矛盾爾。』是可知靈素他篇，此等方士之言，經採入者，必非少數矣。

總之，內經雖屬僞書，而其精深微妙，對於生理，病理，病機，治法諸端，詳加發揮．後賢如金元諸子，以及清代薛葉諸家，多不能脫其範圍，斯則至可寶貴者爾．近人有以五經爲中國之『學術海』者，吾於內經，亦目之爲中國之『醫學海』云．

書中醫指掌後

和縣高思潛

中醫指掌，又名王氏醫案繹注，江都石念祖所著也．其書，就王氏原案，箋釋其病情脈義；方義之偶闕者，補之；銖兩之不注者，擬之．施之初學，不可謂非善本．顧其對於浮文，大加删芟，爲求簡故，本應如此，然孟英身世，藉回春錄仁術志以考見者，今則不可復識矣．猶可曰，有原書在，可以覆按也，乃書中緊要關節，有時亦在删列，—如附錄中：「某傳一方……」，只有方藥，而無主治，若不讀霍亂論，惡知此與上節相連，用以療治瘡疥者乎？此猶小焉者也；其自序曰：「果得融會貫通，則古今醫籍，兼讀可；緩讀亦可。」又曰：「覽者手此一編，可以尋途軏；資事啓。」是學醫者，只須揣摩王案一書，即足以應世；古今醫籍，皆可不必寓目也。姑無論王氏之書爲何如？石氏之繹注又何如？即岐黃仲景之書，前人尊之爲聖經賢論者，學者苟任執其一，而不博考旁參，則其對於應用，必難收良果。蓋「博學詳說」，凡學皆然；不獨醫也。今石氏之言如此，亦可謂異矣！嘗謂中國醫學之壞，壞於太便宜，由石氏之言，天下之便宜，孰有逾於此者？愚者吾無責焉；乃賢者猶不免以便宜詔人，此吾之所不能已於言者也。

【拙作校勘記】前論嘆中醫之危殆第二行考五金八石之性金字誤排石字　第六行洞陰陽而燭乎幽微及第九行論其病因至廣大而盡精微兩微字誤排徹字論字誤排詢字　第廿七行豈不悼哉悼字誤排掉字

中華全國醫藥衛生協會啓

松江查貢甫

竊聞神農嘗百草以救民生伊尹作湯液以療民疾軒岐述內經之旨仲聖著傷寒之書典策昭垂觀摩有自歷數千年相傳而後開來繼往代有偉人經幾百家考核以來啓後承先尚留餘韻莫謂古人智而今人愚有爲者總能若是莫謂西藥優而中藥劣中肯者亦見奇功聖人云饋藥未達受不敢嘗古人言醫不三世不服其藥生命之關係豈淺職業之擔負非輕醫與藥資手臂之助相得益彰藥與醫相唇齒之依同舟共濟醫而無藥如車無輪藥而無醫如馬無御醫爲藥之先導藥爲醫之後援者也乃自歐風漸被亞雨偕來中學日偷人心好異目外來之品奉爲奇珍視天產之材等諸糟粕甚至抑中者好揚西或逃儒而歸墨喜新者必厭故輒吹毛而求疵豈知扁鵲倉公華陀和緩名賢傑出成效昭然所恨世遠年湮目爲陳跡可歎守關閉戶不思樂羣任他當仁不讓放棄天職多多諉諸我道不行徒喚其難戞戞

于止不知所止自欺而後人欺部令有取締之條吾業在淘汰之列言念及此飲恨無窮然見兎猶知顧犬未足爲遲亡羊尙可補牢不嫌爲晚此志尙存仔肩者豈容稍懈人心未死同聲者盍歸乎來孰非志士繫千鈞一髮之任舍諸君其誰與歸誰無熱忱在逆潮旋渦之中豈吾儕所忍坐視爰集同人發起斯會藉資羣力共策進行合衆志以成城萃羣材於大廈凡我會友諒樂贊襄錫予良箴匡其不逮如蒙契合無任歡迎謹啓

壽裘公吉生五十序

張謌

交友重道而不重情道之至者情乃益深也謌竊思天下之鉅公偉人多矣其在勢也縞紵相贈譜帖相往來酒肉相徵逐忘形骸投意氣之際雖管鮑知心無以過廉藺頒頸不足奇也一旦失勢即睚眦小忿拔劍相揮各不相讓昔日舊情化爲烏有此非情之不深實道之不至也謌年幼識淺兢兢自守不敢言交友非無情也道不

至也而越郡

裘公吉生以報社相識千里神交幾十年矣久而彌淡　裘公不以葑菲見棄切磋琢磨匡扶誘掖及今而獲交友之益始信道中之情爲益深也前閱報端知今歲爲

公五十初度本擬躬拜進觴因生辰尚未詳悉不敢昧然爰爲文以壽之鄙語不足以重　先生而謂自負知先生深而不欲以世俗套語爲　先生壽第言其理而已　先生蓄道德能文章治天下之才也而顧視宦海茫茫棄如敝屣周遊四方胸懷開暢閱歷功深洵非儕輩所能及又慨夫世途荆棘遄歸故里迺輸其資財出其學問辦醫報以濟天下設醫院以救病苦執經問難者得一言而疑團立剖又與四海之聞人學士應期相聚其爲樂當何如他人但謂　先生名醫而已不知　先生非好名實隱於醫也雖然使　先生而果爲達官雖免潮流激盪經濟雖宏一木難支則此清白之軀或難倖免淤泥　先生知其然也見幾而退良相良醫理無二致

他人之爲醫其惠僅及於病人先生之惠惠天下惠萬世上則國粹賴以存下則國粹賴以興以興絕繼滅之功頌先生不爲過非謬之好諛前嘗叙醫士道知　先生之仁慈溢於言外又嘗　壽太母　知　先生家庭其樂融融他日由杖鄉而杖國杖朝老當益壯而吾儕相依師法正未有艾焉鄙俚之辭不足云祝聊伸臑臆之情耳時　民國十有一載歲次壬戌杏月　海虞社末世晚生張諤謹譔

恭頌山西中醫改進研究會並祝　歙縣胡天宗

會長閻督軍古律一章錄呈　郢政兼請醫界大吟壇點鐵

中醫沉淪無底止西醫進步猶未已豈眞中人遜西人祇緣未經研究耳陳法拘泥鮮變通叩以奧秘若捕風表裡虛實症莫辨病夫貽害眞無窮山西督軍閻省長痌瘝在抱關痛癢政餘極力挽狂瀾醫會宏開資培養延聘國手集羣材參觀互證同敲推中西取長兼棄短定有盧扁接踵來會中規模無弗備何使鄙人參末議醫學

雜誌蒙遠賜捧誦迴環經再四鄙人夙昔習岐黃孤陋寡聞心務徨徙茲附驥深秖礪利人利己造相望閣公此舉造民福起死回生同化育行見醫學駕環球蕪詞聊爲蒼生祝

附祝七律詩兩首

醫國何人推擅長同胞萬萬費評量得逢盧扁生今世學貫中西不異方春滿杏林安且吉香飄橘井壽而康病夫且莫吾華誚立起沉痾種自强

仁心仁術久宣揚醫報研求姓字香靈素於今見中土韋周那得擅西方（十九世紀剖解學創自英國韋周醫士）寸心私淑傳三昧千里淵源證一堂我爲蒼生同慶祝斯人應運自歸昌

評徐批外科正宗序

馮叔循遺稿

從來外科鮮成書陳君作此以垂惠後世其心亦良苦矣而徐氏信筆批勒乃以同我者是之異己者非之夫作一事猶不可以衆人之心同我之心況醫爲濟人之仁

術其可以不曾親歷之證之方妄加批斥乎客有過而問之曰然則此書固足爲後世人之津梁歟應之曰信也客曰既以徐氏爲非則君何以亦於原稿中加批註得不自相矛盾乎應之曰余之所批者病其辭多重複且又有俚俗歌詞難醒閱者之目訂是集之許君已先得我心之同然矣造化丹之用紅鉛枯痔散之用天靈蓋以及動用參附於此之類徐氏加勒余甚佩之第所評者多不得其當耳客曰後陳君所作外科之書指不勝接豈皆不及歟應之曰雖有亦不出此書之範圍也世所盛行者莫如金鑑其中頗有發明然細觀其文亦多是此集之原句客曰近有全生集一書以瘡色紅白分陰陽其論最切其方最穩許君已採載其方附於是集此眞出陳君之範圍而具千古之隻眼矣應之曰其說皆荒謬不經只可以欺愚夫愚婦難與識者道焉若遵經而不泥古則陳遠公之秘錄實有可取許君所採他集白降丹九一丹頭二三瓶之糝皆不可信余非自誇優於徐氏蓋研求既久閱歷少深其所

言者一皆親手所爲親目所覩非如世人坐談則是起行則非者信口言之也古人有言曰巧者不過習者之明以上鄙說使徐氏而在今日當亦不以余言爲河漢矣

詠藥七律六首

王蘊如

△橘紅

碧樹春生小白花垂垂丹實正堪嘉陸郎懷爾因稱孝賴氏除痰洵足誇辛散風寒宣肺竅苦溫消結入脾家祇緣樹久還化枳灌溉殷勤待物華

△薄荷

蘇荷香烈味尤濃雨後採來性不同散火搜風兼祛毒柔肝抑肺快疏中失音止咳爲臣使消滯去痰賴化工凉意一腔浮熱減居然頭腦不冬烘

△蟬蛻

半含清氣半塵泥却挂蟬冠快品題身世偏逢三伏暖柳陰曾借一枝栖破除驚癎無煩惱分付兒童止夜啼性是鹽寒能解熱瘡瘍疹痘仗提携

△葱白

芤脈中空想像形葱根剪去管青青白如肺色通陽絡清入肝家動血䶊瘕積奔豚和胃病濕流脚氣走脾經不但陰毒能排泄二便疏通分渭涇

△水萍

撩亂楊花吹滿汀誰教春晚化浮萍根拕水面絲絲白葉簇晴光點點青氣味辛寒能解毒退除狂熱得清寧濕家煩渴須行水散汗尤稱紫背靈

△木賊

藂生水際出秦瀧無葉無花節本空甘苦耐寒高士性輕浮散火大王雄益肝止疝還能治瞖積祛風尙易攻翳目不堪頻下淚剔開雲霧覩蒼穹

第十九章 骨脫節，筋骨扭傷，骨折斷

骨之在關節間脫離其位置者，吾人稱曰骨脫節Dislocation其因伸張過度，致受重傷，而少數之交節筋及靭帶，亦隨之以扭動者，稱曰筋骨扭傷Sprain又或不幸身體內之骨，受猝然之重創而致破裂者，則稱骨折斷Fracture

第一節 骨脫節

所謂骨脫節之病症，卽骨失其原有之位置是矣，故通常之法，卽回復其位置而已足，然此事當請醫生爲之，蓋醫生者，手術精通，能使其安然復於固有之位置也，

第二節 筋骨扭傷

人當不幸而扭傷其骨節時，智者自能立延醫生以驗傷之輕重而爲療治，當醫者未到之先，宜解去傷處之衣服，而以冷水或酒精潤濕之，緊縛以布，

以暫救濟其痛苦．如醫者路遙，不能即日延請者，則受傷之骨節處，宜先潤以沸水，以後漸用凉水；當水潤濕患處時，或傾注於其上，或洗滌於其表，方法雖異，而其效則一．待其苦痛漸减，則以久浸酒精，或浸於秋季落葉時開花之植物及軟膏中之綳帶，緊縛於受傷處之骨節上．縛後一二日，宜靜爲保護，勿使骨節震動．過此，則日按上法施之，以防止骨節之殭直，而待醫生之治療焉．

第三節　骨折斷

骨患折斷之病症時，能接之適宜，則斷處之骨，自能時時修補．玆所謂接骨，卽將折斷之骨，依其原有地位，雙方接合，使無間隙是矣．然接骨而欲其適宜者，非外科醫士不能優爲之也．如臂間或腿部之骨折斷時，則接合後須緊縛以木片，以保持其地位，直待所接之骨完全生合而後巳．常人之骨，自折斷至生合時，約須六星期至二閱月之時間；至若受創之重者，欲其痊瘳，則更費時日矣。

第二十章　吾人之運動若何

有取荳鞄或彈丸而擲之者，設其八而無骨，豈能之乎？雖然；設徒有骨而無其他，則其爲無用，亦與無骨者等。讀者試納球於手，具適當之姿勢，而爲擲球之運動時，必已彎曲其右手而勁直其左臂；左腿直向地板，右足則稍屈曲，而身體則使之凝硬。然而爲此之姿勢，無骨固不易；無筋肉尤難能也。

第一節　筋肉之組織

無脂肪之肉，卽構成動物中如牛羊體內之筋肉者也。吾人身體內之筋肉，亦由此無脂肪之肉或鮮肉而構成。讀者可直垂一手而以他手緊握上臂，則臂內之骨，可得而辨；然試上屈其臂而再握之，則覺臂部所有者，盡屬筋肉。身體內各部，幾無處無筋肉；故總計之，其數約及五百，組成全身之半而有餘。吾人日食之滋養料，大部供給於筋肉焉。

筋肉有收縮并復使伸張之權力。當其收縮時，亦聯帶所附之骨而運動。人能握拳上屈，即由上臂之筋肉上舉之力所致；又如舉腰行步時，亦所以收縮腿部之筋肉，而運用其腿骨焉。

第二節　隨意筋與不隨意筋

筋肉能隨吾人之意向而運動者，謂之隨意筋 Uoluntory Muscles；其運動不受吾人意向之支配者，謂之不隨意筋 Involuntory Muscles。故人體中之筋肉，有隨意筋與不隨意筋之二部。換言之：即筋肉之運動，有隨吾人之意向者；亦有越乎吾人之注意力者。若頭，若臂，若腿，若手指足指等，

中華全國醫藥衛生協會會員錄（十三）

刁質明字守愚年四十歲江蘇南通人現住崇明外沙强明鄉幼受業於高際雲夫子門知我貧而不取脩金稍具知識家嚴惠三公知醫喉科尤爲著名卽命在家學醫且云人生於世當精醫術以活人遂繼起醫學三載隨父診治六載家嚴物故喉科之經驗稍得而內外各症尙欠研究功夫賴有內經金鑑內外喉科遺書時時研究漸由正路以成家君之志民國甲寅歲入浙江甯波中華衛生公會爲會員徐友丞君發明各種經驗良方並介紹報社各種醫書細心參考獲益良多乙卯歲本邑發起神州醫藥分會謬任評議員之職因意氣不合未得成立丁巳歲本邑有縣立公共醫所之提倡純用西法紳士邵友梅魏修甫令爲所長立案請委明以宗旨不合未隨所勸同學楊清源患喉蛾而服丸不發鄉老楊興華患濕溫下痢而服藥卽愈去年冬合賜「妙術如神」匾額溯十年來負笈來學醫術得能診治者十餘人以

胞弟守先及沈光漢爲著今則四方求治應接不暇有不遠百里而來者幸胞弟亦能診治方不致誤乃蒙鄉紳士商之贊揚自問雖有心得終以未窺全豹爲憾今承貴會社主任吉生先生謂加入協會甚歡迎揚願遵章入會換我舊俗氣增進新智識不亦快哉至行道一端不論富貴貧賤不計診金多寡有請便往體恤病家此卽明之心思藉以宣告

劉德溥字振青年四十三歲祖籍紹興縣專門眼科在餘姚行醫二十年於光緒二十五年正月十五日入紹興壽明齋眼科醫局肄業二十八年四月二十日畢業派餘姚城區錢江弄壽明齋眼科醫局主任迄今二十年遠近皆知現兼任浙江陸軍第一師第二旅軍醫官

謝廷鏕字濟良現年三十二歲浙江餘姚泗門鄉人先祖馨齋公幼時禀賦孱弱嗣因家務冗繁積勞成疾漸至疲羸延醫診治屢鮮效驗後得執友良言指導注重修

養靜坐併參考內經金匱本草等書審察藥性詳究方劑如是數載病脫體康然已稍知醫理復欲察藥之形色氣味創設藥肆於周巷名其堂曰遂生蓋寓己身得遂其生之意也並命家君迪銘究心岐黃以己之心得口授手指雖寒暑不輟焉家君（現年五十四歲）幼時雖得祖父之口授心傳猶恐見聞未廣又受業於紹郡孫端著名內科陳瑤笋夫子門下臨證實習五易寒暑回巷懸壺爲人治疾不分貧富治愈疑難危症數不勝計廷鑣夙承庭訓旁及醫書自十八歲至二十三歲晝則侍診嚴案夜則誦讀醫籍至二十四歲應鄉里父老之命懸壺泗四雖問診者不乏其人然竊恐學之未至猶易誤人於是博考研究藉免隕越去年晤康君煥章談及得悉紹興醫藥學報內容富饒發揮醫經意旨不少遂購閱一份果益我智匪淺今中華全國醫藥衛生協會成立不揣菲才加入貴會啓我愚魯匡我不逮是所殷殷期望焉

徐介人一名莊爲浙江餘姚人年五十有二尚未懸壺幼業儒遊庠後曾涉略醫經藉以消遣尋聞醫生某誤出方治致成壞症識者非之某赧顏無地甚至假作問疾竊方而去介聞而悚懼於是行一業視爲畏途厥後科舉廢止士無適從加以家人連年病擾延醫診視恒以誤藥而致不起歲乙卯館異鄉秋季伏暑暴發求醫買藥倍極困難噫不明醫理所遭若是乃始悔從前之進行不力而阻於半途矣於是檢點篋中重修舊業偶有心得或著爲論說或編爲歌括以發抒意見然學業無窮今日自信爲是安知後日不自笑爲非故不敢率爾付梓以公同志茲聞中華全國醫藥衛生協會將舉全國之醫藥家衛生家萃於一堂互相磋切介也躬逢斯盛何幸如之謹述始終伏維

察核果蒙惠納無任歡欣

周康年浙江餘姚人也現年四十有八懸壺於姚邑北鄉周巷鎮專治內科康之先

祖父諱滙水補博士弟子員以體素弱乃棄舉子業而潛心醫學學成應世爲社會所信仰時康尚幼稚雖常得口授幾如馬耳東風過而不留及年稍長有志於學而祖父即見背雖遺書俱在而無處問津困執甚焉爾時慕祖父之名踵門而求診者猶陸續不絕幸有同里吳則援夫子繼而應之夫吳夫子爲前淸廩貢又熟諳岐黄術康於是得沃叨教益者四五年自吳夫子棄世康遂襲祖父之舊業而懸壺焉時年方二十病家以康經驗未富殊少過問於是得悉心研究者復十餘年自是而後臨症立方自信略有膽識竊歎數十年扶牆摸壁進步紆徊無他山之借助故也今聞紹城諸君子集合社會藉爲交換智識起見義旗所樹海内向風康不敏願執鞭以隨諸君之後惟

貴會諸君鑒納之

魯梅臣現年二十九歲浙江餘姚人研究醫藥已歷十餘寒暑而於內科一道自信

頗多心得故爲人治病僅以內科爲限自懸壺本邑菴東市以來就診者日多經驗亦因之日增然學無止境豈敢自以爲足故願加入貴會隨諸君子之後互相討論以求精進爰述履歷如上併寄上入會費及常年費兩元至請

察核入册即賜會證寄至餘姚滸山高𦾔眼科醫室轉交梅收爲盼此上

中華全國醫藥衛生協會諸君台鑒

宋汝舟號仲樵年四十一歲住江蘇松江西門外竹竿滙第九十八號業內外科祖傳醫學已歷三世祖芳蘭父雲峰伯父雪峰向在溧水水渡行醫名望頗著授徒數十人如姊丈楊湘帆在馬橋行醫亦頗有名望汝舟因松地來診者甚形不便故遷松已二十餘年凡遇疑難險症無不悉心診治近又研究臌脹藥方修合成丸頗著成效

致裘吉生君書

康維恂

吉生社長先生鈞前粵自丙辰之冬投社報拙稿數篇遂荷錯愛逾恒交訂忘年迺韶華荏苒於茲七載回憶七年之間幾於無月不通信無事不心照斯雖出於先生之摯情想三生石上非無夙緣也日來陰而多雨頗屬瞀悶誦溫故知新之句翻閱昔年舊報又瞻雍容玉照屈指計之忻知歲次壬戌爲先生五十榮壽正欣喜間忽見郵到新報一卷從快展閱得悉周君小農已有南山之頌五福之疇如周君者可謂先我而行矣奈先生熱心社務擬將祝壽之儀移助社中由管見窺之竊以爲未盡之善蓋先生爲社務既犧牲無量精神何再移欵助社胡勿將此次桃儀另行善舉或作創辦醫校之基礎金魯直之言未審能當萬一否但恂原擬壽誕宏開之辰恭詣高堂敬獻九如之頌惜乎如周君所謂未悉何月降嶽之辰竊恐虛懷熱忱雖舜江

稽水一葦可航悵恂俗務冗繁一屆覽揆良辰亦恐難遂私願茲謹與家兄煥章合
呈菲敬一函（銀洋四元）藉申賀悃卽乞
莞納不腆之儀深愧無以將敬也餘事另詳專此恭祝
千春敬請
德安並頌
覃庭全福

贊成壽銀移助報社經費函　周鎮

吉生先生有道　手書聆悉試藝藥方紙樣等均收到校稿勘過連同原書郵上請
檢收至個人區區祝敬蒙
先生移助報社經費無任欽佩憶去年張喬公因友儕誠意慶壽登報啓事勸其折
送現洋以作公益賢者舉動相類如是鄙人極端贊成明知細流勺土聊盡微忱然

如此辦法彼此情誼均至諸以前後之函登入通訊以爲紀念

【附白】紹興醫藥學報社前後主任諸公於僕無一面緣惟改組之初家嚴於由滬返錫火車內購有申報登有紹社啓事不佞一見之下即通函投稿若謂起因僅神交耳顧限於經濟贊助至少　諸君與　裘君有交誼者聞其五秩初度必有如僕所爲者愚意竟可改良不備禮物盡送銀元送入報社取一收據移助經費蠲去虛糜而作公益諒必有同情而贊成者

致裘吉生先生函

凌　詠

吉生道兄社長鄉台先生賜鑑（中略）兹閱二號書報見周小農君致祝台端嵩壽得悉本年適値執事大衍降生華誕之期第未悉何月何日爲憾爰擬集句楹聯（附錄於下）遙祝『八千爲春以介㦤壽』『五十曰艾稱彼兕觥』三多九如之慶附上祝敬鈔票兩元

至希　察收聊伸微悃心敬而已幸勿見鄙是荷（下略）

致蔣璧山君書

倪　如

璧山先生大鑑：足下以陰陽五行之說，解答高思潛君產後陰合而不開，及產後陰開而不閉二案，錦繡文章，躍於紙上，惟句句不離乎陰陽二字，恍惚如新文化家之句句有的字之白話文也，閱之使人疑惑，視此陰陽二字，可以作內外，又可以作氣血，又非似二種物質，餘亦別無驚奇之譬喻，下走不敏，敢以避除陰陽二字，取君之文意，以答高君如下：「夫氣貴通而主開，血貴靜而主闔，故氣血調和，則開闔如意，若氣虛，則開而不闔，血滯則閉而不通，是以血滯之症，法當疏血利氣，氣虛之症，法當滋血正氣，猶大便閉結者，係胃液之不足，滋胃液卽通，（何故承氣湯，不名承陽湯，增液湯，不名增陰湯？）大瀉後，肛門洞開，如竹筒滑利不禁，因氣虛；而血之轉運之力，（故溫中益氣湯，有益氣二字，六君子湯，未有陰陽等字攙入。）故凡合而不開，當責之於血，開而不合，當責之於氣，則事無不濟矣，足下以謂脫去陰陽二字，理解尚仍明晰否，希答覆！第三案，高君已於一號月報中函詢，恕不瑣語矣。（下略）

寄周小農　郁濟煐

小農先生偉鑒昨接華函並易簡集驗方一册第二十年來煩於診務無暇著述只有雜論兩本係前在先師李氏處之課藝餘有醫案存參兩册乃數年以來所積方案因擇其奇險之症集成名曰存參者非敢曰可存也姑存之以備參攷云耳明年擬錄副本請

先生斧政吾邑先輩刊行之書惟有錢信甫增改湯頭歌訣一册實價一角五分其餘別家著述甚多惜皆未刊行敝處藏稿數種名目開列於左敝先師李克仁外科

醫案兩册　鄧子英醫案一册　柳寶詒醫案一册吳士瑛痢疾明辨一册　姜鴻儒巧綉金針一册　丹徒王九峯醫案三册其餘容後查得再行續告耳　貴處先翟過玉書著有外科一得錄未有刻本未識

先生有此抄本否無錫別家著述未刊之稿還有種數若干請詳示之　尊處如有令先師張公未刊過之抄本醫案與著述以及別家所著願與鄙人交換借抄者弟無不贊許也專此佈復卽請

道安

復郁濟煐

周鎭

濟煐先生大鑒接奉手書聆悉　尊著醫案存參暨雜論兩種請錄示副本以便先覩爲快目今西醫常識吾中醫不諳醫病以爲藏府自有愈病之能力不佞閱歷有大症非中藥不愈者如能錄存亦可參考卓見與愚見相同敝邑前賢醫案有王旭

高臨症一助八本黃樂庭醫案四本瘍科圭臬二本以上三種裘吉生君已錄副本此鈔本也已刊行者有瘍科心得集四本洋陸角高錦庭著治疔彙要二本過玉書著全外科一得錄坊間未有刻本理虛元鑑柯懷祖刻已採入世補齋醫書其有僅列縣志而坊間無刻本者如吳廷桂傷寒析義十四卷又著灰餘集六卷張用謙著醫方摘元徐吾元著醫經原旨朱淇瞻著誠求集高梅著嘗藥本草葉子容著痘學眞傳八卷之類遍訪書坊俱無流通更有古本解圍元藪爲黃樂庭氏所刻亦無售本惟裘吉生君已藏鈔本愚意吾　兄所藏宜擇尤付刊以謀流通亦先賢著世之本意嘉惠來學跂予望之（下略）

致高思潛君函

陳守眞

思潛先生：

我對於陰陽五行的舊說，很有反對的深意，所以拙著「上古天眞論今釋」的文中，有說他恪誕支離，不可窮詰的話，又有其精義深堪味焉的一句，因爲我想到中古毒的舊人，學識不明，沒有理解力，遇著一點事要解決，就用全無道理的定義，枝枝葉葉，亂拉一頓，拉到二三句，不倫不類的話，來做根本，就算解決了——後世人雖然能夠應時勢進步，但是沒有元理清楚的根本救濟法，恐失去自己的地步，受社會淘汰，不敢另外立根據和道理，却只是和人瞎辨，不懂道理，偏說是道理，來拖住人家，和他們同入迷途，算自己的光榮，所以我的意見，要把這陰陽五行……舊說廢棹，必要用根本的救濟法，使中舊毒的那般人看了，也視爲可以改革的，總之我國的醫學，現在還沒有一定的指針，責在我們後起的青年啊！

我對於研究學問，很是虛心，要是確以理解力，來解釋我的疑義，我無不傾心的拜倒，去年我和竹餘祥先生討論鬼病——其實我這人很多疑，雖確信催眠術能療病，確信宗教家的神話史，不公於現代……然而竹君解答我的文，有不能成立的話很多，反把我的疑義，更深一層，你從前在星刊上所發表的那篇「鬼的研究」，是不是受我們被動？——我們對於這種學識，也不可不涉略，然而處在近世新潮劇變的時期中，不要像中古毒的那般舊人，被習俗迷昏，不能了解新的學識，纔有把陰；陽；五行，……不經之說，視爲不可廢去的話，這種人那裡可以進治事做人的逕路呢！至於近世談古的人，也多不曉得古學的所以然，從此瞎說的，益發多了。我用代數學的眼光，想到陰；陽；五行……等名詞，不過是一種代替字，又何必拘泥著有不能廢的道理呢？你的意思怎樣？

復周小農君書

王鞠仁

小農先生大鑒辱 書誦悉承

示醫報宜謀持久熱心厚意感不能忘謹當提諸公議遵利便當行之敝會肇創伊
始諸待平章全仗
策勵進行以宏規劃
先生學術經驗蔚爲人望而又有志於醫學之振興求之當代醫家殊所罕覯仁嘗
念中人無組織力百事因之渙散醫之每況愈下正復坐此病也今幸羣趨潮流力
圖自救各處醫會之興亦不在少矣或者窮通而變漸有證明之象耳敝會第二期
雜誌約在新正二月間發刊尚希不吝宏章以光篇幅幸甚幸甚蒙
賜　陸君大箸　丁先生一册已遵
命送交其一存會藉便觀摩并此道謝　陸君處已寄雜誌如承
介紹惠賜箸述以餉同人尤所盼禱謹此奉覆順頌
年禧

馬山做藥生意的店，有五家，列表於下：

店名	經理人姓名	備考
養和堂	馮運生	貨眞，價又公道，馮某人極和平．
泰和堂	馮連生	同養和堂．
回生堂	潘阿炳	村人叫他做小回生．
老回春堂	潘長齡	約莫開設了百餘年的老店．
鶴年堂	趙福林	係新店，不甚得名．

附錄

馬山市西安堡，（土名坊裡．）住着許多墮民，開設了幾爿糖坊，製造的糖餅，（俗稱墮民糖．）可以醫傷風，他的製法，是麥芽發酵，同麥芽糖的製法相同，所以他的功用，也與麥芽糖相仿，綱目中所載的飴糖，同是一物，村人患傷風的，購食的很多！

朱華鄉醫藥界寫眞片

蒲仙舟

朱華鄉之區域，在紹屬南門外一帶，大小村落，共有一百十九村，人口計四萬八千九百有奇；在紹興縣下，於七十二個鄉裡，算是第一個頂大的大鄉了，做醫的不下五六十人，照章檢定的，到祇有一位姓王的；做藥業的，也有九家，我和這般人，大半都是相熟的，其中的醫生，無色不備，高明的實在沒有，庸劣的所在皆是，又有目不識丁的，亦自命爲醫生，鄉人每受其愚，我舊年聽見有句話，今年官廳要實行取締醫生咧，且看他如何取締淨極；這却莫論，我再說朱華鄉醫藥界之大要，可分做市醫市醫，市藥村藥兩部；醫之庸劣的，反爲得法；藥之劣僞的，反爲發達；其中之奥姿，眞非局外人所得而知．大抵皆由聯絡地慿及空手黨，和酒肉做成的，我今憑着自己的良心，誰是好，誰是歹，我也不好輕易批判人，要請閱者諸君，看後面姓名錄中，所記的他們履歷和近況，自己批評才是．今先把他們的事跡，切實調查出來，我把所調查的，分做兩部，第一部市醫界，市藥界，（以南池坡塘謝家橋三處爲限）．第二部村醫界，村藥界，（以朱華鄉之區域內者爲限）現在先把第一部的調查，報告在下而．

第一部　市醫界

姓名	履歷	科別	寓址	近況	餘載
陳雅堂	燒餅司務	內兒婦三科	南池市恒德堂藥店	生意發達	專講結交朋友應酬酒飯其實胸無點墨
裘濟源	藥店夥	同上	南池市天瑞堂藥店	同上	臨病家先說我是藥店夥開方則別字甚多

陳元軒	同上	外科	同上	生意微細	瘡名隨造吃藥隨撮不開方
丁世傳	藥店夥	內外各科	南池市永生堂藥店	同上	識字無多專講欺騙怪象迭出
張濟生	沈智明授	外科	南池市後菴中	生意不佳	似通非通嗜好太多
馮舜智	藥店夥	內外科	坡塘市仁壽堂藥店	同上	假充斯文笑柄百出一身兩役
史寶堂	扇司務帶做道士	各科	坡塘中市	生意發達	專用符咒能念龍虎經鎮病越鐸目之爲妖匪
徐麗生	世醫	產科	坡塘市仁壽堂藥店	同上	吃嘴時鬧笑話文理不通
鄭紀春	世傳	傷外科	坡塘市長春堂藥店	不甚得法	略有門徑
王者輔	世醫	內科	同上	同上	照章檢定
俞在溶	藥店夥	附做內兒婦科	坡塘市靈芝堂藥店	同上	略讀湯頭歌訣

王介眉	山裡人挑柴賣笋	內外兒婦各科兼種鼻苗	坡塘市誠濟堂藥店	生意發達	專講包醫夏秋之時挽親假來送匾其實胸無點墨一病不識
屠月舟	未詳	內兒婦科兼種鼻苗	謝家橋市本宅	生意得法	略通文墨工於酬應
秦廿祿	未詳	內外科	同上	生意甚微	自稱出身政界於文字上觀之不符
孫德遠	藥店夥	同上	謝家橋延齡堂藥店	同上	一身兩役識字無多

第一部　市藥界

店號	地址	近况	餘載
恒德堂	南池上市頭	每年乙千五百元	內部時有衝突
天瑞堂	南池中市	每年藥生意約乙千七百元	惜乎帶做酒米生意
永生堂	南池下市	每年五六百元	近年折蝕頗多

仁壽堂	坡塘市岳廟橋下	每年九百餘元	歷年折耗用人不善內容空空
長春堂	坡塘米市街	每年乙千元	尚能認眞改良稍獲微利
靈芝堂	坡塘魚市橋	每年六百元	內容甚爲腐敗夜間爲賭徒之俱樂部
誠濟堂	坡塘上市頭	每年八百元	日則吹牛夜則聚賭貨色十有九僞分量亦不足
逢春堂	謝家橋市	每年七百餘元	資本尚足
延齡堂	同上	每年六百元	尚稱穩當
百壽堂	同上	每年五百元	勢難支撐

第二部　村醫界

姓名	履歷	科別	寓址	近況	餘載
邵厚甫	自稱世醫向來上山	內兒婦針灸科兼種鼻苗	干溪中許	生意發達	毫無學問僅識之無

邵岳福	即厚甫子	向在坡塘仁壽堂學藥店夥今亦同父行醫			據云在私塾讀書一年
葛楚梅	開鄉下店兼做紙紮	內兒婦科	胡家搭	生意甚微	文理甚通兼看風水
葛大介	樵夫出身	針灸內外兒婦各科	梅園嶺	甚得法	方紙字畫多訛莫能辨認
任紹英	塾師充過小學教員	內兒婦科	棲凫横河徐宅	不肯診病	頗能勤學可謂錚錚佼佼者
方伯良	當夥	同上	同上本宅	求治甚多	略讀湯頭假充內行
方阿林	少年遊走江湖	傷外科	同上本宅	專講包醫	日在茶酒店吹牛
蔣文煥	私塾師	內兒婦科	棲凫直河徐宅	一身兩役	大言不慚信之者頗衆惜乎技淺
徐景康	藥店夥	同上	同上後弄	甚微細	略看醫宗必讀
周愼齋	灰店夥	同上	琶山本宅	兼設私塾	文理通順惟嗜好深
陶和高	向係當夥後走江湖	內外兒婦針灸各科	琶山本宅	沿村抖醫	略看驗方新編等書

孫王海	藥店夥	內科兼針灸	琶山下王	不甚發達	僅知藥名
滕長生	採掘草藥	自稱內外科別號滕半仙	李家溇	甚微	目不識丁
婁寶林	染店夥	內外針灸各科兼開私塾	江家溇	甚發達	老氣橫秋毫無學識
朱茂信	務農	喉科專敲竹槓	南山頭	甚發達	每年被其所誤者不下二三百人
高品記	同上	同上	刁塢灣里	每日數人	僅知十味藥名
孟紀發太很	專挑兒驚痧氣	同上	大爿田		不諳穴道亂挑經其挑者囑病家不許醫治尤爲可嘆
潘福昌	染店夥	內兒婦科	王家封	甚微	略知醫宗必讀
唐景福	有扇司務兄弟二人	內外科	同上	專工抖謀	鄉愚無知每每受騙目不識丁
許天華	衣莊店夥	灸科	同上	婦女頗信	不諳銅人不知穴道一味瞎灸而已
尼瑞姑	世傳	眼科	同上渡船頭	不能開方	外省來醫者日有數十人生意年約三千餘元本鄉醫界之首

諸廿四	務農	專挑驚痧	諸家封	夏秋甚忙	往其挑者囑病家不須吃藥尤爲誤人
謝萬茂	藥店夥	內外科	鄭家搭	甚微	僅知藥名動手亂開
茹子琳之妻		乳科	王婆漊	其發達	開方尙有所本惟膏藥太貴
虞唐氏		內外針灸驚痧	秤勿漊		近因年老落菴踵門求治者尙屬不絕
僧悟覺		針灸科	琶山菴	不甚發達	
僧小才		同上	新菴	同上	
沈春泉	羅越峯授	內婦科	華家漊	同上	頗有維新知識文理亦優
鍾午橋	私塾師	同上	下乙漊	同上	文理尙通
馬仲炘	同上	內外針灸各科	木栅長溪口	甚微	大言炎炎工於吹牛拍馬毫無尺度
諸國良	藥店夥	內外科	星橋頭生生堂藥店	甚微	字多差訛

施惠芳	未詳	內兒婦科	灰灶頭本宅	其發達	文理尚通
朱麗生	乞丐出身	同上	紫紅山泰山堂藥店	同上	目極近視胸無點墨工於欺騙
湯揚謙	塾師	同上	花塢本宅	其微	略窺門徑
羅梓琴	向無專業	同上	嶺下本宅	其發達	嗜好甚多工於吹拍

第二部　村藥界

店號	地址	近況	餘載
生生堂	星橋頭	每年四五百元	其店本由王家塢阮某所開現歸張某包開
泰山堂	紫紅山	每年七八百元	生意尚佳惜乎不得其人

上面所列的二部份，是朱華鄉醫藥界的寫眞片了，還有那醫門的外道很多，如狗眼，巫婆，靈菩薩，榀頭腦，及各廟的希希奇奇的藥籤，古古怪怪的陰陽人，容在下慢慢地細細的調查出來，再來報告。

中華民國十一年三月二十日出
紹興醫藥學報第十二卷第三號
（原一百三十一期）

歡迎轉載

編輯者　紹興裘慶元吉生
發行者　紹興醫藥學報社
印刷者　紹興印刷局
分售處　各省各書坊

紹興醫藥學報

報價表

新報	全年	半年	一月	
冊數	十二冊	六冊	一冊	
定價	一元二	六角半	一角二	代派或一人獨定十份者八折五十份七折郵票抵洋九扣算空函恕復
舊報	一至十三期	十四至十七期	十八至四十四期	四十五至百十六期
定價	五角	三角	八角	每期一角
郵費	中國	日本台灣	南洋各埠	
	加一成	加二成	加三成	

廣告價表

等第	地位	一期	六期	十二期
特等	底面全頁	十元	五十四元	一百元
上等	正文前全頁	八元	四十三元	八十元
普通	正文後全頁	六元	三十二元	六十元
注意	所稱全頁即中國式之一單面外國式之一配奇如登半頁照表減半算			

外埠用郵票代洋寄社者注意

一 須油紙襯好

二 須固封掛號

三 以五釐郵票為限

四 一百另五分代洋一元

零購本社發行書報章程

一　如欲購本社書報者可直接開明書目連銀寄至「浙江紹興城中紹興醫藥學報社」收

一　書價若干按加一成以作寄書郵費

一　書價與郵費可用郵局匯兌其章程問就近郵局便知

一　郵滙不通之處請購（五厘至三分爲止）之郵票以一百零五分作大洋一元核定封入函中掛號寄下（郵票須用油紙夾襯）

一　一人購書報上五元者可將書價以九折核寄上十元者以八折核計零購無扣（購舊報及代售各書不在此例）

一　一人預定當年月報之上五份者可將報價以九折核計上十份者以八折核計

粹華藥水

本廠有鑒於中藥煎煮煩瑣病家
極感困難爰本十餘年之心得力
圖改良聘請理化專藥劑師中醫
藥界悉心研究即以國產道地藥
材先製飲片再以化學方法提煉
精華成爲藥水凡中醫之方悉能
照配奏效宏速服用便利各種優
點臚列于后

一原料採擇道地
一醫方所用之藥均已製成藥水
一醫生開方一循舊貫由配藥部
按照定量配給
一免先煎後入裹絹去毛之煩瑣
一無撥爐分炭煎煮過性之困難
一容量較煎劑少功效較煎劑速
一服時無渣滓足減病人厭惡觀
念
一隨購隨服不致藥不及病
一省時間便舟車隨時隨地均可
飲服
一藥物關繫人羣人生製藥及配
藥部負有莫大之責任是以製
配時至爲愼重以免有絲毫錯
悞

總發行所在上海英大馬路望平
街斜對門親仁里口
製藥廠在上海小南門外圖書公
司舊址除藥水並監製古方丸散
丹三百數十種並發兌參茸燕耳
四時補品如荷賜顧無任歡迎

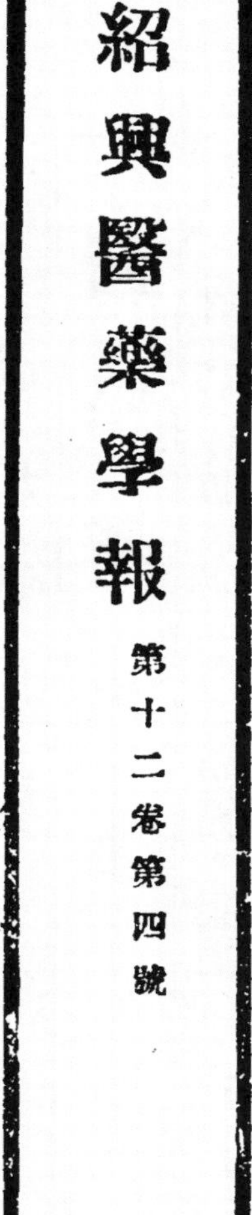

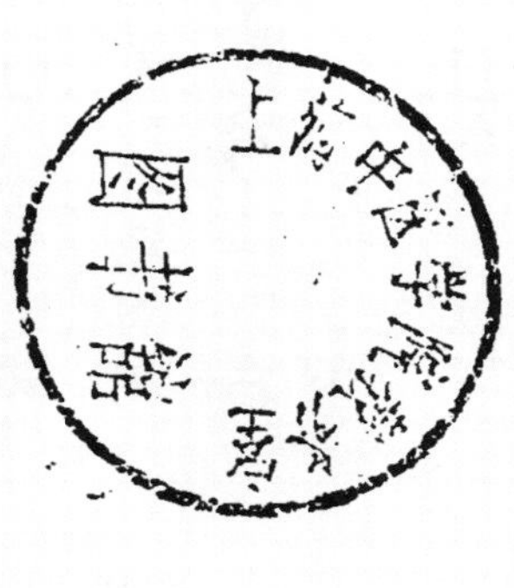

中華民國郵政局特准掛號認爲新聞紙類

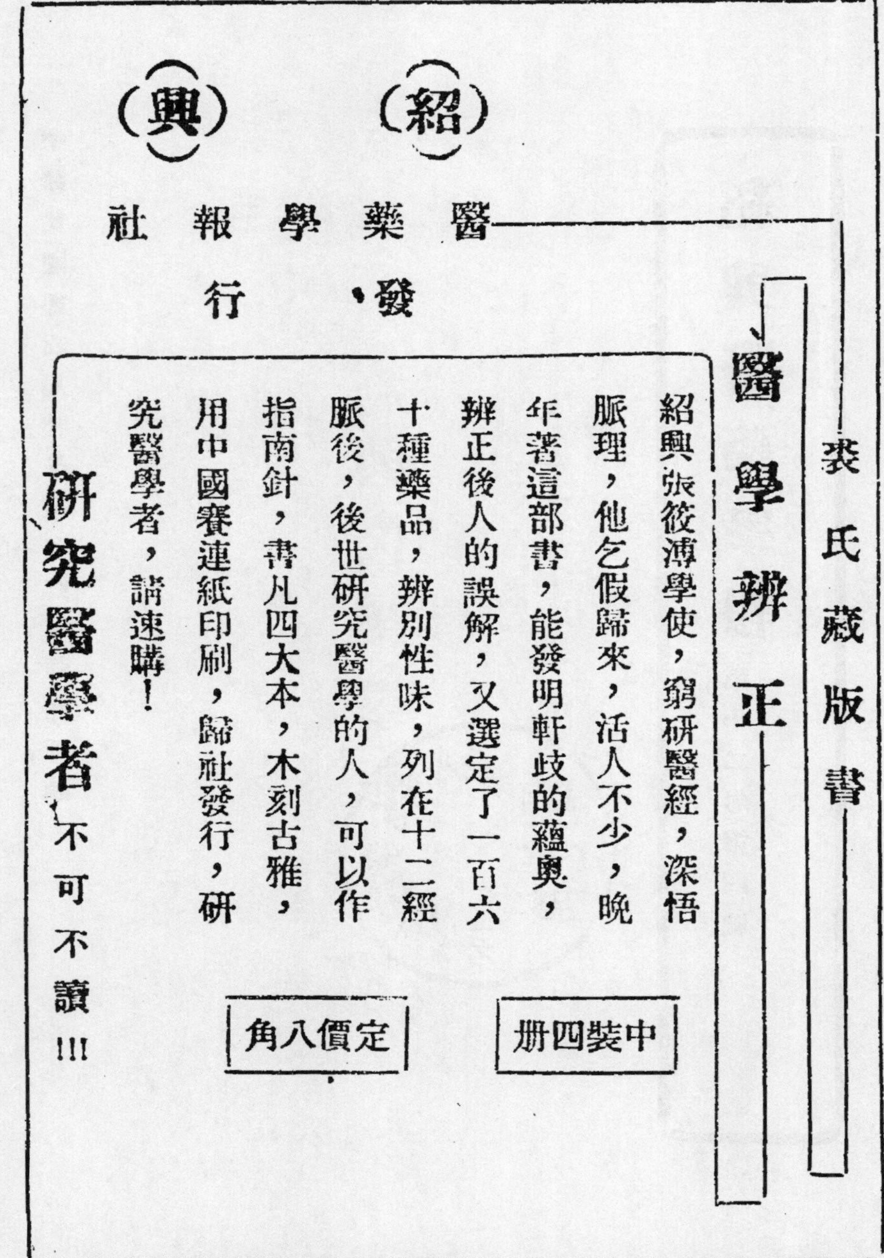
裘氏藏版書
醫學辨正
紹興張筱溥學使，窮研醫經，深悟脈理，他乞假歸來，活人不少，晚年著這部書，能發明軒岐的蘊奧，辨正後人的誤解，又選定了一百六十種藥品，辨別性味，列在十二經脈後，後世研究醫學的人，可以作指南針，書凡四大本，木刻古雅，用中國賽連紙印刷，歸社發行，研究醫學者，請速購！
研究醫學者不可不讀!!!
中裝四册
定價八角
紹興醫藥學報社發行

紹興醫藥學報

十二卷第四號

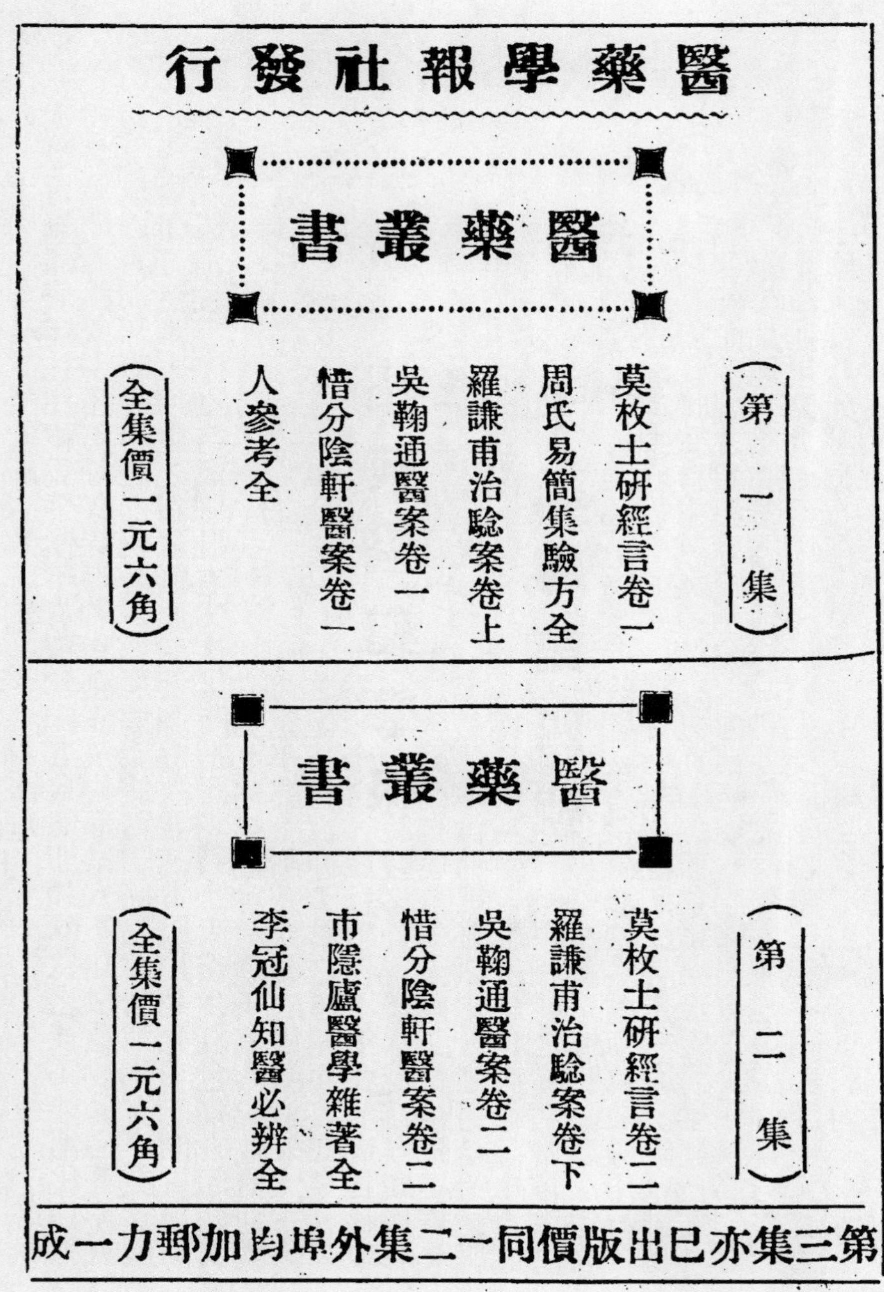
醫藥學報社發行
醫藥叢書
第一集
莫枚士研經言卷一
周氏易簡集驗方全
羅謙甫治驗案卷上
吳鞠通醫案卷一
惜分陰軒醫案卷一
人參考全
全集價一元六角
醫藥叢書
第二集
莫枚士研經言卷二
羅謙甫治驗案卷下
吳鞠通醫案卷二
惜分陰軒醫案卷二
市隱廬醫學雜著全
李冠仙知醫必辨全
全集價一元六角
第三集亦已出版價同一二集外埠均加郵力一成

胃經有疾如何調治

人患胃氣痛病症往往視爲平常不肯理會聽其自然即如飲食之後不能消化以致噯氣胸悶飽脹或疼痛不舒有時胃氣脹滿痛及心部常人不知以爲心痛症者亦有之其故因胃弱無方須用滋補也是以補血健腦使胃腦筋強健則消化有序矣韋廉士大醫生紅色補丸所生之新紅鮮血能健腦筋故能補胃服用是丸功能開胃以助消化凡人消化有序則身體強壯有力矣閣下服用韋廉士大醫生紅色補丸即知其功力如何矣己曾治愈千萬人矣並無他藥可駕乎其上請觀吉林哈爾濱道外太古街仁記洋行袁仲芳君之證據便可知矣其來函云余自客歲曾患胃不消化之症食物以後必至胃脘較疼且有酸水泛浮喉問胃弱之至因而百病叢生大便閉結夜眠不安及至晨起精神弗振難以從公延醫診治試服各藥毫無功效自思所患各病終身永負矣幸閱報章載有與余相同之症者服韋廉士紅色補丸得獲全愈故余亦購一瓶服盡之後即較胃部舒暢續購兩瓶依前服用於今藥盡病無以上所述各症一律消除精神頓增大有興趣耳以後惟覺口中乾臭服清導丸亦頓然即愈韋廉士大醫生紅色補丸係天下馳名補血健腦之聖藥曾經治愈 血薄氣衰 腦筋無力 少年斲傷 胃不消化 瘋濕骨痛 胸肺萎弱 對於婦科各症尤爲神效凡經售西藥者均有出售或直向上海四川路九十六號韋廉士醫生藥局函購每一瓶中國大洋一元五角每六瓶中國大洋八元郵力在內

袁仲芳先生玉照

自述云彼之胃痛舊症誠像服用韋廉士大醫生紅色補丸得獲全愈

紹興縣西橋南首和濟藥局發行常備要藥及書目

消暑七液丹 每方二分四　立消痱子粉 每袋二分　滲濕四苓丹 每方二分

萬應午時茶 每方一分　查麯平胃散 每方分六　痧氣開關散 每瓶五分

急救雷公散 每瓶一角　霍亂定中酒 每瓶一角　回陽救急丹 每兩二角

急痧眞寶丹 每瓶一角　瘧疾五神丹 每瓶一角　痢疾萬應散 每服四分

喉症保命藥庫 每具一元　沉香百消麯 每方分四　樟腦精酒 每瓶二角

葉氏神犀丹 每顆三角　太乙紫金丹 每顆二角四　飛龍奪命丹 每瓶一角五分六

開閉煉雄丹 每兩八角　立效止痛丸 每瓶三角　厥症返魂丹 每粒二角四

萬應保赤散 每瓶四分　金箔鎮心丹 每瓶三角　肝胃氣痛丸 每瓶二角

鴉片癮戒除法 二冊三角　增訂醫醫病書 二冊五角　痰症膏丸說明 一冊一角

先醒齋廣筆記 四冊一元　喉痧證治要略 一冊六分　臨證醫案筆記 六冊一元二

彩色精圖中西彙參辨舌指南出版 曹炳章編撰分訂六厚冊布套一函用上等連史紙石印每部定價洋二元正七折實洋一元四角外埠加郵費一角一分連掛號在內其內容要目已詳本年紹興醫藥學報第六期曹君緒言中此書皆有關於中西醫診斷上實驗之必要凡我同志皆不可不備此書也書已發行購請從速

紹興醫藥學報社亦有代售

本報除按月出板一册外凡關於醫事新聞及病家問治原案答方同社友學術質疑研究調查各地醫藥界實况通俗衞生等每星期發行增刊一次全年計五十期定價大洋六角郵寄加力洋二角五分今年一百零一期至一百十六期已按期出板未訂者請速惠款可補自第一期至二十五期二十六期至五十期五十一期至七十五期七十六期至一百期皆已再板彙訂四大册每册都二十餘萬言定價五角郵力一成全購二元郵力一角五分

備酬徵求

甲　本草綱目與拾遺所未載之藥品照綱目或拾遺例證以考據參以經驗編輯之不拘多少品隨時寄社登報

乙　各地西醫及醫院藥房（賣外國藥者）與中醫及藥店姓名牌號開列見示

甲項每品酬書二角至一元有特識者加倍　乙項每件酬書一角至五角後到雷同者減半

紹興醫藥學報社啓

紹興醫藥學報

徵求保嬰驗方廣告

嬰孩初生諸病以臍風最爲惡候夭殤其中者不可縷計甫離母腹卽遭慘斃輾轉悲號飲恨夜臺之下此豈投生時所及料哉昔哲間有記載類皆東鱗西爪言論各異向無專書可考深以爲憾爰於前年函登衛生公報徵求時賢研究術賜驗方編成專書忽忽數年未嘗夙願係因來稿寥寥且有成書所載乎泛方藥用是特登紹報廣告伏乞海內諸有道慈懷濟世不吝枕秘以惠赤子同登壽域是則鄙人馨香禱祝也謹訂簡章尚希　慈鑒

一範圍　以中藥療治嬰孩百二日內諸病及預防法爲限其證案論說並草藥療法均所歡迎惟草藥須採寄新鮮標本連根帶葉詳細說明性質及名稱確著成效者以便繪圖「西藥治法不合鄉隅請勿投稿」

二披露　收到後當次第刊登紹興醫藥學報星期增刊藉資研究合與不合恕不裁復

三酬贈　本書一經選錄出版後按名郵贈一部如有特效驗方及預防法診斷法見惠者另酬相當贈品以答高誼

四截止　以本書付印日爲截止期另行通告

五郵遞　來稿請郵寄浙江蘭谿縣城方肇元收無不投到務請詳註通訊住址以便本書出版郵贈

紹興醫藥學報第十二卷第四號（原百三十二期）目次

紹興醫學報　二

濕溫伏邪論治　獨善

（二）醫事聞見錄（續一百三十一期）

內務部制定管理醫士暫行規則

內務部制定管理醫師暫行規則

附校勘記

前再續中醫術改良必賴中藥物改良爲輔說　恃良藥物以爲輔佐句　上多一「必」字

因勞心致疾之治驗

鎮江楊燧熙

鎮江新河陳月鋤君因勞心筆墨之事應接不暇如山陰道上寢食不時勞逸不均如此者匝月以致生病苔黃有硃點診脈滑數重按少神心內空虛兩耳蟬鳴自服天王補心丹反增其熱轉投滋陰降火熱雖退耳鳴如故精神恍惚去年立夏後忽十指徐徐麻痛小舌有時腫脹胸膈悶咽喉乾燥此見症之情形也症之原因略詳於後方之大概三才封髓丹去砂仁二至丸犀角地黃湯生脈散瓊玉膏桑麻丸生脈六味湯知柏地黃湯去萸肉加黑脂麻豬膚湯大小定風珠等輩如此先後出入調理二星期而收全功(熙按)夫寢食爲世人刻刻所當講求也疎則病守則健近則壽遠則夭此自然之理也寢則恢復疲勞以補身中一日所消耗之氣血經以人臥則血歸于肝食爲人之滋養品貴在有節飲食入胃游溢精氣中焦受氣取汁變化而赤是謂血調和於五臟灑陳於六腑血氣者營衛也陰陽也水火也不可有偏

偏之輕者病輕偏之重者病重嘗見血盈者體必豐而壯血虧者體必瘦而弱考血之發源生於心藏於肝統於脾攝於腎宣布於肺心內空虛者乃心陽不平心營失於涵養致覺空虛也耳鳴者耳爲清靜之府無出無入又爲腎竅肝膽寄之非風不鳴非火不嚮良由勞心過度暗吸腎陰水不涵木木火上炎陰不潛陽陽有升騰莫制之威陰乏潛藏涵養上承之力遂化風化火兩耳蟬鳴之所由來也服丸增熱者是陰虛生熱非丸性燥乃嫌太緩其力不足以抵制病重藥輕有杯水車薪之慮精神恍惚者乃君相不平夾有痰熱原身中三寶之虧不足以供終日之應接夫精也者氣依之如魚得水神依之如霧伏淵立夏後十指徐徐痲疼者此時一陰漸欲來復虛陽得制而陰不肯復陽不潛藏肢末失于灌溉故十指痲疼之所由來也經以手得血而能握小舌有時腫脹胸膈不寬咽喉乾燥等乃陰虛火炎爲腫脹也不寬者乃煩勞過度暗傷心腎之脂水失涵木則肝陽氣火不平也乾燥者天一之水而

失于上潮也經以勞者逸之虛者復之如斯以致收效也

黃疸治驗

前人

夫黃疸有二陰陽是也陰黃者主治宜溫陽黃者主治宜凉黃者脾土之本色也肝色青心色赤肺色白腎色黑五臟五色色貴乎藏不應外現外現則內虛矣夏歷十月上旬乘小河班小輪至姚家橋爲創辦慈善水災善後療疾院每日施診數十人極貧給藥內有後茅沙（地名）朱姓以耕爲業因水濕而患利服辛溫過度陰液大受其傷（燥則傷陰）利雖已而體質未復至十月而黃疸見矣目之氣輪如金肌膚爪甲舌本汗汁小溲皆黃少腹拒按大便醬色或如黑汁漕糞或如羊矢精神疲敗唇齒干而不潤苔黃舌中紅槽診脈滑數兩尺尤甚此黃疸症也屬於陽黃由病後陰虛虛陽不肯歸窟化而爲火與肝陽互擾不平冲侮陽明阻其降令而失冲和之責腸失傳導之權臍之上下拒按是其據也夫胃氣宜降胃汁宜充以下行爲順以

通爲補與脾相爲表裏有夫妻之稱侮於脾陰爲陽黃侮於脾陽爲陰黃蓋胃降脾升無一息之停似若權衡不可有偏偏則病矣偏之輕者病輕偏之重者病重補偏救弊司命者之責也若作陰黃以濕寒論治是南轅而北轍也拙用調胃承氣加茵陳川柏梔子竹茹丹皮黃芩赤芍知母燈心等爲方服二劑轉爲寒熱似瘧邪有外達之機也再服二劑寒熱漸輕疸黃漸退舌苔轉白口欲熱飲惟脈數未平腹仍拒按仍以調胃承氣加輔土之品則脾胃可和而疸黃拒按寒熱不二星期而霍然矣

嘔噁白沫不食不大便治驗（辛酉冬月稿）　前人

鎭江新河盈泰木行楊蓉堂夫人因六月食少七月淹水外受水濕後即寒熱不食食入即吐曾服辛溫淡滲芳香等品多劑延綿數月更醫多人未效常泛白沫每日數杯嚥下覺凉飲食皆不能進脈沉而澀舌光紅如鏡大便多日不行小溲赤少唇齒干燥口干異常飲入即吐舉家惶惶以爲不起邀熙一決夫胃以通爲補以下行

爲順本有冲和之責其所不降而上逆爲患者由肝升莫制侮胃之降將胃汁唾盡不納不便也按世人有胃則生無胃則死胃熱則廉泉開肝病則唾涎沫欲止胃逆理應滋肝肝平則胃順欲滋其肝理應養水水生則木不侮此隔治之法也用復脈湯炙甘草湯二至三才生脈等進數劑則白沫漸止稍思飲食不吐矣再數劑黑醬大便行矣惟舌生新苔不多頭昏心跳營氣交虛防虛而不復謂之損後參入豆腐漿鷄卵腰子湯肚肺猪肝等湯調養一月雖得恙痊而飲食精神未原若再以胃寒濕痰論治焉有不僨事哉

知古齋醫案

甘棠徐韻英

業師高諱壎字柏山號春江幼業儒至弱冠而科舉停廢遂肄醫於樊川王吟江老夫子門下吟江夫子係前清秀士也家師閑靜少言心氣和平顏其齋曰知古除臨證外研究醫史而已樂受業以來見先生治病頗奇立方不拘用意豁達臨

證十數年來活人無數樂蒙先生循循善誘略窺一斑茲將家師治驗之案經樂錄存者登諸報端以公同好容再請家師將十數年臨證治愈之證繼續登載本報徵諸　大雅一研究之

虞左　勞倦傷脾脾傷則生濕生痰金匱云水走腸間瀝瀝有聲謂之痰飲故時痛瞋脹支滿連脇舌苔薄白脈象弦細而滑細爲陽傷滑爲有水水飲無疑擬眞武理中湯加味治之

白雲苓　四製白朮　蕐橙茄　炮黑薑　代赭石（先煎）　杭白芍　淡附片　公丁香　白蔻仁（後下）　旋覆花（包）　製香附　漢防己　青皮絡　新絳屑　葱管

一劑而效次診去赭石新絳屑葱管加橘絡枳實（磨和服）烏藥沉香（磨和服）

（未完）

天癸辯

嵊縣竹芷熙

素問云女子二七而天癸至任脈通太衝脈盛月事以時下男子二八腎氣盛天癸至精氣溢瀉馬玄臺云天癸者陰精也腎屬水癸亦屬水由先天之氣畜極而生男女之精皆可以天癸稱王冰以月事爲天癸非也唐容川云天癸者天一所生之癸水乃腎中一陽之氣化而爲液至者謂腎氣化水至於胞中也又云女子之胞名血海名子宮以其行經孕子也男子之胞名丹田名氣海名精室以其爲呼吸之根藏精之所也二氏之說可謂明且詳矣然於天癸之作用究屬强解余不揣鄙陋欲將天癸之所由生與天癸之至有何用爰繼二氏而有所辯別也

人身總督諸陽者爲督督脈起於腎中下至胞室乃下行絡陰器循二陰之間至尻貫脊歷腰俞上腦後交顛至顖會入鼻柱終於人中與任脈交自其道路觀之督脈主生陽氣云入鼻柱能吸天陽養氣云起於腎中腎中者命門也有一點眞火常明

不滅全賴督脈所吸之天陽以助之如燈之添油者然故女子二七男子二八以前天陽未充命門之火未盛水火不交天癸無自而生迨至腎氣既盛督任交通屢有天陽以助少火少火遂能生氣氣從少火之化而爲水此氣爲先天之氣此水爲先天之水與飲食所化或精汁之稠黏者不同無以名之因名之曰天癸也

人身總任諸陰者爲任任脈起於少腹之內出會陰之分上毛際循臍中央至膻中上喉嚨繞唇終於唇下之承漿穴與督脈交自其功用言之任脈主運陰血上交督脈於承漿與人中下交督脈於會陰之分二陰之間女子二七男子二八以前督任雖交而未通二七二八以後任得督之陽氣男子溢出於唇而爲髭鬚女子從二陰之間溢出於子宮而爲經此任通於督而化髭鬚月經督因命門少火而化天癸各司其事也

衝脈起於少腹之內胞中挾臍左右上行並足陽明之脈至胸中而散上挾咽考其

兩端上至胸中下起胞中唐註胞中名氣海又名丹田乃命門之火蒸動腎水而化爲氣撐持腹部溫暖下焦幷受督之陽氣任之陰血兩相配合遂爲呼吸之根又由氣海上胸膈入肺管以司肺之呼吸運心血之出納保衛全體朝會百脈張君壽甫曰胸中有大氣能撐持全身爲諸氣之綱領包舉肺外爲司呼吸之樞機是胸中胞中皆爲氣所聚會之區而其路徑則由衝脈上下故曰氣街然則何謂血海凡人身氣所聚會之處卽血所聚之處胸中爲心肺生血之源胞中爲任脈運血之梭況氣附血而行血依氣而動宜乎衝脈一盛而任之餘氣能輸入子宮而爲月事也

然則天癸究作何用乎督任交通天癸始生前已言之而起點譬猶一滴露珠男子着於精囊結爲精蟲輸入睪丸女子着於卵巢結爲卵珠輸入子宮精囊卵巢部位則在尻骨盤兩旁兩髖骨之內美國霍立克之書可以明證但西人以科學勝發明精蟲卵珠可無遺議其所以生精蟲卵珠別無見解我中人以理想勝馬氏唐氏知

天癸不得混入女子之月經而竟目爲男女交媾之精亦屬矯辯精爲黏液汁所以養骨少年骨軟精充之故老年骨硬精衰之故譬如輪機必助以油油足則輪機活潑油少則輪機滯鈍無二理也究精之所發生全賴兩腎西人以兩腎爲泌尿器尿爲水液精亦水液水液之濁者腎卽分泌入膀胱水液之黏者又合命門少火之化藏之以養骨男女二八二七以後既生精蟲卵珠分此精液以養精蟲卵珠故每逢交媾之時精欲射出週身之骨先必痠麻尻骨兩旁爲甚交媾始巳遍身之骨若痿可知精液乃腎中所藏之液所以養骨與精蟲卵珠精動則遍身之骨不能自主立見痠麻精蟲附之而出卵珠附之而入而與天癸判分兩途也

又讀唐氏之書曰女子之胞名曰血海又名子宮男子之胞名丹田名氣海名精室余不能無疑也經云腦髓骨脈膽女子胞名奇恒之府別之曰女子胞可知男子決無此胞美國霍立克之書曰男子生殖器半在體內半在體外其一爲睾丸左右共

兩個係精液分泌之機關與女子卵巢相似其二輸精管由睾丸引精外出其三精囊攝護腺射精管皆與輸精管相聯其四生殖泌尿器爲精與小便公用之器或名陰莖女子之生殖器盡在體内尻骨盤兩旁兩髖骨之内適當外壁之下厥有卵巢其大小與男子睾丸等與卵巢運絡者名曰喇叭管專任傳遞男精卵珠於子宮子宮在左右兩髖骨下端上面與膀胱相聯膀胱即在前面其後而爲大腸子宮向下長二寸或稍有餘外有陰道通之陰道内通子宮外達陰門子宮之狀略如梨子上稍大不圓而平扁左右最闊有鈎環形凸出之處適向脊骨此即内經所謂女子胞也而唐容川云女子之胞名血海名子宮以其行經孕子也若認血海之血爲經女子每月行經不將大崩下乎若認血海即爲子宮女子受孕後血海之血藏於何處否則爲孕所壅滯不能運行週身安能再回心肺唐氏又云男子之胞名丹田名氣海名精室以其爲呼吸之根藏精之所按人身之精所以養骨血所以養肉皆潛藏

之物不可妄動竟以氣海爲精室每時氣行則血行精亦逐之而行乎以余思之臍下一個胞中非另有物包裹乃一片空曠之地衝任督會合之所出血管迴血管至此交換呼氣出吸氣入至此聚會猶如衆水所歸故曰海也道家名丹田謂人能於處此靜養合度元氣充足血脈流通不受外邪能消內患專心行之洵可以至於道矣若與精室子宮相溷稱余疑莫釋

暑證古人多以溫藥治之其義安在

徐韻英

內經五運行大論曰暑以蒸之蒸之一字非熱而何又曰風寒在下燥熱在上又曰寒暑六入寒統燥溼暑統風火觀此數句知暑屬熱定無疑矣且暑頭從日日乃天地純陽爲衆陽之宗而經云因於暑汗煩則喘渴靜則多言體若燔炭汗出而散觀斯見證無一寒形而治暑之法如內經至眞要大論云熱淫於內治以寒鹹佐以甘苦之法如人參白虎湯天水散生脈散皆治暑之的方也聖訓昭彰焉得謂暑爲寒

哉然則古人治暑多用溫藥者何也曰溫藥者如香薷飲大順散冷香飲子縮脾飲清暑益氣湯之類皆由於挾寒挾溼而設乃治暑兼治之法非暑病正治之方也後人不知而治暑則誤甚矣加之潔古有云動而得之爲陽暑靜而得之爲陰暑此語誤盡蒼生遂致後人暑爲陰邪用溫藥治之其謬甚矣如此言之暑有陰暑陽暑則寒亦有陽寒陰寒乎不知天之暑熱一動地之濕濁自騰天爲陽地爲陰而暑爲陽溼爲陰也暑動溼騰陰陽交合暑溼相混人觸之則爲病矣故暑病而挾溼者恒多飼鶴山人有云暑雖陽邪恒與溼相合陽求陰之義也暑因溼入而居溼之中陰包陽之義也凡人身當夏月之時上熱而下寒若天之上暑而下溼也若酷熱貪涼臥於霧露之中暑溼之邪從口鼻吸入瀰漫上焦清肅不行則發熱惡寒頭項强痛身體疼重脈弦細芤遲或洪大中空手足逆冷洒洒然毛聳小有勞身卽熱此卽經云氣虛身熱得之傷暑仲景所謂中暍者是也或小便不利或腹痛吐瀉或無汗心煩

若始得之則以羌活勝溼湯解之小便不利者五苓散利之腹中痛而吐瀉者理中湯溫之若暑爲溼鬱不得汗出者則以香薷飲徹上徹下發表淸裡而已矣故至眞要大論曰溼淫於內治以苦熱佐以酸淡以苦燥之以淡泄之而治溼淫之法則然矣且溼上甚則熱故又協之熱淫於內治以苦溫佐以甘辛之法高士宗曰夏月之病宜溫補者十之七八宜凉瀉者十之二三可見暑病而挾溼者當以辛溫汗之汗之則暑散而溼亦隨之解矣古人治暑多用溫藥者其義在焉

濕溫論（知古齋課藝）

前人

濕屬水屬陰地之氣也溫屬陽屬熱天之氣也天地氣交互相灌漑陰陽和偕不亢不偏而萬物生人事平矣或曰偏者何曰濕甚則水甚溫甚則熱甚濕熱交加陰陽乖戾人在氣交之中感斯氣者焉得不病哉夫濕溫受病與傷寒不同始由口鼻而入繼則瀰漫三焦而身熱惡寒體痛頭眩脘痞舌白脈濡諸證見矣若正氣素足之

人偶感即病者用芳香以化之淡利以泄之霍然愈矣設正虛體怯感重受深者實難解也何則不知濕得熱而濔熾熱得濕而愈張濕熱糾纏最難分析其治法固與傷寒大殊而與諸溫症亦復有異傷寒以辛溫爲主溫病以甘寒爲主（亦有用溫者在審證耳）濕溫則不然矣偏於溫者則愈煩熱而不解津液灼矣偏於寒者則濕不化而陽不通胸悶不舒致昏陷矣然則無法治之曰否則可以苦燥之以溫宣之辛凉泄之甘淡導之如內經濕淫於內熱淫於內之法庶幾瘥矣

傷寒溫熱一貫說

吳興陳也齋

溫熱之病本傷寒之所傳變其邪在太陽時未經變熱即爲傷寒待至傳入陽明而化熱則爲溫熱非受病之初即截然有異也故仲景論傷寒即包孕溫熱在內後人談溫熱多摭拾傷寒之文仲景書中痲黃桂枝治太陽之傷寒芩連石膏治陽明之溫熱孰謂治溫熱病不當求之傷寒之論乎仲景云太陽病發熱而渴不惡寒者爲

溫病宋成無巳註釋云溫病者陽明也夫其旣屬陽明而仍著曰太陽病者以明此時陽明之溫病實由太陽寒邪傳入之所化也可見溫病卽爲陽明熱證之說先賢已早有言之者非予之創論矣雖然謂溫熱爲傷寒之傳變則可而謂傷寒傳變悉屬溫熱則不可蓋病邪雖同而其人臟性之陰陽有不同斯從化因之有異耳故陰虛火旺之體邪卽從陽化而爲熱陽衰陰盛之質邪卽從陰化而爲寒如病邪乍在太陽表分而卽兼見陽明少陽裡症者皆因其人平素之肝火偏旺胃熱獨盛內外相引有以致之又如三陰之理中四逆等湯證亦皆以脾腎虛寒眞陽先衰而後外邪得以陷入爲病故明夫從化之理自知傷寒溫熱病本一貫初非各有特別之原因內經所謂熱病皆傷寒之類是也特難與但讀溫證論治及溫病條辨等書之人道耳

猩紅熱論

紹興史介生

猩紅熱者因其病二三天後頭頸胸背之皮膚出疹紅若猩血故名猩紅熱也其疹初起之時不過爲齊密之小點舌色灰黃舌尖與邊俱現紅色繼則蔓延於頭面胸背腰腹與四肢兩頰雖極紅而額唇頤及鼻尖則反呈蒼白色舌則全舌皆如猩紅而兼發熱嘔吐神疲等證若延至三四天之後卽咽喉疼痛身熱脈速四肢痠痛其重者神色昏迷尋衣摸床譫語不休虛弱而死雖有强健之體遲至第二星期熱猶持續不退亦防有著明之合併症如化膿性中耳炎化膿性扁桃腺炎等證脈象則一分鐘時速至一百四十以上其疹有歷數小時而卽消毒者奔馬性猩紅熱疹也有內含水分作水疱狀者水疱性猩紅熱疹也有突隆如結節者膿疱性猩紅熱疹也皮膚與黏膜有出血者出血性猩紅熱疹也病若合發於腎經則尿中含有少量之蛋白赤白血球及玻璃樣圓柱體名曰猩紅熱腎炎爲極危險之症候若病後失於清理至第三星期熱度昇高顏面浮腫上眼瞼尤甚或浮腫延至全身而胸腹膨

脹則尿量減少溷濁溺中含有大量之蛋白質往往發頭痛嘔吐昏迷痙攣等而死此最危險之病也而尤以兒童爲最易傳染醫治得法五六日熱退疹消漸卽皮膚落屑而愈且可免終身傳染之患若治療稍緩或醫者稍不經心卽無挽回之希望

預宜研究辛酉年發生瘟疫說　庚申冬蔣璧山稿

六元正紀大論曰卯酉之歲二之氣厲大至民善暴死終之氣其病溫明年辛酉歲氣陽明燥金司天少陰君火在泉二之氣自春分至立夏末主氣少陰君火司令客氣少陽相火加臨火氣太過金氣受邪其害猶小君相相合邪火內犯其禍甚大若一之氣風寒濕邪內伏再感燥火病氣錯雜尤爲棘手陽明主束骨而利機關陽明燥氣太過則機關不利陽明又爲水穀之海陽明受邪則胃腸閉結不通衛氣通於肺營氣通於心君相二火交相爲災煎熬心液則營氣之源絕火亢刑金則衛氣之源亦竭營衛不行藏府不通機關不利則週身之血行停止神經痲痺未有不厥逆

而暴死者況君火之勝少陰本氣既已自病復值陽明燥氣少陽壯火交互上犯較之己未之冬庚申之春其病情之危險有過之無不及也終之氣自小雪至小寒末主氣太陽寒水客氣少陰君火本屬水勝火衰乃歲氣少陰君火在泉與客氣同化水火交勝寒邪傳變爲溫其現症必爲先惡寒後發熱表有傷寒內有鬱火頭痛咽乾譫妄神昏之溫病所幸者歲運化氣屬水更望其時氣候調和至而不至不爲太過之令方可安然無事耳但風雲變幻幽渺難知吾願操生命之權者預爲研究早爲之備亦可保全不然如去冬疫症驟發胸無定識一時目迷手亂治不得法死亡接踵殊堪痛惜鄙人學淺才疏無能爲役但心所謂危勢難坐視願與諸君子共研究之焉

內外之應皆有表裏論

王者輔稿

大凡有諸內者必形諸外形諸外者必藏諸內何則以表裡之氣相應使然也以人

身言之氣陽爲表血陰爲裡六腑皆爲表五藏皆爲裡如心與小腸爲表裡肺與大腸爲表裡腎與膀胱爲表裡之類以脈言之則浮爲在表沉爲在裏浮而且數表有熱也沉而且數裡有熱也浮而且遲寒在表也沉而且遲寒在裡也若六脈有表無裡如濡脉之類此名脫陰六脈有裡無表此名脫陽經曰脫陰者目盲脫陽者見鬼以傷寒言之三陽爲表三陰爲裏而太陽爲表之表陽明爲表之裡少陽爲半表半裡邪之傷人先中外而傷於表漸由內以入於裡治病者當及其在表而汗之散之使不至於傳經入裡則病易已矣若表邪未盡而遽下之則表邪乘虛入裡或誤補之則內邪壅閉不出變成壞症者多矣故經曰善治者治皮毛其次治肌膚其次治筋脉其次治六腑其次治五臟治五臟者半死半生即失表失裡而成爲不可治之壞症也病在表宜汗此其常也而亦有宜下者焉仲聖云若脈浮大心下硬有熱屬臟者攻之不令發汗是也在裡宜下此其常也而亦有宜汗者焉少陰病始得之反

發熱而脈沉者麻黃附子細辛湯微汗之是也又如表證汗之此其常也仲聖曰病發熱頭痛脈反沉身體疼痛當救其裡用四逆湯此從脈之沉也裡症下之此其常也日晡發熱屬陽明脈浮虛者宜發汗用桂枝湯此從脈之浮也結胸證其常以大小陷胸下之矣脈浮大者不可下下之則死是宜從脈而治其表也身疼痛者常以桂枝麻黃湯解之矣然尺中遲者不可汗以營血不足故也是宜從脉而調其營矣此皆從脉不從證也吾故曰有諸內者必形諸外形諸外者必藏諸中推其故內外之應皆有表裏也

病有不治之治說

常熟張汝偉

吾讀福州梁恭宸氏之池北偶談見有所謂賭食者一人賭食油煎麻糰百枚腹脹如鼓動檯不得至薛生白氏處診薛云腹中積食如銅墻鐵壁如何能化卽用猛劑攻下亦必正隨邪脫矣況六脉已無此不治之症也其人之親友以爲薛既不治曷

不至葉天士處診之時葉薛齊名而各逞己能於是至葉處診診畢後亦如薛之所云其人乃嘆曰是必死矣葉聞之謂曰汝至薛先生處診過否其言云何患者告以前言葉忽曰薛先生既不治我則尚有一綫生機乃先煎一種白藥服之逾一刻又與以黑藥不一時而大便泄矣陸續而下幾於一桶而腹漸軟漸消矣繼進一劑而病卽愈後詢得白藥者乃人參四錢也黑藥者乃硝黃數兩而巳此補卽以消欲消先補具有至理夫人至賭食者其家計如何不問可知薛葉之初云不治者憑其所見之證也一思再思而得其機矣此正所謂不治之治也若葉氏使非與薛氏爭長非特四錢之人參不肯代用而若不再思賭食者之性命早巳付諸東流可見爲醫者苟遇病有疑難於必死之中求一綫之生造無窮之福切勿輕視而不肯再思況病之尙未至絕不可治而時髦醫生往往云此病必死此病不治抑何心之忍耶歐陽子云求其生而不得則死者與我皆無憾也矧求而有得耶余錄此篇欲與臨診

諸公勉爲三思以發明醫理之奧而光大我國粹之學也閱者其必首肯乎（亦有一種醫生至死敷衍爲營業計而不肯精思用藥其罪過又大）

病有可汗不可汗請說明利害

彈鋏後人

病有可汗不可汗者何夫風爲百病之長雖言風而寒亦在其中矣風寒之邪必先客於表汗得其法何患病之不除也仲景曰在表可汗在裡可下在半表半裡可和解之今云病可汗者大法邪在太陽肌表宜桂枝湯微汗之以發肌表之汗邪在太陽膚表宜麻黃湯重汗之以發膚表之汗少陰與太陽爲表裡故亦有汗之之法宜麻黃附子細辛湯等卽此數端吾知汗之無有不利矣此外尤有淸凉發汗之麻杏石甘湯葛根黃連黃芩湯和解中兼發汗之柴胡湯加桂枝又有陽虛者補其中氣而乃汗發陰虛者補其元陰而乃汗發挾寒者溫經發汗傷食者消導發汗有凝者去瘀發汗有水者行水發汗按法汗之吾知亦無有不利矣至不可汗者亦有數端

脈沉咽燥病已入裡汗之則津液愈竭大便難而譫語少陰證但厥無汗而强發之則動血未知從何道出或從耳目或從口鼻此爲下厥上竭爲難治又寸脈弱者不可發汗汗則亡陽尺脈弱者不可發汗汗則亡陰又諸亡血家不可發汗汗則目直視額上陷淋家不可發汗汗則便血瘡家不可發汗汗之則痓果爾非氣已虛即津大涸悞發其汗禍不旋踵吾知其害亦不可勝算也經曰虛虛不可汗而汗之者是也又曰實實從可知當汗而不汗者是也噫醫之司命豈可不專心研究乎况本會共相研究交換智識爲宗旨想諸道長决不至秘而不宣使我等會友無從交換智識也

胸痺胸中氣塞短氣茯苓杏仁甘草湯主之枳橘生姜湯亦主之請

道其詳　　前人

胸痺之爲病則一其致病之原因不一故治法亦不一今因外邪激動內飲水滯於

胸則爲胸痺水邪射肺阻其吸氣則爲氣塞短氣也水勝於氣者用甘草乾安脾氣杏仁開泄肺氣重用茯苓平淡而利水清其治節使水趨於下水利則氣無所阻而順矣方後云不差更服橘枳生姜湯要知氣勝於水者前方不能治非橘皮生姜之辛溫不能滌飲散邪非枳實之苦泄不能破塞調氣氣開則痺亦通矣此二方非但有淺深之分而一以驅水爲主一以利氣爲主示人以活潑用法而氣虛者又不在此例也

瘧疾論並治法

江蘇泰縣史炳南

瘧疾者沉疴之根也星星不滅能燎野原涓涓不塞可崩長堤小病不愈必損人軀由是以觀則人之有疾當不時卽治若隱忍冀瘥恐成痼疾而難治矣雖然在病者固宜早治在醫者亦不易也必先審其病之寒熱虛實脈之浮沉遲數然後察其藥之寒熱溫平病之宜攻宜補治法得當方克奏功否則差之毫釐失之千里岳武穆

公云運用之妙存乎其人不得一定論也夫瘧疾之病亦有多端瘧者虐也言其病不良善發作有時綿纏難瘳至於瘧之理由則詳之內經茲不細述有寒熱交作有寒重熱輕熱重寒輕有但寒不熱但熱不寒有似瘧非瘧有一日一作二日一作三日一作種種不同治法亦當分別豈可一概而論治耶蓋內經云瘧有五臟六腑非獨少陽也以愚見論之少陽乃樞轉之機關出表入裡之界限邪氣由表而入亦必由表而出出入之界非少陽而何縱病在他經未有不涉少陽也譬寒熱之瘧固屬少陽少陽主半表半裏邪入與陰爭則寒出與陽爭則熱故病寒熱交作也治法當以小柴胡湯和解表裡補正驅邪但寒不熱者邪氣客於臟腑腸胃之間不能外出發則陰氣盛陰氣盛而不衰則病矣其邪氣不及於陽故病但寒而不熱也以附子理中湯溫之柴胡桂薑湯散之但熱不寒者乃邪氣客於皮膚分肉之間而發發則陽氣盛陽氣盛而不衰則病矣其邪氣不及於陰故病但熱而不寒也以白虎湯清

之或柴胡青蒿鱉甲散泄之似瘧非瘧者邪氣初客在表營衛錯亂之際不得以瘧治也當以柴胡桂枝湯和解之一日一作二日一作者邪氣未深入裡仍宜從表裡兼治如清脾飲加藿蘇之類是也三日一作者邪氣深入脊節之下厥少二陰之中一時最難達出古書稱爲痎瘧是也治法當視病在何經偏於何處審症用方不得一定之規則也另有一種小兒胎瘧最難速愈亦當視邪之輕重正之盛衰察病施方方可有效否則纏緜日久變生成痞成鼓慢脾種種不堪設想之惡象著矣又如臟有臟瘧腑有腑瘧惟在學者潛心審察非蠡管所能盡也

痧喉論

慈谿新安江子卿

邇年痧喉一症日甚一日且多殞命其故何也祇緣舍本求末重於咽喉而忽於痧子早進寒凉過伏厲邪之故耳蓋天有八風六氣俱能生殺萬物凡疾風暴雨酷暑嚴寒四時不正之氣即爲厲氣人若感之便能爲害近年天道南行冬不藏陽每多

溫煖及至春令反有暴寒折伏皆爲非時不正之厲氣感觸者蘊釀成病所以其症發必一方長幼男女相似互爲傳染與厲疫同稟氣旺者雖感重邪其發亦輕稟氣弱者卽感微邪其發亦重第人肺主一身之氣肺主皮毛脾主肌肉肺開竅於喉鼻鼻氣通於天氣受邪之時從口鼻而入於肺脾發必由肺脾而出於肌表當厲毒發作之時熱淫之氣浮越於肺之經隧所以必現咽喉腫痛鼻塞噴嚏咳嗽胸悶嘔惡渾身酸痛等形此非厲邪痧子爲本咽喉咳嗽等形爲末乎今醫不究其受病之因乃執內經諸痛屬火紅腫爲熱急進寒凉散甚至早用犀羚石羔金汁黃連等味乘辛凉表散以爲雙解之法體質强旺者幸藉元氣充足或以適邪致愈稟之卑弱者卽變音啞喉腐氣喘腹瀉齒鼻流血舌縮唇焦膚乾無汗發厥口噤種種之險象醫家見之猶曰病重藥輕更以寒凉倍進必致痧毒內陷燔灼愈騰喉閉痰升命歸泉路要知頭面紅腫焮赤正痧毒外出之勢當此之時需進表散開達之劑寒凉清膩

之藥一味不可兼雜使其痧從汗透則其表自然不留其毒旣泄咽喉豈有不愈所以先賢諸敗毒散中皆用表散亦同此意命名也

余業醫者因從前子女慘遭其害爰主潛心醫學研究歲運司天數年以來稍悟一班凡有親友患此症者每延於予皆以表散開達爲主直待痧回腫退鼻有清涕遍身作癢脫皮方進凉血清解之味靡不應手速效近見此症驟發醫家束手殞命不少以致布告也

望聞問切

諸暨何志仁

嘗聞古人有言不爲良相則爲良醫然則醫與相有相等說或相不察政而擅任何以平治天下醫不辯症而用藥安能起死回生夫醫之神良在乎辯症之確實辯症之確實在乎望聞問切而已矣張景岳曰望聞問切四者舍一吾觀神醫猶不神也徵四色論曰診痛不問其始憂患飲食之失節起居之過度或傷於毒不先言此卒

持寸口何病能中安言作名爲蠱所窮蓋望者鑒貌辯其色也假如面青則肝病面赤則心病面白則肺病面黑則腎病面黃則脾病青黑爲痛黃赤爲熱白爲寒赤色出兩顴大如母指者病雖小愈必卒死黑色出於天庭大如母指必不病而卒死面黃目赤面黃目白面黃目黑者皆不死面青目赤面赤目白面青目黑面黑目白面赤目青者皆死此乃望而知之也聞者聽聲知其症也假如肝病則聲悲心病則聲雄肺病則聲促腎病則聲沉脾病則聲慢大腸病則聲長小腸病則聲短胃病則聲速膽病則聲清膀胱病則聲微陽盛者發言壯厲陰盛者出言輕微癲多喜笑症屬不足狂多忿怒症屬有餘此乃聞而知之也問者問病究其原也假如好食酸則肝病好食鹹則腎病好食辛則肺病好食苦則心病好食甘則脾病喜冷畏熱者熱也喜熱飲者寒也此乃問而知之也切者切脈辯其症也假如浮脈主表沉脈主裡浮而無力爲虛浮而有力爲實遲則爲寒數則爲熱分而言之二十八脈有言其略總

而言之浮沉遲數可握其綱此乃切而知之也夫望聞問切者醫家之要道也余觀當世時醫不察聞問二字假托漢相徒知湯頭幾方儼然醫名按脈立方無假於問以爲人劣我優人愚我明斯世賣俗誤治傷身損德不小矣

凍瘡論治

慈谿新安江子卿抄稿

凍瘡犯寒風冷氣而生貧賤人多生於手足富貴人多犯於耳面先癢腫後痛久則破而成瘡北地嚴寒尤多此症更冷極而得者手足十指尚有墮落者即用犬糞經霜而白者佳燒灰用麻油調敷每日數次最妙倘氣虛者必須補氣血虛者必須補血再外用附子朱棟樹子肉搗搽自愈倘用甘草黃柏松叶大黃之類俱不見十分全效倘凍瘡有十分重症卽用補中益氣之劑無不神效矣

娠姙分娩起筭表幷引

中華全國醫藥衛生協會會員餘姚康維恂

歐風東播西醫勢張吾國醉心歐化之同胞譏及西醫莫不支口稱道謂如剖割手

術之敏捷爰克司光鏡取彈之容易在在勝中法事事可實驗雖吾國古醫有華陀扁鵲亦能浣腸湔胃洞見癥結惜無專書傳後徒資空設而已言念及此不覺有慨於中而發於言也鄙人不揚西抑中不偏中倚西惟具融會中西之見久矣恨所見之西醫譯本僉不類吾國醫書之精微蓋近世譯成之西醫書只有參攷之可言而無研究之價值爰將西醫學書仍置不顧之例矣客秋病中無聊偶閱女醫一書此書原本德國係日本秋琴女史所譯文淺法簡堪作宣講女界衞生之課本閱其所載妊娠分娩起算表知德國之醫士事無鉅細莫不悉心研究也鄙人照表較對數妊婦雖不得一一如期然相差僅一二日想此係衰陽弱婦壯婦衰陽之故耳茲將表式列左以供究心婦科者之採擇果可信而奉行庶可補吾國胎產書之所未載並足指少婦第一分娩之預備

表式

最終月經	分娩期日	最終月經	分娩期日	最終月經	分娩期日
一月一日	十月十八日	五月一日	二月五日	九月一日	六月八日
十日	十七日	十日	十四日	十日	十七日
二十日	廿七日	二十日	廿四日	二十日	廿七日
二月一日	十一月四日	六月一日	三月八日	十月一日	七月八日
十日	十二日	十日	十七日	十日	十七日
二十日	廿七日	二十日	廿七日	二十日	廿七日
三月一日	十二月六日	七月一日	四月八日	十一月一日	八月八日
十日	十五日	十日	十六日	十日	十七日
二十日	廿五日	二十日	廿六日	二十日	廿七日
四月一日	一月六日	八月一日	五月八日	十二月一日	九月七日
十日	十五日	十日	十七日	十日	十六日
二十日	廿五日	二十日	廿七日	二十日	廿六日

濕痰辨治論

楊燧熙

痰之名曰濕者以其人陽氣素虛脾胃之陽亦困鈍故名曰濕痰也望其形面黃不赤氣輪混濁不清唇白不紅苔白不黃且無宣孔甲無華色聞其聲重濁不清呼吸

不亂問其所苦體倦神疲懶怠好眠頭重怕風口不渴飲味帶甜黏時泛清水便溏不干糞色不醬溲混不赤定則有脚切其脈緩滑或沉遲毫無洪數四診上濕痰無疑推原其故外受者疾風暴雨奔馳者避而不及受濕逼水坐臥濕地內受者飲冷貪凉飢飽失時或酒肉過度勞役過甚致氣虛土弱不化濕也按大江以南地卑多濕濕之傷人者十中恒過半數然有已化熱未化熱之分更有腎陽不足督脈陽虛不能薰蒸脾胃則生濕生痰此略舉大概也治之之法必求其本須釜底生薪益火之源以消陰翳溫中不助火扶陽不傷陰從陽引陰從陰引陽陽生陰長以使平調何濕痰之有哉

秋傷於濕冬生咳嗽不謬說

徐召南

素問陰陽應象大論曰冬傷於寒春必病溫春傷於風夏生飧泄夏傷於暑秋必痎瘧秋傷於溼冬生咳嗽夫寒乃殺厲之氣莫過於冬水冰地坼慘凜之形見矣偶有

不愼則傷之中而卽病爲傷寒不卽病者寒毒肌膚至春變爲溫病（此處疑問詳於星刋）風乃六淫之首而主於春萬物萌動藉風氣以條達賴風氣以排芽經云東方生風風生木者是也其象應震在體爲肝傷之則侮脾土脾土傷則膏油失治入於夏而飧泄作矣暑氣酷虐而旺於夏有灼石流金之勢傷之至秋觸凉而發則寒熱交爭營衞不諧（往來寒熱）痎瘧成矣（痎乃瘧之名詞或謂老非也有瘧病皆悠久乎）寒風暑理人人皆知惟秋傷於溼冬生咳嗽茲有疑焉何則蓋春風夏暑秋燥冬寒四氣也千古不易之理秋應傷燥反傷溼者何耶夫溼乃長夏之氣寄王於四時之中較之於燥大相徑庭溼字從水從火原水火相交則蒸而爲溼譬之新伐樹材內含水汁作爲燃料則汁從孔竅蒸蒸而出此水火相交成溼之一驗也若燥字從火從木斯水不濟火則亢而爲燥譬之七八月之間暵則苗槁矣足徵水火交而濡潤久之則溼水火離而枯涸久之則燥由是觀之燥溼焉可混乎設循四

時而論者燥也觀素問之博大精徵爲千古之砥柱者溼也吁從溼歟抑從燥歟且生氣通天論復云秋傷於溼上逆爲咳王全諸家及林億等校正仍循舊貫獨西喻昌力闢其非竊思聖人立言奚啻恒河沙數從無背謬之語僉乃精奧之文昔人有謂研究不窮者其價值可想而知豈此而不三復者哉樂窮思其理苦索其由然爲喻氏之理長素問之理短耳是靈素之書而有不可宗焉聖道焉能彰哉於戲蒼天不喪斯文乃降鼎峙之實驗徵之而不可移客歲秋間馮夷泛濫玄冥洪張彼時鄉中禾苗垂實之際庶民徯收之時叵測滔滔大水流來朝高梁晏則汪洋農民不忍坐視是以不避滔滔不憐身體赴水蹈波而刈水深之態身高淹臨胸肋體俅漫及頸頦似此者半月有餘終日湮埋在水受水溼者不待言矣諸於冬臘之間遍患咳嗽幾於無人不病治療之法不外小青龍二陳杏蘇前枳之類辛溫燥溼之品乃憶內經秋傷於溼之語却非差謬濕字無疑於斯可證爲鐵案矣樂有感於是不禁搔

首長吁曰聖人聖人天助竊比之聖道彰矣

【上詢】客歲水患甚廣同志諸公有脅處致遭水患至冬咳嗽大興者仰請載明紹報以公共理庶幾讀無遺憾砭始潛藏紛紛聚訟判案高張千古暗昧一旦大倡歧黃心悅聖道昭彰勿吝珠璣爲禱聲揚輒生膚見恐受偏傍乃呈俚言引領而望

生痰之源貯痰之器論一

甘棠徐韻英

脾爲生痰之源肺爲貯痰之器慈谿柯韻伯氏斥爲無稽之談謂腎爲生痰之源胃爲貯痰之器兩相聚訟楮墨紛爭孰是孰非焉能判晰樂自慚醫學鹵莽滅裂謭劣無能弗能獨具隻眼以息訟爭祇以拾人牙慧叩其兩端而已尚希高明斧斵博雅切磋夫脾爲臟腑之機胃爲生生之本凡人恃此而强脾爲胃行其津液和調於五臟洒陳於六腑濡潤關節灌溉四旁上下左右莫不賴脾之輸紐乎脾附於胃胃爲

水穀之海倉廩之府乃人身滋養之關鍵猶兵家之餉道也餉道一絕萬衆立散胃氣一敗百藥難施生死疾病無乎不繫於斯飲食入胃旋受旋消化成液汁上輸於脾脾氣散精上歸於肺通調水道下輸膀胱毫無一息之停流確爲人身之發育稍有不暢百病叢生嗚呼脾胃之功用大焉焉能凝滯成痰而久貯之乎設脾生痰而胃貯痰則脾呆胃鈍水穀從何而腐養料從何而生津液氣血日漸涸竭臟腑皮毛日漸槁枯後天如此能免夭殤者耶所謂有胃氣則生無胃氣則死越人云人不食飲七日而死經云得穀者昌失穀者亡又云脾爲之使胃爲之市視此斷非生貯明矣惟腎主北方之水其氣化於膀胱而爲天一生水之源靈蘭秘典論云膀胱者州都之官津液藏焉氣化則能出矣又云膀胱者胞之室也膀胱儲水之府賴胞室之火以蒸藉腎氣之化而出敷布臟腑瑩潤皮毛腎氣所以能化者又賴肺之清肅下行設風木太過上灼肺金肺之清肅不行腎氣不化於膀胱反載膀胱之水上行受

火之煎熬凝聚而爲痰龐安常云天下無逆流之水因乎風也人身無倒上之痰因乎氣也於此益知貯痰之器確在肺焉且夫肺雝多痰乃因風熱客於肺中肺失通調之令津液聚而不行受風熱之煎灼遂凝而爲痰唾出濁厚涎沫其色必黄久則蘊釀成膿此病於有形之血分也若肺痿之病因熱在上焦灼津悴葉唾出稀涎其色必白此病於無形之氣分也咳嗽哮喘而多痰總由肺之清肅不行津凝不布受壯火之灼或受淫氣之薰斯痰之所由來也總而觀之則曰腎爲生肺爲貯矣蓋柯氏之倡儀摶於滾痰丸之影響故云斯義也惟王隱公知之不知隱公製方之義徵矣柯氏論其粗而遺其精耳夫藥之下降者經酒製則升提質重者用水飛則輕舉肺處至高之所非輕升而何能達頑痰膠然堅固非銳利而焉能除大黄黄芩爲蕩熱滌痰之利器然非酒蒸酒洗不可上浮故藉酒之力率而上行所謂鳥巢高巔惟射可到何愁頑痰之不清乎礞石甘鹹色青入肝製以硝石爲平肝下氣之要藥更

用水飛乃攻痰疏利之先鋒用以爲君者先淸壯火之燔也妙在沉香稟北方之色其體入水而沉下納腎氣上吸肺之淸肅下行斯腎氣不逆水垢不留不治痰而痰自淸兼之監礞石不着於肝俾二黃不傷於肺一舉而三善備所以功效若神也由是以觀王隱公之義何嘗寓胃爲貯痰之器甚矣讀書之難

生痰之源貯痰之器論二　　前人

夫人胸中空曠如太虛地氣上而爲雲必天氣降而爲雨地氣始收藏不動誠會上焦如霧中焦如漚下焦如瀆之意則知雲行雨施而後溝瀆皆盈水道通決乾坤有一番新景象矣此義首重在膀胱一經肺位於膈上膀胱位於腹內膀胱之氣化則空洞善容而肺中之氣得以下運若膀胱不化則淸肅不行失其通調之職水與津液凝而爲痰然膀胱所以能化者其吃緊猶在腎焉故治痰先理腎氣乃爲治痰之本也此鄙人敢斷肺腎爲生貯焉然肺腎之生貯仍屬大槪之宗旨觀腎主坎水之

職脾司津液之權肺掌通調之令胃容萬物之府則脾可生痰而胃斷不可貯痰何則曰脾之氣得輸運不暢或寒濕過甚飲啖過度致脾氣壅滯爲痰變生諸症則不關肺腎二經若胃中所貯之痰原受肺中排泄之痰涎也暫容一時而已觀夫素問咳論曰聚於胃關於肺使人多涕唾聚謂所同歸湊也關由也由肺中而歸湊於胃乃能唾出喻嘉言曰夜臥則痰聚於胃晨起自能吐出日間胃之津液四布臟腑卽之出而不出耳由是觀之則脾能生而胃不能貯耳或曰肺中之痰何必由胃而吐出乎曰肺司呼吸胃主吐納肺管之中蕞爾之物尙勿能容豈可容痰而咯出乎是必假道於胃而出曰平人之痰乃貯胃乎曰亦貯於肺由肺不清潔而生高君思潛發明痰的原因最精玆不復贅曰人之將死喉中痰響如洩鋸聲脾胃來乎肺腎來乎曰由腎而泛於肺曰因痰而閉氣絕乎曰非也人之生者氣也死者氣也此氣也非呼氣非吸氣非營氣非衛氣乃腎中眞元之氣耳徐靈胎曰人之陽氣則藏於腎

中而四布於周身惟元陽固守於中而不離其位故太極圖中心白圈即元陽也始終不動其分陰分陽皆在白圈之外故發汗之藥皆鼓動其浮陽出於營衛之中以泄其氣耳若元陽一動則元氣離矣蓋人之將死則元氣離散痰隨上浮壅窒肺中有呼而無吸眞氣一散則痰消而呼絕矣亦有實症而閉窒者則在倉卒之間若中暑中暍中寒中毒等症阻其呼吸炭不得出養不得入而死者於此益知肺腎爲較妥焉且治痰之法以氣爲本以痰爲標是以滾痰丸而用沉香二湯乃用陳皮其義顯然此皆釜底抽薪之法溯本尋源之治也

活幼心法看小兒面部　沈炫明

左腮屬肝色青順台逆若赤色主肝經風熱發熱拘急青黑主驚風腹痛淡赤主潮熱痰嗽右腮屬肺色白順黑逆若色赤甚者主咳嗽喘急悶亂飲水傳於腎則小便赤色淋閉不通額屬心色赤順黑逆若青主驚風腹痛瘈瘲啼哭微黃主盜汗頭髮

乾燥驚疳骨蒸鼻屬脾色黃順青逆若色赤主脾經虛熱飲食小思深黃主小便閉而鼻燥衄血頦屬腎色黑順黃逆若色赤主腎與膀胱有熱而小便不通　又而赤心家熱面黃脾有積面白肺家寒面青肝有風唇赤心家熱唇黃脾有積唇白肺有寒唇燥脾有熱眼赤心經熱眼青肝有驚眼黃脾有積眼白肺有驚鼻青主吐瀉人中青感風人中赤肺家痰人中黑腹蟲痛風池紅多啼風池黃吐逆山根紫傷食驚承漿黃主吐青主驚唇紅而赤傷寒臉青唇黑驚風唇青面白瘧疾面黃吐食癥痢下眉頭皺驚風面頰紅渴來唇帶赤熱甚眼朦朧面黃多食積青色是驚風面白多成泄傷寒色紫紅

風爲百病之長

謝又新

風爲六氣之中能兼五氣者也如兼寒則風寒兼暑則風暑兼濕則風濕兼燥則風燥兼火則風火故經所以謂「風爲百病之長」也其餘諸氣則不能互相兼全如風

矣如寒之不能兼火與暑濕之不能兼燥燥之不能兼濕火之不能兼寒暑之不能兼寒者是也由此觀之病之由乎風而起者亦多矣然風雖能兼寒而寒則不能兼風何以言之譬如密室之內幃帳之中人有裸體而臥因此而傷寒者此必無風也可知蓋風乃空氣鼓盪而成起于巽方吹行於天地之間人在幃幔之中使風何由而入此寒之不能兼風彰彰明矣又如盛夏之時酷暑之候人在風堂水閣大扇風車之處受風既久勢必致汗孔閉塞頭痛惡寒骨節疼痛而傷寒之病作矣當夫炎酷之時宇宙間固無一毫寒氣何以有傷寒之病乎其故非他因風之性本寒人若受風過久則雖風亦爲寒矣目今時值春令木欣欣以向榮泉涓涓而自流雖氣候溫和於風正宜注意譬之衣被稍厚便覺燠煖若即行脫卸不知汗管正因熱開放偶爲風邪乘之即頭痛身熱口渴自汗成爲風溫雖輕者無性命之憂亦不免有呻吟之苦某竊竊陳編告諸當世願　衛生注意及之

天食以五氣地食以五味論

江蘇泰縣史炳南

夫人生於天地之間雖以五穀爲養五果爲助五畜爲益五菜爲充然亦必賴天地氣味以資之也天生氣地化味氣爲陽味爲陰天爲父地爲母卽父生母畜陰陽配耦之意耳人無父焉能生無母焉能成故五常政大論云根於中者命曰神機神去則機息根於外者命曰氣立氣止則化絕五氣者風寒暑濕燥也五味者酸苦甘辛鹹也蓋天之五氣地之五味所以能養人者內經陰陽應象大論云東方生風風生木木生酸酸生肝南方生熱熱生火火生苦苦生心中央生濕濕生土土生甘甘生脾西方生燥燥生金金生辛辛生肺北方生寒寒生水水生鹹鹹生腎人在氣交之中無不賴天地之氣味而生也故曰天食人以五氣地食人以五味誠者斯言然氣味雖能養人亦能害人經云亢則害承乃制又云春傷於風夏必飱泄夏傷於暑秋必痎瘧秋傷於濕冬必咳嗽冬傷於寒春必病溫由是以觀則五氣之害人不待言

而可知矣且五味之害人則內經已詳言之觀五臟生成論云多食鹹則脈凝泣而色變多食苦則皮槁而毛拔多食辛則筋急而爪枯多食酸則肉胝䐢而唇揭多食甘則骨痛而髮落此五味所傷之明證也總之遍中則有益太過不及必有損生人者氣味也而害人者亦氣味也惟在人之虛心調養法於陰陽和於術數而盡終其天年否則氣增而久夭之由也業醫學者務須熟內難傷寒金匱等書則陰陽氣化之理思過半矣

濕溫伏邪論治

獨善

愚習醫有年矣隨師臨症覺濕溫伏邪之症最爲淹纏難瘳蓋此病濕邪未盡化熱如用涼解必助濕而纏綿床第苟投溫燥則熱熾而刼陰堪虞故醫者以騎墻之方治之鮮有不遷延時日者也愚以爲是症初宜溫燥以除濕繼投清涼以解熱終養陰液以善後則數方而可霍然矣

內務部制定管理醫士暫行規則

第一條　凡依本規則之規定經內務部核准發給醫士開業執照者均稱醫士

第二條　凡具有醫士資格者應由內務部發給醫士開業執照其未經核准給照者不得執行醫士之業務

第三條　凡年在二十五歲以上具有左列資格之一者方准發給醫士開業執照

一曾經各該地方警察廳考試及格領有證明文件者

二在中醫學校或中醫傳習所肄業三年以上領有畢業文憑者

三曾任官公立醫院醫員三年以上確有成績及證明文件並取具給照醫師或醫士三人以上之保證者

四有醫術智識經驗在本規則施行前行醫五年以上有確實證明並取具給照醫師或醫士三人以上之保證者

第四條　犯左列各項之一者不得發給醫士開業執照

一曾判處三等以上有期徒刑者但國事犯之業經復權者不在此限

二在停止公權中者

三聾者啞者盲者精神病者禁治產者准禁治產者

第五條　凡具領醫士執照應備執照費十元印花稅二元半身相片一張履歷書一紙連同畢業文憑資格證明文件及保證書等呈由內務部或由該管警察廳所彙報警務處轉請內務部核發

第六條　所領執照如有毁損遺失等情呈請補領時應遵照本規則第五條之規定繳費一元並印花稅二元呈請內務部或由該管警察廳所呈由警務處轉請補發

第七條　在本規則未公布前業經領有部頒執照幷與第三條各項資格相符者

准其繳納印花二元呈請換照不再繳費其在警察廳註册領照未經領有部照者仍須將原件呈驗并遵照本規則第五條之規定繳納照費補領部頒執照

第八條　本規則公布後凡現在開業之醫士未經領有部照者應由各該管警察廳所限期呈領

第九條　凡醫士欲在某處開業須連同部頒執照向各該管警察廳所請求註册

第十條　醫士如有開業歇業復業或轉移死亡等事應於十日內向該管警察廳所報告

第十一條　醫士如犯第四條第一項及第三項之一時應將開業執照取銷但第三項所列之原因如業經消失或確有改悛情事時得再發給此項執照

第十二條　凡醫士關於其業務如有不正當之行爲與精神有異狀不能執行醫業時得由該管官廳取具給照醫士三人以上之證明暫令停止營業或追繳執

照

第十三條　凡醫士診治是否收費并收費若干應先呈報該管警察廳所備查并應遵照官廳所定之式樣自備兩聯單當診治時卽將年月日醫士姓名病人姓名年齡藥名分量用法等項編號塡記並自蓋名戳一聯給與病人一聯彙存備查如有藥方不符或醫治錯誤經該管官廳查實時卽分別輕重予以相當處分

第十四條　外診時亦應攜帶兩聯單按照前條辦理

第十五條　醫士非親自診察不得施行治療或開給處方及交付診斷書

第十六條　醫士每月應將診治人數分別治愈轉治死亡三項列表彙報該管警察廳所遇有傳染病或疑似傳染病及中毒者時應卽據實向該管官廳呈報

第十七條　醫士如無法令所規定之正當理由不得拒絕診斷書

第十八條　醫士不得因請託賄賂僞造證書或用藥物及其他方法墮胎違者照

現行刑律治罪

第十九條　醫士關於其業務不得登載及散布誇張虛僞之廣告

第二十條　醫士關於公務上有應遵從該管官廳指揮之義務

第二十一條　本規則自公布後凡未領部頒醫士開業執照及執照取銷與停止營業者概不准擅自執行醫務違者處二百元以下之罰金

第二十二條　醫士如受取銷之處分時應於三日內將執照向該管警察廳所繳銷其受停止處分者應將執照送由該管警察廳所將停止理由及限期記載於該照裡面後再交由本人收執

第二十三條　醫士如觸犯刑律時應按刑律之規定送由司法機關辦理如違反本規則之規定時得由該管警察廳所分別輕重予以罰金及禁止營業或停止營業之處分

第二十四條　凡採用西法之醫士得適用醫師規則第十二條第十三條第十四條第十五條第十六條第十七條第十八條第二十一條之規定至本規則第十二條第十三條及第十四條不適用之

第二十五條　本規則公布滿二年後凡非合於本規則第三條一二兩項資格者不發給醫士開業執照

第二十六條　本規則俟教育部頒布醫師藥劑師考試章程後另行修改之

第二十七條　本規則自公布日施行

內務部制定管理醫師暫行規則

第一條　在醫師法未頒布以前關於醫師之認許暫行適用本規則

第二條　凡具有醫師資格者應由內務部發給醫師執照其未經核准給照者不得執行醫師之業務

第三條　凡年在二十歲以上具有左列資格之一者方准發給醫師執照

一在國内官公私立醫科大學及　學專門學校醫科畢業領有畢業文憑經教育部核准註册或給予證書者

二在外國官公私立醫科大學及醫學專門學校醫科畢業領有畢業文憑或領有醫術開業證書經教育部核准註册或給予證書者

三在本規則未頒布前在外國人私立之醫學堂肄業三年以上領有畢業文憑者

四外國人曾在各該國政府領有醫術開業證書經外交部證明認爲適於執行醫業者

第四條　犯左列各項之一者不得發給醫師開業執照

一曾判處三等以上有期徒刑者但國事犯之業經復權者不在此限

二在停止公權中者

三聾者啞者盲者精神病者禁治產者准禁治產者

第五條　凡具領醫師執照應備執照費二十元印花稅二元半身相片一張履歷書一紙連同畢業文憑資格證明文件呈請內務部或由該管警察廳所彙報警務處轉呈內務部核發

第六條　所領執照如有毀損遺失等情呈請補領時應遵照本規則第五條之規定繳費二元印花稅二元呈請內務部或由該管警察廳所呈由警務處轉請補發

第七條　在本規則未公布以前業經領有部頒執照並與第三條各項資格相符者准其繳納印花稅二元呈請換領不再繳費其已在警廳註册領照未經領有部照者仍須將原件呈驗並遵照本規則第五條之規定繳納照費補領部頒執

照

第八條、本規則公布後凡現在開業之醫師未經領有部照者應由各該管警察廳所限期呈領

第九條　凡醫師欲在某處開業須連同部頒執照向該管警察廳所請求註册

第十條　醫師如有開業歇業復業或轉移死亡等事應於十日内向該管警察廳所報告

第十一條　醫師如犯第四條第一項及第三項之一時應將開業執照取消但第三項所列之原因如業經消失或確有改悛情事時得再發給此項執照

第十二條　凡醫師關於其業務如有不正當之行爲與精神有異狀不能執行醫業時應由該管官廳交由地方醫師會審議後暫令停止營業但如欲追繳執照時應經中央衛生會之審議

第十三條　醫師非親自診察不得施行治療或開給處方及交付診斷書其非親自檢驗屍體者亦不得交付檢案書或死產證書（死產證書及死亡診斷書程式附後）

第十四條　醫師宜各備診療簿記載病人姓名年齡病名及治法等類以十年爲保存期限

第十五條　醫師對於診治之病人交付藥劑時應於容器或紙包上將用法病人姓名及診治所或自己姓名逐一註明

第十六條　醫師如診斷傳染病人或檢驗傳染病之死體時應指示消毒方法並應向該管官廳據實報告

第十七條　醫師當檢查死體或妊娠四箇月以上之死產兒如認爲有犯罪之嫌疑時應於二十四小時內向該管官廳報告

第十八條　醫師如無法令所規定之正當理由不得拒絕診斷書檢案書及死產證書之交付

第十九條　醫師不得因請託賄賂僞造證書或用藥物及其他方法墮胎違者照現行刑律治罪

第二十條　醫師關於其業務不得登載及散布虛僞誇張之廣告

第二十一條　醫師除關於正當治療外不得濫用鴉片嗎啡等毒劇藥品

第二十二條　醫師關於審判上警察上及預防等事有應遵從該管官廳指揮之義務

第二十三條　本規則自頒行後凡未領部頒開業執照及執照取消與停止營業者概不得擅自執行醫務違者處二百元以下之罰金

第二十四條　醫師如受取消之處分時應於三日內將執照向該管警察廳繳銷

其受停止處分者應將執照送由該管警察廳所將停止理由及期限記載於該照裡面後再交由本人收執

第二十五條　醫師如觸犯刑律時應按照刑律之規定送由司法機關辦理如違反本規則之規定時得由該管警察廳所分別重輕予以罰金及禁止營業或停止營業之處分

第二十六條　本規則頒布後應由各地方醫師組織醫師會其章程另行規定公布之

第二十七條　本規則俟教育部頒布醫師藥劑師考試章程後另行修改之

第二十八條　本規則自公布日施行

附件

第一死亡診斷書及死體檢案書程式

死亡診斷書（死體檢案書）

一、姓名年齡籍貫住址

二、男女

三、出生年日日

四、職業　死亡者之職業家庭之職業

五、死亡原因　病死　災難　自盡或中毒

六、病名（如係自盡應記明方法災難或中毒）應記明種類

七、發病年月日（災難及自盡者應略去此項）

八、死亡之年月日時

九、死亡之處所

據上列各件作爲死亡診斷之證明或作爲死體檢案之證明

醫師〇〇〇印

住址

民國　年　月　日　醫師〇〇〇　具

如姓名男女死亡原因等項不能查明時應記爲不詳如年月日時等項不能查明時應於年月日時上冠以推定二字

第二死產證書程式

死產證書

一、父之姓名（如係私生子則記其母之姓名）

二、父之出生年月日（私生子則除此項）

三、母之出生年月日

四、父之職業（私生子則記其母之職業）

五、妊娠之月數

六、分娩之年月日時

七、男女之別

八、分娩之處所

九、嫡出庶出或私生

據上列各件作爲死產之證明

醫師〇〇〇印

住址

民國　年　月　日　醫師〇〇〇　具

中華民國十一年四月二十日出
紹興醫藥學報第十二卷第四號
（原一百三十二期）

歡迎轉載

編輯者　紹興裘慶元吉生
發行者　紹興醫藥學報社
印刷者　紹興印刷局
分售處　各省各書坊

紹興醫藥學報

報價表

新報	一全年	一半年	一月
冊數	十二冊	六冊	一冊
定價	二元二	六角半	一角二

代派或一人獨定十份者八折五十份七折郵票抵洋九扣算空函恕復

舊報	一至十三期	十四至十七期	十八至四十四期	四十五至百十六期
定價	五角	三角	八角	每期一角

郵費	中國	日本台灣	南洋各埠
	加一成	加二成	加三成

廣告價表

等第	地位	一期	六期	十二期
特等	底面全頁	十元	五十四元	一百元
上等	正文前全頁	八元	四十三元	八十元
普通	正文後全頁	六元	三十二元	六十元

注意　所稱全頁即中國式之一單面外國式之一配奇如登半頁照表減半算

外埠用郵票代洋寄社者注意

一　須油紙襯好

二　須固封掛號

三　以五釐郵票爲限

四　一百另五分代洋一元

零購本社發行書報章程

一　如欲購本社書報者可直接開明書目連銀寄至『浙江紹興城中紹興醫藥學報社』收

一　書價若干按加一成以作寄書郵費

一　書價與郵費可用郵局匯兌其章程問就近郵局便知

一　郵滙不通之處請購（五厘至三分爲止）之郵票以一百零五分作大洋一元核定封入函中掛號寄下（郵票須用油紙夾襯）

一　一人購書報上五元者可將書價以九折核寄上十元者以八折核計零購無扣（購舊報及代售各書不在此例）

一　一人預定當年月報之上五份者可將報價以九折核計上十份者以八折核計

紹興醫藥學報

第十二卷第六號

中華民國郵政局特准掛號認爲新聞紙類

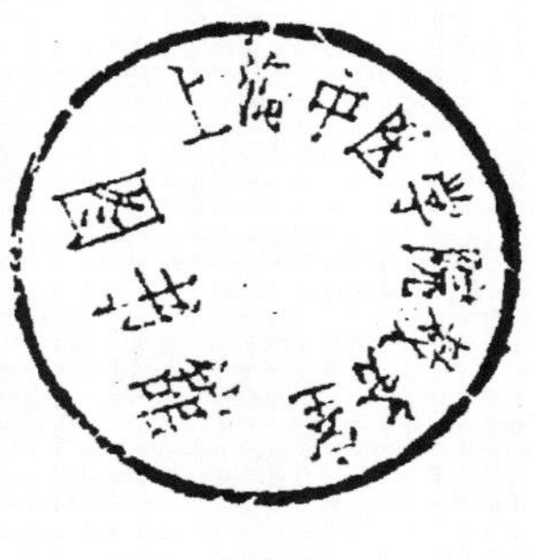

紹興縣西橋南首和濟藥局發行常備要藥及書目

消暑七液丹 每方三分四　立消痱子粉 每袋二分　滲濕四苓丹 每方二分

萬應午時茶 每方一分　查麯平胃散 每方分六　痧氣開關散 每瓶五分

急救雷公散 每瓶一角　霍亂定中酒 每瓶一角　回陽救急丹 每兩二角

急痧眞寶丹 每瓶一角　瘧疾五神丹 每瓶一角　痢疾萬應散 每服四分

喉症保命藥庫 每具一元　沉香百消麯 每方分四　樟腦精酒 每瓶二角

葉氏神犀丹 每顆三角　太乙紫金丹 每顆二角四　飛龍奪命丹 每瓶一角五分六

開閉煉雄丹 每兩八角　立效止痛丸 每瓶三角　厥症返魂丹 每粒二角四

萬應保赤散 每瓶四分　金箔鎮心丹 每瓶三角　肝胃氣痛丸 每瓶二角

鴉片癮戒除法 二册三角　增訂醫醫病書 二册五角　痧症膏丸說明 一册一角

先醒齋廣筆記 四册一元　喉痧證治要略 一册六分　臨證醫案筆記 六册一元二

彩色精圖 中西彙參 辨舌指南出版 曹炳章編撰分訂六厚册布套一函用上等連史紙石印每部定價洋二元正七折實洋一元四角外埠加郵費一角一分連掛號在內其內容要目已詳本年紹興醫藥學報第六期曹君緒言中此書皆有關於中西醫診斷上實驗之必要凡我同志皆不可不備此書也書已發行購請從速

紹興醫藥學報社亦有代售

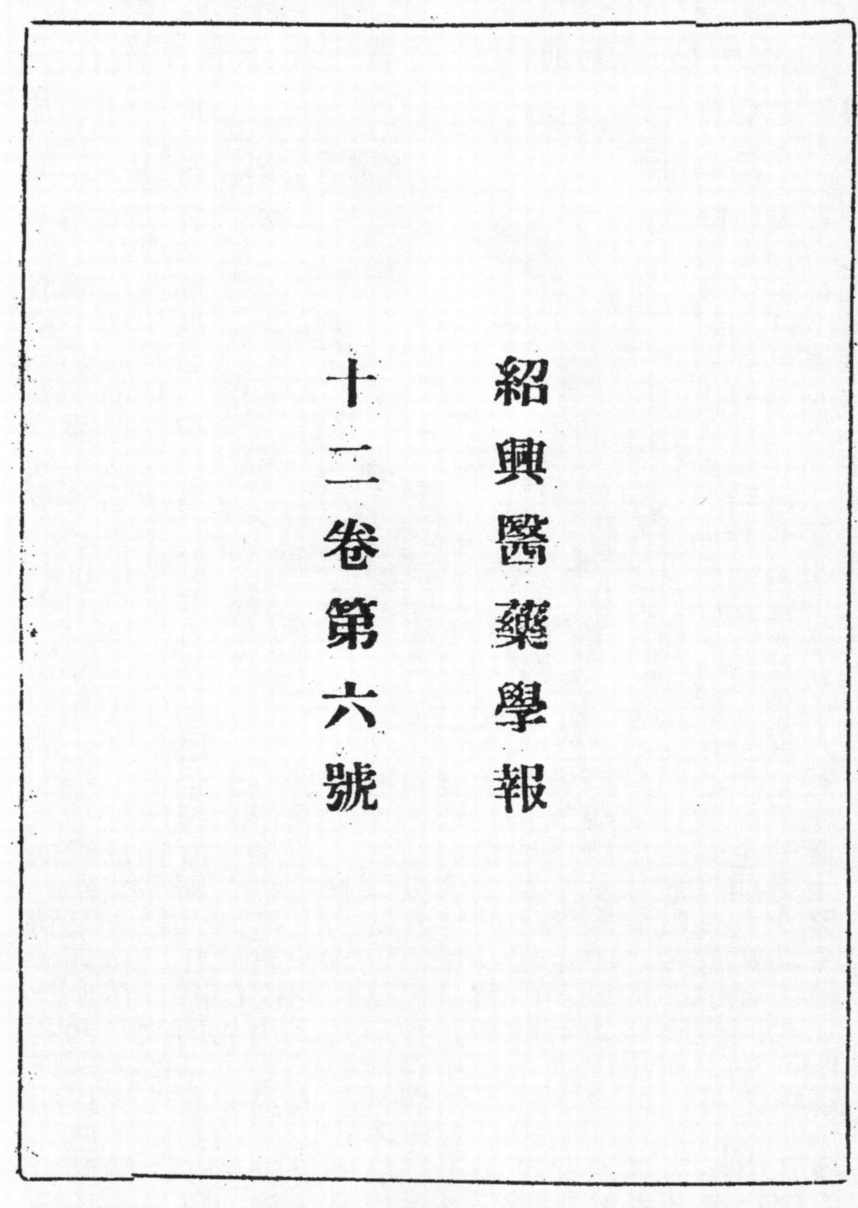

紹興醫藥學報

十二卷第六號

曾患頭暈心跳臥床不起

在南京有患此症者乃是因血虧腦疲所致也

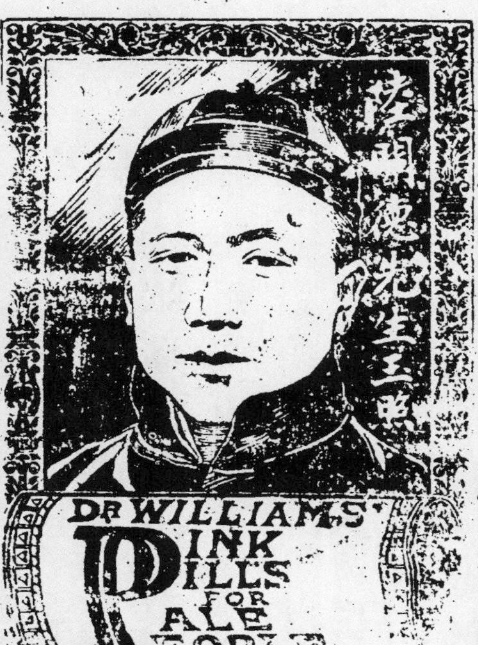

凡記憶不敏或稍一動作便覺心跳不已或胃納漸減面色黃萎患者亦明知血薄氣衰血枯之故不必俟醫生告之也因病狀如此最易覺察耳補血即所以健腦地球上之藥品能補血而健腦者首推韋廉士大醫生紅色補丸也蓋是丸天下馳名一經按仿單服用且按仿單所示衛生方法即講求飲食等類已曾救治千萬之患血薄氣衰腦筋疲乏者矣患者一服是丸便即康强復原即如江蘇南京永泰牙刷廠之主人陸開德先生亦治愈中一份子也陸君因用心過度腦筋孱弱所致其來函云鄙人因提倡實業工藝力求精良致日夜神思心血耗竭腦筋孱弱記性不敏胃口不宣飲食不思種種病魔精神衰敗形容憔悴延請中西醫士診治服藥罔效身體漸瘦又加頭暈欲裂心跳不已臥牀不起舉家驚惶失措幸遇至友俞煥之君前來探視譚及病源據云伊友胡君勉齋前患相同之症服用紅色補丸得獲全愈囑余亦購服之余從其言旋即購服及試服甫經兩瓶而腦筋記憶頭暈心跳漸見全愈逌服半打居然各症盡釋飲食頓加而轉紅潤精神强健皆賴大醫生紅色補丸起死回生之效力也韋廉士大醫生紅色補丸能轉弱爲强使身體復原不分男女功力相同者也凡經售西藥者均有出售或直向上海四川路九十六號韋廉士醫生藥局函購每瓶中國大洋一元五角每六瓶中國大洋八元郵力在內

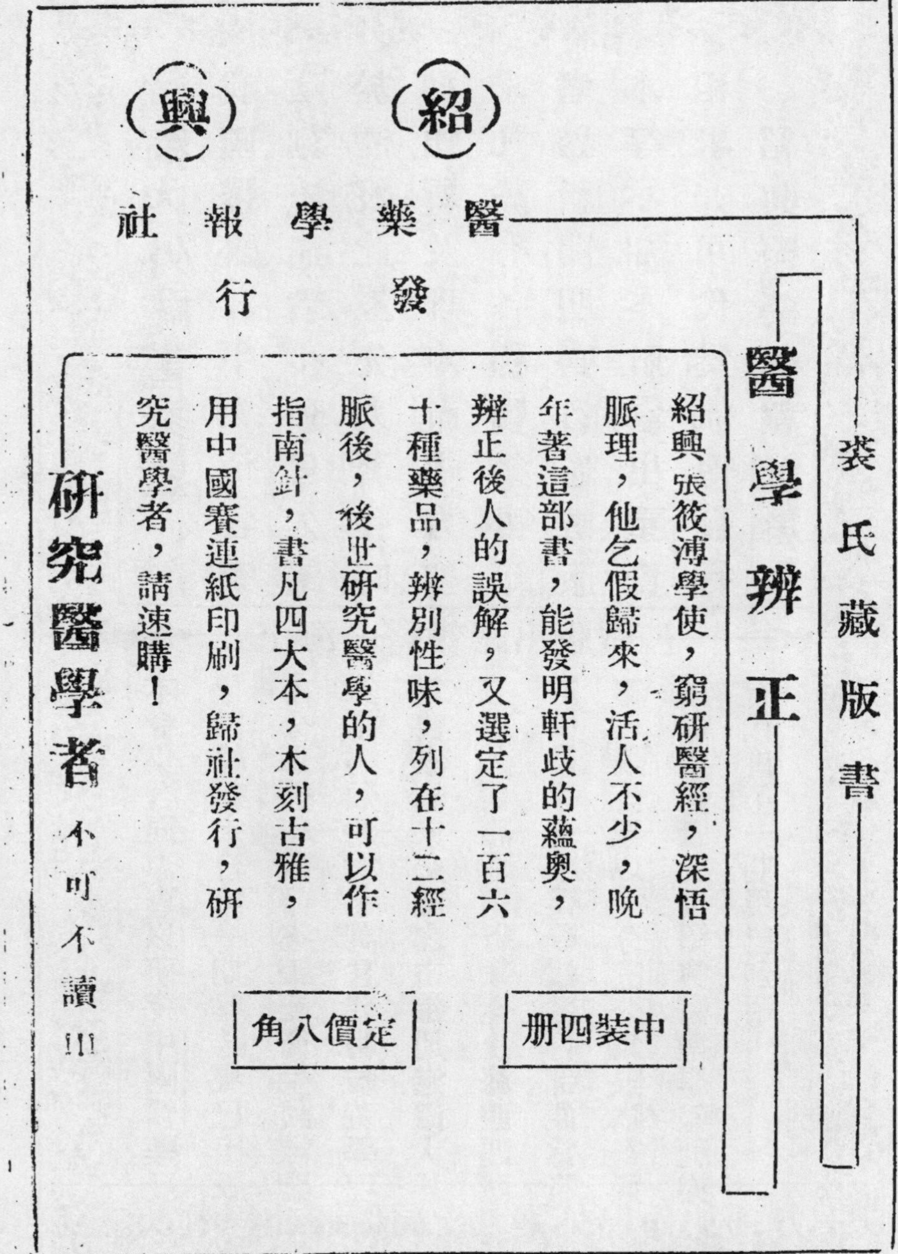
裘氏藏版書
醫學辨正
紹興張筱溥學使，窮研醫經，深悟脈理，他乞假歸來，活人不少，晚年著這部書，能發明軒岐的蘊奥，辨正後人的誤解，又選定了一百六十種藥品，辨别性味，列在十二經脈後，後世研究醫學的人，可以作指南針，書凡四大本，木刻古雅，用中國賽連紙印刷，歸社發行，研究醫學者，請速購！
中裝四册
定價八角
研究醫學者不可不讀！！！
紹興醫藥學報社發行

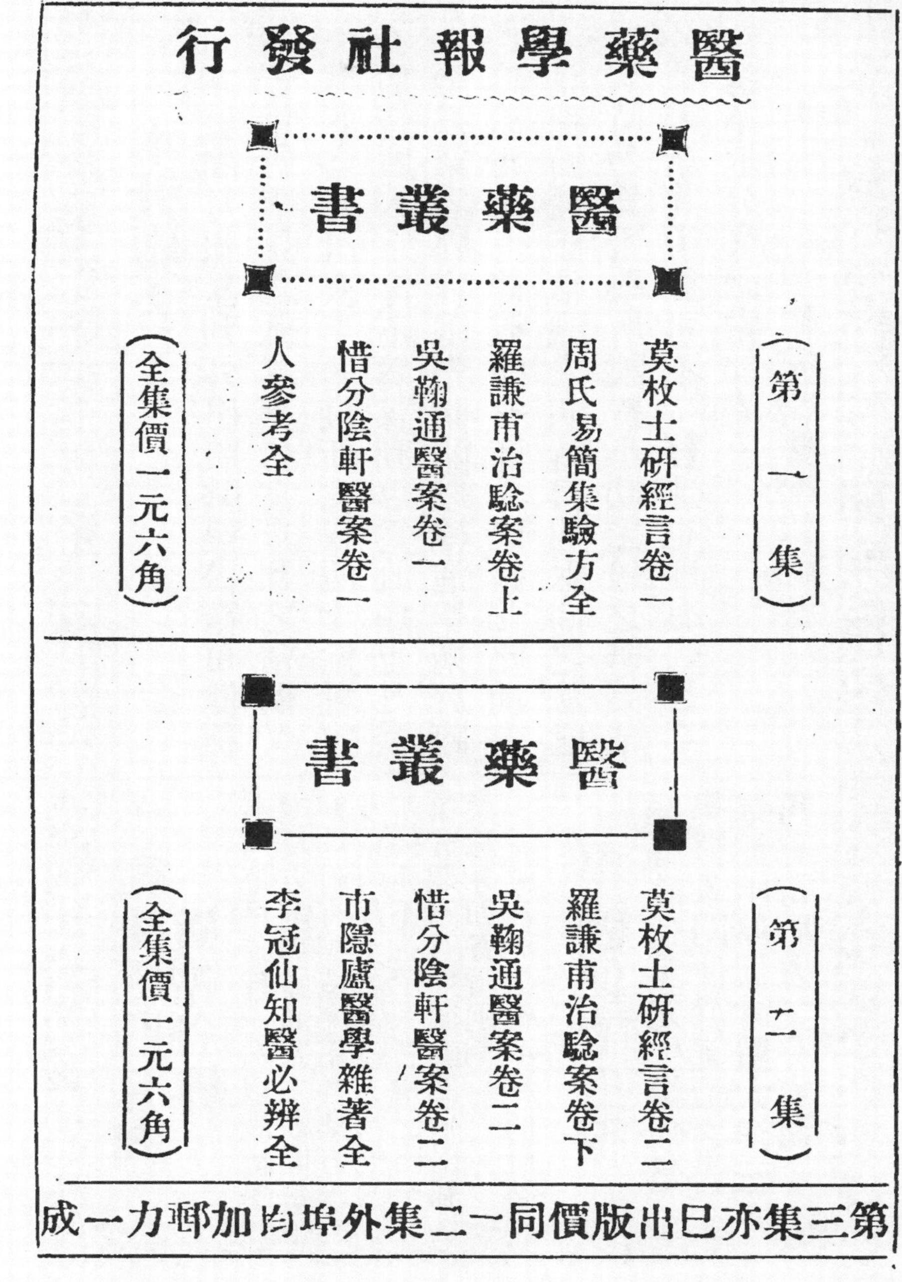

醫藥學報社發行
醫藥叢書
第一集
莫枚士研經言卷一
周氏易簡集驗方全
羅謙甫治驗案卷上
吳鞠通醫案卷一
惜分陰軒醫案卷一
人參考全
全集價一元六角
醫藥叢書
第二集
莫枚士研經言卷二
羅謙甫治驗案卷下
吳鞠通醫案卷二
惜分陰軒醫案卷二
市隱廬醫學雜著全
李冠仙知醫必辨全
全集價一元六角
第三集亦已出版價同一二集外埠均加郵力一成

紹興醫藥學報第十二卷第六號（原百三十四期）目次

論文

中華全國醫藥衛生協會會員錄（十五）

※本社更正廣告

啓者查本年第三號本報所載朱華鄉醫藥界調查事件現因各方面傳述多有未確特登更正廣告取消該件

本社編輯部主任裘吉生啓

醫事雜評

報社同人撰　紹興裘吉生輯

天痘流行之感言 壬戌四月稿

震澤錢星若

去年冬季不張嚴寒之威反呈和煦之令乃天之不藏陽也非其時而有其氣釀成疫癘之邪邪氣瀰漫鼓盪於空氣之中侵人於呼吸之間怯者受之則着而病焉遂使猛毒險惡之天痘竟乘時而勃發初則盛行於人烟稠密空氣汚濁之區迨今春夏之交伏邪怒發蔓延徧及鄉鎭不惟幼者患之而壯年亦罹此慘遞相傳染死亡踵接以上海一隅而論自冬徂春百日內死於痘毒者不下四五千人他處固不論卽以此而言之亦足以駭人聽聞誠吾民之浩刼也嗚呼天胡不仁降此厲毒民胡不幸罹斯鞠凶我欲問天天不語返躬而自問我固負司命之職也人之病死與我

有責焉當此慘亡之象安能無動於中乎語云天定勝人人定亦能勝天與其問天而不語曷若問之於己此我之所以不能已於言也慨自牛痘普及以來醫者於痘科要皆置之而不究以爲牛痘盛行之世界此類症候當在天然淘汰之例殊不知牛痘有種而未盡其毒者有遷延而未經種者天氣偶有變常皆足以引發其伏毒傳染相害遂成疫癘一旦暴發醫者皆茫然莫從有悞爲痧疹者有悞爲猩紅熱者紛雜論治於病何堪雖欲求生亦必死也夫痘爲昔日兒科之專學其病瞬息萬變非心靈眼快者不能任此嘗讀陳氏錢氏翁氏葉氏四家之書覺言論之精湛處方之入微誠哉其爲治痘之大家也降而至今求其能應萬變循四家之軌範者惟廣大之區尙復有人然亦必如鳳毛麟角之不可多得也若推而求之於鄉則渺乎茫乎我未見其人焉顧所謂兒科者但能擲藥不知開方雖間有能者亦惟呆板之藥臨此萬變之症候其不僨事者幾希嗚呼死亡於痘之千萬人未必皆不治之症而

卒演此浩刧者伊誰之咎乎於我思之有不外下列之二種原因者（一）曰防護之疎忽（二）曰救治之失良由前之說父母之過難卸由後之說醫者之咎奚辭余曾親見有初起喉痛悞爲喉痧服凉劑而死者（在上海）又有年已六歲尚未種痘感染時邪引發伏毒卒致毒壅痘悶而死者（在震澤）目覩之心痛之所以不能已於上者之所言深望有司命之責扶育之任者得我說而存之其能防患於未然綢繆於未雨則此後之遺憾庶幾其得免焉

醫學概論

何雲皋

處此二十世紀新潮澎湃科學昌明物競天擇優勝劣敗理勢當然無待論矣矧吾國國勢之弱固由於政治不良所致而國民體魄之弱絕少尚武精神亦一因也夫欲改良政治端賴教育而欲求體魄之健又必藉醫術以輔之試觀先進各國專門諸學惟醫獨重如解剖催眠胎教諸學雷厲風行輔助政治强健種族收効實多考

吾國醫學發明最早如靈素難經神農本草仲景金匱諸書闡明奥旨論理精深堪稱爲中國醫學鼻祖惜乎國家不知注重學無專科術乏考驗律無奬章代遠年深遂致日形退化而不致湮沒無聞者賴有此數種書籍耳雖然晉宋元明以來代有賢明間有著作以補前人所未發明者惟書如汗牛充棟讀不勝讀學無統系此偏彼執幾令人有無所適從之嘆惟在達者以意會之耳晚近以來世風日下昧醫道爲仁術學未研精貿然問世遂多貽誤世人而人轉相趨於西醫門下鄙我中醫失我國粹其痛何可勝嘆然則欲振興醫學其道惟何爰將管見數端附錄於后質之高明并以備當局者之採擇焉

一中國宜注重醫學務設立專門學校按上海前有神州醫藥學校之設後不知如何停辦廣州亦有醫學校之設近聞亦停辦矣現在僅存浙江紹興醫藥學報一點明星而已當此百政維新之際正宜振刷精神力求向上未興之學尚宜創

設已成之校豈容停辦乎况藥醫關於衛生問題爲人類必要之事人之稟賦靡同天之風雲莫測苟無實學之醫生則人生之疾苦當有不可勝言者欲求有實學之人才則必由專門學校而產生是則醫學之關於種族强弱者甚大實爲不容緩圖之舉使學者在校畢業之後得執有試驗合格之文憑者方得出而業醫問世一可以留傳中醫國粹更發揚而光大之二可杜庸流濫竽醫席以免草菅人命之虞

二宜編制醫學課本按中國醫學自神農發明藥性黄帝闡明內經之下首推仲景世人宗爲製方之祖然仲景金匱論傷寒而溫熱溫疫之旨未暢劉河間論溫熱及溫疫於內傷尤未備李東垣論內傷發補中枳朮等論而於陰虛內傷尚闕如朱丹溪從而廣之發陽常有餘陰常不足之論以補前人所未及醫道至此似大全矣然而合諸家之書則見其全分之則見其偏又如喻嘉言陳修園張景岳諸

家著述均有可採若使學者盡讀諸家之書則不勝其繁尤多相背之旨今設醫校究以何者爲課本乎是亦當研究之問題也依愚鄙見務當採集各家精華擇其優良去其繁雜冶以一爐彙編成書訂以次序用爲教授一律之課本由部審定頒行俾學者得以遵循庶不致有苦無次序之嘆也

三各省縣宜由官設立醫學研究社按醫學根本之改進當然以設立專門學校爲主要然學校僅能培育將來之人才尤難速於普及而欲挽救目前之弊則各省縣當中官設立醫學研究社以地方長官董其事羅致各種醫書於社中設一講演會擇醫學優長者主其席使舊日業醫者入社研究期滿試驗學術優良者給予文憑準以業醫問世此對國內而言然則國外又當如何近觀南洋各島閱書報社林立宜由報社附設醫學研究所備購各種醫書使醫家得以參考互相研究交換智識并請國外內報界諸君犧牲多少篇幅闢醫學研究一欄俾醫家有

研究所得者貢諸於世或間有疑似之點時行之病反常之症質之高明識者答辯之研究之使我中國醫學日益昌明未始無少補於醫道也是亦急則治標之策耳

四中醫學校宜設解剖按中醫富理想西醫重實驗久爲世人所公認矣蓋無理想不明其致病之由非剖驗不悉其受病之部是故二者均爲醫學重要之目考中醫臟腑經絡部位乃宗諸靈素經傳靈蘭秘典依圖按形據理推想代遠年湮間或錯誤今之論治專以恃脈斷症恐未確澈欲明究竟非剖驗不足以徵其實惜吾國人素守舊風以死者受剖爲不幸之事殊不知人死卽爲廢物已爲廢物又何寶貴誠能有益於世是不幸轉爲幸事矣願我中國醫生以自身提倡解剖始

總此數端不過略言吾國醫學日形退化思欲有以挽救之而振興之不揣固陋聊當芻蕘之獻愛國諸君乎欲保存國粹强健國民體魄者蓋亟起圖之是不獨醫學

之幸抑亦國家之福也

迷信……僞病名……害人

海昌許仰盧

際茲百業競爭之世百廢待舉之秋革舊維新尙可爭存於世界而我國人猶執迷不悟守舊法爲良詆新學爲劣紛紛呶呶自以爲是者何哉蓋國人受普通教育者尙鮮定識力緣之孱薄故也今且就吾說以證明之夫醫者之立病名出治法原所以昭示萬世垂式後人不容或忽者焉顧庸夫俗子胸無點墨者流見病之異於常也乃相與僞立病名私造治法而治之輒斃比其斃也則不咎治之不善而委之於神責之於他於虖名不正治不當更安望其事之成邪吾鄉迷信積習最深病者或求神藥其弊也存仁醫院稿已先我言之矣（參觀本報本年第三期）更有熱病神昏妄言妄見此大劑寒凉一二服可立止者昧者不察必以爲冒犯鬼神使然（實則心理作用故平日迷信鬼神者則有之否則不然）而以禱祀爲先服藥爲次顚

倒錯亂病不及藥因而傷殘者比比也又有所謂土打者其症身痛如被杖頭痛腹痛咽痛吐血死後身起青紫色塊蔓延徧身或半身且能傳染其病因動土（俗稱）而得者居多或通溝移厠起樹斵河皆足以致此或不由動土者亦有之其病春夏多而秋冬少故俗有動土宜於深冬之說又謂土打者十無一生而其治法則非醫非藥余目擊耳聞心竊閔之思揭之以與海內通人碩士相討論以破除而挽救之也爰將俗治及鄙意分列如左

迷信家之言曰土中有神不動則潛苟一動之則土神忿怒打人故病時身痛死後身塊是明驗也因僞立其病名曰土打其治法輕者祭土重者拜土懺以祈神之或恕而醫藥則非其治也間有病之輕者（蓋不祭不懺任其自然亦可愈也）僥倖而獲愈則遽詡爲能事羣相倣效之否則委之於神之不恕甚且遷怒於他人之動土者於是仇殺相尋非俱傷兩敗不止余嘗辯之曰神果有靈當有是非心有是非則

當施怒於持畚鍤鋤土者方可爲信奈何施不擇人或怒旁觀者或怒及足不出戶者由此觀之無是非之心非神也即此一端當可洞破其惑而無如迷信之中人帶固根深匪可卒拔聞吾說者强者必怒於言懦者必非於腹烏乎噫嘻鄙夫野婦之不信吾說由可言也獨怪夫峨冠博帶平日詡詡以飽學自命者亦且從而附和之曾不以吾說而稍殺焉嗚呼人之不臧於神乎何尤

余竊不自揣敢掬其研究之一得以求敎於　諸君子曰土爲萬物所歸其久藴之穢惡毒氣遇開則洩人受之則病實即疫也其受也由口鼻而入直行中道流佈中外故其發也暴死也速然以鄙意揆之尚非必死之症蓋彼以非法之法治之其十無一生焉固宜苟專志於醫藥尚非必死之症也原其病因毒上干則咽痛頭疼迫於血分則吐血氣血不運則身痛臟腑被迫則腹痛其治法以芳香運氣開絡解毒爲先各視其證而適其寒溫此其大略也檢古方書無土打之名惟金匱有陰陽毒

二症其命名及病形治法與俗所謂土打者相類且有五日可治七日不可治之說亦以見治之雖不容姑緩然非必不可治也製升麻鼈甲湯方用升麻鼈甲當歸甘草雄黃蜀椒以治陽毒於本方去雄黃蜀椒以治陰毒方後自註云老小再服取汗言此症病深毒重雖老人小兒亦須再服以取汗而止蓋漢文之簡辭也其或不由動土者蓋陽氣升騰之時卽不動土毒亦隨氣而升人在氣交之中觸之卽病也其春夏多而秋冬少者以春夏地氣發泄秋冬潛藏故動土宜深冬之說非無理由特言其然而不言其所以然也其理易明顧世人囿於迷信習焉不察故易明而終晦耳

古云集思廣益可以成功誠哉言乎余學淺才疏口訥筆鈍作旣竟深恐言之不當貽禍匪淺因思　海內仁人碩彥之學之識多有百倍於鄙人者仰祈　各抒高見補其未逮不特爲鄙人增學問抑亦爲患斯病者示南針造幸福焉

中西藥性之異點

紹興史介生

中西藥性之不同雖三尺童子亦知之矣何待鄙人言哉茲鄙人所謂異點者以中藥無毒而西藥有毒也在崇信西藥之人見此言後莫不指余爲揚中抑西之流亞矣諒學參中西之醫俱能道之並非余之杜撰也所以中藥治病果能四診無缺斷證明確即使症勢偃蹇不能奏一劑知二劑已之效苟能對證用藥無少差謬必待其愈而後止雖服十劑百劑而無後患焉昔者錫山有患痼疾者問諸葉桂所葉桂授之曰服此百劑終身不復發矣其人服之八十劑蓋已霍然者月餘矣乃止不服逾年病復發又詣葉桂所葉桂曰是吾令服某方百劑者何乃如是其人以實告令再服四十劑即永不發矣卒如其言若西藥則雖斷定病源對證用藥即服之有效一藥不能久服恐有中毒之危焉昔有某國大學醫學士某治患十二指腸蟲者以綿馬越發斯(舊譯作西必安膏一作非利瑪膏又名公厥膏)爲殺蟲藥命連日服

之無何腸病治而兩目忽盲噫夫中藥之有微毒者尚須炮製之或以解毒之品同用藥中始可放胆而服也茲觀以綿馬越幾斯授人之醫以不知西藥之不能連服故重病雖除而得喪明之害但當時尚無不得連服之規則故雖對症下藥而有貽患之害也如是則知西藥不能專恃一方而且日授令服用不如中藥之遇日久不愈之病連服數十劑而無後患也審矣醫士用藥之際豈可不知此意而信手以西藥授人哉

醫道

諸暨何志仁

觀夫世之學技者往往知其規矩者多而精於巧妙者少然醫學一道要非精於巧妙者烏可以言醫何則其知病難療病尤難治已然之病難治未然之病則更難也同一病症天時有寒暑之更地氣有南北之分年歲有老少之殊受病有新舊之差人身有貴賤體質有強弱傷寒傷暑有辨中風中氣有異須分內傷外感要知虛熱

實熱陰極似陽者有之陽極似陰者有之至虛有盛候大實有羸狀又有侮而受邪侮反受邪亢則害承乃制五行之極反兼勝己之化若非精巧安能取此症一疑義藥難下手是以用藥就所當切諸症之巧巧在心細用藥之要要在胆大何藥爲君何藥爲臣奇方偶方一心指定蓋一人能係一世之安危者必重其權而專任之一藥能係一人之死生者必大其服而獨用之如血脫氣脫者救之以獨參湯血虛氣虛者補之以兩儀膏假如大黃巴豆性悍而雄無堅不破故有將軍之名黃耆甘草性和而緩無往不利故有國老之稱如邪積湯明堅而成鞕者君大黃等斬關直入而破之邪留少陽久瘧不休者使耆草輩扶正托邪而祛之陰虛火旺者用六味湯壯水之主以制陽光陽盛陰衰者用八味湯益火之源以消陰翳丹溪曰實火可瀉芩連之屬虛火可補參耆之屬病在臟而誤治其腑譬諸隔靴抓癢病在腑而誤治其臟有如引盜入室至虛有盛候反瀉含寃大實有羸狀誤補益劇陰極似陽者淸

之必斃陽極似陰者溫之立亡投治稍差則冤沉幽冥矣

論醫報久遠之籌備

諸城王肖舫

頃讀月報第五號周小農君醫林報社互助之建議其經過之情形將來之辦法確爲至論刻下我國醫藥機關獨有紹興醫藥學報社山西中醫改進會上海中醫學會三處宗旨純正辦法妥善內容嘉良均從實驗心得上立論嘉惠後學實非淺鮮但醫報原爲灌輸學說交換知識起見尤宜貧富皆可購閱以普通爲要紹興山西兩報價格不昂貧富兩宜內容不必擴張價格可以稍增特上海醫會雜誌成本實係太鉅售價礙難減少倘能删繁檢精再定貧富共閱之價將來會外定閱者必能日見增多惟此盼望三處醫報日益發達將我數千年中醫奧旨表示全球壓倒西醫用夏變夷稍爲中醫吐氣略擬數語而爲醫報前途之希望

力駁高思潛五行分析的批判

前　人

頃讀紹報第三號先生之五行的批判殊爲偏倚礙難緘默前刊先生廢棄五行等稿屢經各省醫家辨駁開導不料竟無一毫明機又有此條批判竟以冬烘守舊目人而以文明自居重己輕人狂童也且古人云凡事厚責己而薄責人想先生無中學根柢不知此語也原文云五行毫無根據但原質可化分可實驗而五行則否云云試思五行生尅原是醫學符號借作標榜西學云植樹於沙石地樹根能將細砂小石尅化此非木尅土之實驗乎土尅水水尅火火尅金金尅木不待智者而知無庸絮聒至于五行相生在在可據亦無庸贅原文云天地間僅有金水二行試問先生之身亦只金水兩原質搆成無熱血乎五行的批判例當一筆抹倒又云五色僅紅綠紫三色青黃爲混色黑白則光輝殊不知青黃赤白黑紫綠各色原是各色攙和而成或一二色化合或二三色化合不等而以黑白爲光輝非也試問世界黑白色各物件俱是光輝無實據乎五色批判亦當一筆抹倒又云五味之辛不得謂爲

味覺莫非先生蘊發不開儼如木偶不能知辛味刺戟之感覺乎是猶愚公移山精衛塡海自不知量何至如是勸先生留此一份心血腦汁發揚國粹振興有用之醫學以解先生之西醫毒不勝翹盼謂予不服恭候專函覆音

論醫戰

紹興史介生

醫者爲人治病者也戰者以物相殺者也夫醫既是爲人治病之事曷爲而亦有戰乎蓋醫而有戰戰於無形無形之戰且甚於有形之戰夫有形之戰兵戰也以兵戰者人及防之兩軍對壘誰能操必勝之權今外人之行醫於中國也人第以爲此不過爲人治病而已不知彼隱挾其進戰之决心中醫若不振起精神發明學術以禦之彼卽於醫戰占其勝利卽爲國家多一漏卮而弱我國矣以視軍士僅用兵力爲攻取之具者其勞逸不侔而將勝無敗又不可不防外人欲操我同胞之生命也且吾聞德日維新首重醫學英初變政先講衛生彼以注重醫術發明藥物而廣銷於

我國既欲奪我利權又將弱我國勢彼恃其醫術與藥物而將滅人之國此卽所謂無形之戰且甚於有形之戰者是也夫醫戰亟矣一觀吾國之醫則又不能無懼也蓋吾國之醫守舊者多而維新者寡彼此謗毀醫方者多而互相切磋學術者寡兼參西學喜用西藥者多而已習西醫兼用中藥者寡秘藏先哲之遺著者多而發表經驗之佳作者寡吾國醫戰之不競亦已甚矣然在閉關之世亦惟良醫與劣醫相戰而已良醫與劣醫相戰良者勝而劣者敗於國家前途猶無患也今外戰來勢之大足以震撼吾全國之醫界而吾國醫界之疲弱不振猶如故也如是而戰中醫將處失敗之地矣且彼之所以將勝吾者在器械之精良醫院之壯麗而尤在藥水之便利（今上海粹華廠雖已製備尙希各處仿製或代售之庶可通行於全國）今吾以祇知守舊之醫當之是猶以殘兵散卒而猝遇精銳之師欲以求勝吾恐中醫界之無此毅力也夫醫戰之勝敗於國家之關係如是故處今日而求强國强民之

道切勿以醫戰爲可緩而忽之

請查各地代替鴉片毒丸質料警告同胞

古黟王蘭遠

遜清秕政莫過於人民吸食鴉片取不干涉主義迨至民國定嚴行厲禁處罰之條初行之以爲民國新政曙光爲時未久徒有具文今則變本加厲堂煌游手之官吏藉禁查鴉片嗎啡以爲詐欺取財手段小民煙毒被困變而之他吸代替毒丸以延殘喘種種名目難以枚舉鄙人足跡所歷耳目所及社會中人多半吸代替毒丸慢性中毒私行自殺政策愚執甚焉遂至身斃嗣絕不知凡幾飲鴆自經弱種充盈爲神州之辱珐考生理學種類孳生藉細胞以綿瓜瓞吾儕雖死吾儕之細胞猶存乃吸烟毒者之細胞內含毒質弱點種而傳之在家爲痿羸之子弟在國爲疲癃之國民遞推而計之所居膏腴大陸毋須外人毒炮勦滅自吸自盡以莊嚴之大地讓人矣夫醫生爲高上職業行爲何等尊貴吾徽在萬山之中交通不便風氣樸塞醫生

世襲舊藝且多吸食鴉片兼販毒丸以牟利初以爲閉塞內地則然詎知江蘇無錫等處爲冠冕文明之地所見販鴉片販毒丸以爲生者屈指難數就無錫一邑言每月衙署收入販烟罰金多則四五千元少亦二三千元被獲不過十之二三漏網十之八九烟毒之廣無分閉塞與文明推之他省他邑諒亦如是四萬萬同胞陷溺烟毒已占半數用幾何級數推演數十年後國將何以爲國乎鄙人行職務之時遇吸代替毒丸人民患病處方診治頗多棘手往往因虛弱而陷於死亡官吏以禁烟爲虛文商民以販毒丸爲利藪敝邑地盤狹小區爲十二都今調查每都除吸鴉片消耗不計外紅丸一種每日耗費約在二百餘元每日合邑約二千四百餘元一年總數在二十五萬元左右奸商均由上海漢口江西販運而來毒深痛鉅小民昏憒迷戀偷息于水深火熱之中吸之者不啻宣告死刑纍囷死期不遠社會中乏行爲高潔學問淵深之友悲小民烟毒浩刦尚在潛滋暗長中請查明各

地行消代替鴉片毒丸用何毒品製成性味如何麻醉猛烈俾小民周知不可輕於嘗試試之毒害一身其禍尚小覆宗滅種其禍更大以菩薩之心腸爲木鐸徇路警醒中毒國民其功德諒難以恒河沙數計矣

鬼……神

葉勁秋

自來談鬼神者夥矣都要皆事涉縹渺亦爲吾人所不常見遂至今不能得確切之批判曰有……無吾從吾經歷上則確信以爲有兹錄之爲研究鬼神者告

嘉興精嚴寺每於十月中旬有水陸道場之舉各處來者約可數百皆宿寺中極一時之盛當予九歲時隨祖母往亦寓焉一日傍晚偕童輩玩耍於寺門前突有五六胡服外人自遠而來予遙矚之不稍瞬以內地不常見焉少頃至寺前一人引杖指門上匾額若曰精嚴寺吾六外人皆作歡笑狀相將入予亦尾之見讀精嚴寺之外人問小沙彌曰大和尚何在大和尚出外人曰貴寺有章木和尚否答無之既而日

於神則有之卽指示韋馱偶像外人已大作咕嚕聲矣大僧叩其所以曰某於海洋邊聞岸上有叩魚聲後一僧求渡允之忽於洋心不見所在且明知其非落水者遂大奇之所以不遠千里而來亦好奇心切以昭其實在也嘉興精嚴寺以及僧名韋木蓋亦舟中語也語畢對像三鞠躬而出大僧乃語衆客曰韋馱乃普通名也韋木乃本寺之專名亦本寺之別名也非本寺僧皆不得而知也本寺素以靈驗稱於今尤信

吾邑東門外袁肖廉執鞭於松江之張堰鎭戊午臘假歸經松因寓某旅館正朦朧間似有人排闥入視之面黧黑幹偉大疑北人遂亦置之後輾轉不得酣睡因互道姓氏地址始悉狀似北人者姓楊業醫寓張堰此次應嘉善某姓診道出松江因息焉且曰在嘉善時曾遇孫某於途袁默思孫正在寧屬任所繼念曰殆年終而返善乎二人各道兩地情景頗津津後睡魔告至不能復辯以後語明晨與不見楊且門

又加門也不禁大恐急訊之房役對曰惟君一人耳別無所謂楊客者袁乃告以顚末房役曰某處郎楊王廟殆遇楊王神歟袁沉思之曰良然比返所謂孫某已歸天二日矣

某戚嘗語予曰『家大人嘗於秋夜臨厠厠中有黑影疑胥小舉手擒之覺有物顫動不已而冷冽透心胸且有一種陰氣砭人肌肉毛髮皆悚手亦不能用力遂陰風一陣怪吼一聲而滅』然則鬼又有形有質矣

吾師嘗診某鄉女病奄奄藥石不能起一日忽作聲曰吾是本地五聖神來此已一年矣爾等亦知爾女之病乎吾今有事待商不則無幸女固掌珠父母能不哀求請禱乎女又曰吾願納爾女爲室又須某先生作伐父母無奈遂登某先生門而設法焉某先生本有學問有道德對曰吾自當與爾周旋爾毋恐乃爲文訴諸城隍文曰『聰明正直謂之神神而淫佚何貴爲神夫城隍司一邑五聖司一方皆所以維風

化而肅綱紀今邪僻放誕風教頹靡爾其聾聵乎若再充耳無聞我將訴之玉帝爾亦無倖免矣』未及三日女突作驚恐觳觫狀曰知罪矣知罪矣速救吾非某先生不能救吾後女病不藥而痊

某氏子商於蘇己未春賦閑歸家忽於某日午後三四時兩手搔喉不止兩目上竄手持小鏡作對語狀神情躁煩人亦不知其何病也一鄰人曰吾前曾聞其自語曰『生不如死將何以慰死者於地下』得非服毒乎遂請西醫檢之曰無毒後經中醫亦無效乃問於某村之尸娘曰邪祟乎尸娘禮畢伸欠曰『可惜可惜可惜那十八九歲的姑娘死於非命』原來某氏子與此女早有婚約女因迫於母舅以致服毒某氏子聞耗十分懊喪遂居家不出而家人亦不知其從情場失敗而歸也當病之前夜獨自吹簫自昏達旦吾曾問之吹簫何耶曰彷彿有人相酬和對鏡何耶曰彷彿見彼姝吾與某氏有葭莩親故知之獨詳

去夏吾邑來一術者云係張天師術兼擅西洋催眠術能圓光治病可召鬼神於掌中或向紙上能通語童稚多有見者生人亦可被召曾治咳喘召天醫用桃頭枇杷根而愈術者語人曰產房内倘有惡鬼每在床頂上口内有紅絲垂及產婦則殆以死傘遮之可破予每見童孩出門用傘蓋頭上未知何意總之天下之大何奇蔑有特信之者迷遂激起精神的感應和心理的作用而似鬼非鬼的病亦易於產生故今之談鬼神者須先打破迷信的迷字然後可以研究

古人云人即有形之鬼鬼即無形之人此論甚當吾亦曰聰明正直者死後爲神庸俗者死後爲鬼惡毒者死後爲厲鬼但人神界限截然兩不相關光明正直上不愧天下不愧人自不必媚神以祝福心固潔白自不必畏鬼以避灾誠能大公無私循規蹈矩人將敬之重之豈鬼神所得玩弄所謂正能克邪亦是名言正理

本報守眞逸人兩先生皆云鬼病與醫學有關故特表而出之

扶乩治病

前人

扶乩之事大人物信之者亦甚衆不知其中內幕者每咋舌稱奇予曾聞之某臺弟子云『扶乩之可以憑禍福斷吉兇者亦如測字者然全在觸機所以爲人治病亦往往有驗在局外者觀之一若眞有神靈其實亦是一種黑幕嘗有病嘔吐者滬上名醫遍診無效乃耑求仙師許以大愿該臺中人皆竊竊思議曰湯水難入縱有靈丹焉能飛渡予曰我自有法乃於開臺時沙盤內大書曰銀花露菊花露各四兩燉溫徐徐灌下是時我意但用花露似嫌太少又隨便寫了另給第四十八籤藥籤一個展視之乃紫金錠一粒開水磨冲照方配服一劑霍然後某名醫聞之贊歎不已曰紫金錠治嘔吐固有特效且花露之下好在徐徐自是仙師神靈究非凡人所及此案之奇奇在我寫四十八籤時並不知有紫金錠特隨便寫寫如此捷效實難逆料但于此益知扶乩之有驗亦是偶然此類案甚多日後有暇再爲詳述』

新治險證驗案

鹽山張錫純

奉天大北關廣發源染舖路某年二十許疹癮甫見點醫者用藥失宜致毒氣內陷其心有如令人把握拘緊異常劇時號泣不止周身抖顫其脈右部洪左部似欠舒暢欲以牛黃安宮丸清其在心之毒熱微嫌其透發之力不足且價昂又鮮有如法配製者遂投以拙擬急救回生丹（方載拙著衷中參西錄第七卷紹報庚申月刊六號曾登其方）二錢半分三次開水送服隔一點鐘服一次劑盡周身汗出心中頓愈疹亦透出再診其脈復有餘熱投以生石膏兩半玄參知母花粉各五錢銀花連翹各三錢薄荷蟬退甘草各錢半煎湯兩鐘分二次溫飲下遂全愈

奉天白塔寺旁懷姓年三十餘少腹時時切疼大便日下數次狀若爛炙不便時亦常覺下墜心下煩亂嘔吐不能飲食屢次延醫服藥病轉增劇其脈弦而微數重按有力其弦也原係氣血衰損其有力也實係腹有鬱熱其切疼也因鬱熱薰蒸既久

而腸中腐爛也遂用生杭芍金銀花各八錢粉甘草三錢旱三七細末三錢鴨蛋子去皮揀成實者七十粒（此方即拙著衷中參西錄痢疾門解毒生化丹）共藥五味先用白糖水送服後二味各一半繼將前三味煎湯服之過五六點鐘仍用白糖水送服後二味所餘之半前三味亦煎渣再服一劑而腹疼即止脈象亦較前和平大便次數亦減且見糞色改用拙著衷中參西錄痢疾門通變白頭翁湯（方曾登於庚申年本報）兩劑全愈

奉天大西邊門外聯合和烟捲公司劉某年二十餘冬月得傷寒證延醫調治大熱已退仍未脫然時而發熱時而自汗時而咳嗽寖至晝夜咳嗽不止其人素有因餓勞傷醫者謂其勞傷發動投以滋補之劑加凉潤之藥初服見輕久服則不但無效病轉增劇遷延兩月日就羸弱其脈數至七至弦硬有力右部尤甚知其外感之邪熱猶伏藏於內其脈不爲洪實而見弦硬且數至七至者實外感兼內傷之脈舊病

與邪熱並劇也問其大便恒兩日一行且乾燥遂投以生石膏四兩知母生懷山藥各一兩野黨參六錢甘草三錢（此方即拙著衷中參西錄寒溫門白虎加人參以山藥代粳米湯）煎湯一大盌分三次溫飲下連服三劑諸病稍見輕又於方中加生龍骨生牡蠣各八錢兩劑汗止而熱與嗽仍不甚輕減且覺口舌甚乾遂將黨參改作八錢又加帶心乾寸冬八錢仍煎湯一大盌分數次溫飲下口舌遂潤而熱嗽仍不愈俾將原方三劑併作一劑煎湯三大盌連連溫飲之日進一劑服至三劑覺上焦之熱已清咳嗽亦愈大便滑瀉兩次診其脈仍有餘熱遂用生山藥滑石各一兩俾煎服瀉頓止隔數日診之仍有餘熱且覺小便不利遂將原方石膏改作三兩又加滑石一兩仍如前煎服盡劑而愈

近在奉天有講武堂軍官赫仲宣之子年二歲染時疫痰喘甚劇延醫調治日甚一日及僕診視時已喘不能臥閉目昏昏大喘不已喉中痰聲轆轆有危在傾刻之狀

急投以小青龍湯麻黄桂枝尖五味子各一錢淸半夏杏仁各二錢生杭芍三錢乾薑細辛各五分又加生石膏細末六錢川貝二錢煎服一劑喘愈强半惟痰涎仍壅盛有礙呼吸且不能下乳蓋其胸中亦必有痰壅滯遂用蔞仁赭石各一兩牛蒡子蘇子各四錢生石膏五錢煎湯兩茶鍾徐徐溫灌之盡劑而愈

按小青龍湯實爲治外感痰喘之神方傷寒論用此方治水飲停於心下作喘者去麻黄加杏仁至金匱治喘則有加石膏不去麻黄之例蓋加石膏卽可不去麻黄矣至杏仁之加焉歟否金匱原無明文然有喘者加杏仁之例詳於傷寒金匱之小青龍加石膏必用杏仁可知僕數十年臨證實驗以來知治寒溫痰喘亦宜遵金匱之例石膏必須多加方能見效至麻黄雖不必去遇證之稟虛者終宜少用或更加黨參以佐之乃可完全奏效拙著衷中參西錄載用此方治愈之險證醫案甚夥（在第五卷）因證加減化裁多端閱拙著之書者自能得其詳也至所用第二方乃衷

中參西錄中之濕腹湯（在第六卷）略爲加減也僕用之挽回垂危之證尤多衷中參西錄中曾載數案茲不贅

血崩治驗

諸城王肖舫

血崩一症乃婦科大病殊少簡效之方前月敝邑北城西市李錫山之妻因氣惱微受外感忽發此症服藥十餘劑更醫六七人愈治愈劇甚至反張厥逆病象極危夜半求治於予至則病極危急六脈弦硬心中嘈雜難受徧閱前服各方均是治崩套法急令取靑萊菔（卽大靑蘿白）生搗擰汁加入白糖數匙微火燉溫連飲兩大盌移時心乃舒暢其崩頓止囑其再飲萊菔汁一二盌余卽回翌晨李某早至余家據云連飲三盌穩睡一夜其病若失又囑其再飲此汁四五日其病全愈嗣後用此方治愈四人此方乃前家藏秘方不肯自秘故特錄出

鼻瘜治驗

前人

鼻瘜乃外科大症前輩雖有點服各法殊難見效余治此症每用苦杏仁去皮搗爛(有宜生用者有宜炒用者有用半生半炒者須量病用藥)用人乳調勻塗患處數次卽愈上歲十二月上旬有何姓之母年五十餘歲極肨壯鼻生瘜肉延西醫割去流血十餘日尋又流黃稀水數月其瘜肉又長出仍流血水不止時有寒熱身嬾氣悶自以爲終身病矣向余求治以決其病與生命關係之久暫診得其脈濡軟寬大時現弦象純係肺失清肅之令卽令其仍以苦杏仁方如法治之數日卽愈此乃家藏秘方也業已治愈多人今特證明實驗以供社會採擇

治愈婦女險證醫案二則

法庫萬沛霖

嘗攷古今方書對於婦人蓐勞至於顴紅作瀉童女經閉兼反胃吐食者未見有必效之方茲將遵吾　師衷中參西錄方訓治愈二案之經歷略陳梗概以供研究藉以明藥餌誠有回天之力益知擇方之宜審愼勿臨證雜投以誤人也

民國十年春族弟婦產後虛羸少食遷延月餘漸至發燒自汗消瘦乏氣乾嘔頭旋等證此方書所謂蓐勞也經醫四人治不效並添顴紅作瀉適僕自安東歸爲之診視六脈虛數檢閱所服之方有遵金鑑三合飲者有守用養榮湯者要皆平淡無奇然病勢至此誠難入手所幸脈雖虛數未至無神顴雖紅猶不搏聚（若搏聚則陰陽離矣）似尚可治此蓋素即陰虛又經產後亡血氣亦隨之陰不中守衛不外固故汗出氣乏陰虛則陽不潛藏而上浮故發燒咳嗽頭旋其顴紅者經以顴爲主骨陽不潛必上射於此紅而且熱其消瘦作瀉者以二陽不納無以充肌肉更不特腎陰虛而脾陰胃液均虛中權失司下焰不固所必然者此斯病之原委歟再四思維非衷中參西錄資生湯不可遂處方用生懷山藥二兩於朮二錢玄參四錢鷄內金牛蒡子各二錢外加淨萸肉龍骨牡蠣各五錢止汗並以止瀉五劑後汗與瀉果見止飲食稍進餘證亦輕減惟乾咳與發燒僅去十分之二三又照原方加粉草生地

天冬等味連服七劑病去強半再照方減萸肉加黨參二錢服四劑後飲食大進並能起坐矣惟經尚未行更按資生湯原方加當歸四錢服數劑後又復少有加減一月經脈亦通

本年六月僕在輯安外岔溝緝私局濫充文牘有本街邱雲閣之女年十五於十四天癸已至因受驚而經閉兩閱月發現心燒心跳膨脹等證經醫治療（無方可考未知服用何藥）未效更添翻胃吐食便燥自汗等證又經兩月更醫十數病益劇適友人介紹爲之診視脈浮數而濡尺弱於寸面色枯槁肢體消瘦不能起床其憔悴支離狀況有令人弗忍視者蓋兩月間食入即吐或俟半日許亦必吐出不受水穀之養並燒熱耗陰無怪其支離若是也思之再四此必始因受驚氣亂而血亦亂遂遏其生機又在童年血分未充即不能應月而潮久之不下行必上逆氣機亦即上逆況衝爲血海而麗屬陽明有升無降即無不上逆血分上瘀則發燒而脹神明

被擾則心忙陰虛不守則汗出心房失其開闔之常度則努壅而跳動衝胃氣逆所以吐食津液將枯又所以便燥也勢非降逆滋陰鎮肝解瘀之藥並用不可查衷中參西錄第二卷參赭鎮氣及參赭培氣二湯實爲斯證之津梁爰即二方加減赭石兩半當歸淨萸肉龍骨牡蠣各五錢白芍肉蓯蓉黨參丹皮清夏天冬各三錢磨取鐵銹水煎服一劑病似覺甚而病家譁然以爲藥不對證欲另延醫惟介紹人主持甚力勉又邀僕再診此中誼變僕固未之知也既診脈如故決無病進之象後聞有如此情形僕亦覺莫解因反復思之處方甚的脈未加劇何以證似覺甚也恍悟此必胃虛已極而衝逆過甚且病既久一時難容此大劑也仍照原方將黨參多用二錢天冬多用一錢第一煎勻作二次服並送服柿霜三錢第一次服仍吐藥一半後即不吐服完此劑聊進薄粥半茶盃未吐病家方始歡然又連服三劑汗與吐均止餘證亦輕惟發燒僅去十之一二乃將原方黨參改用三錢赭石改用八錢減去萸

肉龍骨牡蠣加生地玄參各四錢服五劑後病勢大退加此加減服之一月後遂能起牀矣然經尙未行竊思病已向愈經雖未行必不爲虐矣適緝私局長調換僕亦旋里設是證再以滋陰養血兼降逆和胃等法調理無事開破俾其飲食充溢血分蔭足月事當自下可預卜也揆斯二證前案之功多在山藥後案之功多在赭石吾師於衷中參西錄中早已發明盡致使果能遵循方意而加減投之有不效如桴鼓者乎此足見藥物之功能原未可以輕微忽略而擇方尤不可以不審也

關格治驗

常熟張汝偉

陳左鳳陽人三十四歲　始而肝胃氣痛延久結癖兼挾痰滯致成關格上則食入卽吐下則欲便不得寒熱頭暈苔糙膩脈弦硬宜旋覆代赭合進退黄連法治之

焦山梔　三錢　台烏藥　一錢　代赭石（先煎）五錢

廣鬱金　一錢半　焦枳實　三錢　旋覆花（絹包）一錢半

炒靑皮　一錢　炒陳皮　一錢　九節菖蒲　一錢

薑竹茹　一錢半　香櫞皮　一錢　豬赤苓　各三錢

平胃丸三錢合包沉香麯三錢　淡吳萸七分同炒小川連三分

陳左二診　關格重症進前法四劑吐止胃開便通脾運肝陽平而寒熱亦止惟中陰痰滯猶未盡化食物呆銷脈轉滑數苔亦化薄膩宜仍前意加減

良附丸(包)　三錢　薑半夏　二錢　炒廣皮　一錢半

沉香麯(包)　三錢　白芥子　一錢　薑竹茹　一錢半

大腹皮(扎)　一錢半　台烏藥　一錢　生枳殼　一錢半

左金丸(包)　四分　廣鬱金　一錢半　酒炒川芎　一錢

大砂仁一錢同打炙雞金一錢半

右方服三劑全愈

丹痧治驗

前人

倪幼海門人七歲　冬溫蘊而不化復重疊積寒熱旬日從未斷食致熱不顯揚從肝肺透發丹痧滿面如罩紅紙目赤眵多苔反白膩渴不欲飲頭疼胸痞症勢甚重防其內陷擬先疎表佐護心營

炒牛蒡　三錢　帶心翹　三錢　大杏仁（去尖打）　三錢

炒香豉　三錢　象貝母　三錢　薄荷葉（後下）　七分

焦枳實　三錢　薑竹茹　一錢半　九節菖蒲　一錢

大腹皮　一錢半　蘇　子　一錢半　薑車前三錢同包益元散三錢

蘇　葉　一錢半　萊菔子　三錢

倪幼二診　丹痧二候胸次亦已滿佈寒熱亦不顯揚氷雪之天所致非同長夏濕熱之症此由食滯重疊錮蔽陽明太陽之氣耳小溲仍少苔白尖微絳症仍不穩

脈亦濡鬱不揚宜前法佐以化滯爲釜底抽薪之計

炒牛蒡　三錢　川鬱金　一錢半　海蛤散（包）　三錢

大杏仁　三錢　廣鬱金　一錢半　杜蘇子（炒）　三錢

炒香豉　三錢　象川貝　各二錢　豬赤苓　各三錢

炒荆芥　一錢半　薑山梔　三錢　凉膈散（包）　三錢

萊菔子　三錢　焦枳實　三錢

倪幼三診　前方服二劑胸痞稍通丹痧漸回表熱亦退頭疼亦除脈轉滑數苔根黄叙小便仍少大便欲解不得機勢已達愼勿再攻但疎其氣自能化解法用肅肺通絡疏氣化痰

杜蘇子　三錢　冬桑葉　一錢半　大杏仁（去尖打）　三錢

薑山梔　三錢　象川貝　各二錢　廣橘紅（鹽水炒）　一錢

焦枳實　三錢　帶心翹　三錢　廣橘絡（鹽水炒）　五分

炙紫苑　一錢半　製半夏　二錢　益元散三錢同包車前子三錢

豬　苓　三錢　赤茯苓　三錢

是方服二帖全愈童眞兼藜藿是以速效如是否恐尙有周折也

時病治驗

鎭江楊燧熙

按時病之邪足經者宜溫散（卽傷寒）手經者宜淸解（卽溫病）淸解當宗鞠通溫散必師仲景總以四診爲標準而表裏之邪有無爲診斷以必拘其惡寒也苟衣被俱安卽爲有表之據大抵表未解而執意過投凉劑未從汗泄每有熱邪內陷而不現神昏譫語者鮮者苟臍之上下左右拒按或痞滿㨿實堅爲裡症緊急雖發熱有表表之則陷下之則愈鎭郡南門花巷陳姓患秋感引動伏邪之症二旬矣苔黃白相兼脈沉分滑疾兼數身熱而不知惡寒然較平人之衣甚多擁被亦安但欲露其

手足口甚渴但不索飲前醫以凉劑投之至十餘劑不解嫌其遏伏且神糊譫語便阻溲少脘腹拒按舉家惶惑已辦後事邀余决之余曰表裡交病也表輕裡重由外侮觸動內伏之邪氣機弗展三焦不運漸入陽明陽明之譫語也與胞絡之譫語迥別（按胞絡之譫語脉象不實陽明之譫語脉實戰滑疾也）余一意用溫通淡滲芳香逐穢苦寒盪下如蔻杏薏蘇佩蘭硝黃枳橘苓瀉蒼朮山查而參以清熱之品如芩梔等二三劑後而汗下險象已除轉成痢疾日夜百餘次能知飢進以和腸胃化暑濕如六一香連調胃承氣香木檳榔五苓等服後每天漸減十餘次後進白頭翁香連等湯一星期後每天祇行二三次調理以歸芍六君漸漸康健如初此病初時本不甚重惟秋感伏邪何者輕何者重及在氣在血辨之不確則貽誤頗非淺鮮特表而出之告諸同志臨證加意不可疎忽焉

治案一則

姚江陳爾康

去歲三月間有黃湖茅姓兒年約週歲患內滯積食外受風寒頭痛身熱痰涎壅塞母憂其不食屢强其乳遂至煩躁神昏手足搐搦勢甚危急囑僕視之見其面紅耳熱喉間痰聲轆轆因勸其絕乳其母曰小兒之病危篤至此所賴以延殘喘者决惟一點乳汁今先生令我斷乳不欲速其斃乎僕曰尊嫂固無病也乳汁諒不較常時爲少今以不減之乳必欲使病者食盡謂不至增其疾者天下恐無是理也譬如吾輩平時每餐能食三盌飯試問不適意時仍能照常進食否須知此兒之爲病實多乳爲厲之階也可不懼乎盖小兒脾胃孱弱陽氣偏勝偶不經心即成食積一感風邪未有不風火交煽熬液成痰痰襲空竅醸成痙厥等症者若再强之以乳勢等於火上而加油矣其爲害豈堪設想哉况强健如成人遇霍亂症未更燥矢以前尚不能進穀食推其用意無非因臟腑濁氣未清恐穀氣再助其邪也大人如此小兒可知矣僕言至此病家默不作聲意似覺悟後進化痰利氣清火熄風藥數劑而愈

白朮解

鹽山張錫純

白朮性溫而燥氣香不竄味苦微甘微辛善健脾胃消痰水止泄瀉治脾虛作脹脾濕作渴脾弱四肢運動無力甚或作疼與凉潤藥同用又善補肺與升散藥同用又善調肝與鎭安藥同用又善養心與滋陰藥同用又善補腎爲其具土德之全爲後天資生之要藥故能於金木水火四臟皆能有所補益也

【醫案】

一婦人年三十許泄瀉半載百藥不效脈象濡弱右關尤甚知其脾胃虛也俾用生於白朮軋細焙熟再用熟棗肉六兩和爲小餅爐上炙乾當點心服之細細嚼咽未盡劑而愈

一婦人因行經下血不止服藥旬餘無效勢極危殆診其脈象浮緩按之即無問其飲食不消大便滑瀉知其脾胃虛甚中焦之氣化不能健運統攝下焦之氣化因之

不固也遂於治下血藥中加白朮一兩生鷄內金一錢服一劑血即止又服數劑以善其後

一室女腿疼幾不能步治以拙擬健運而愈（方載衷中參西錄第四卷）次年舊病復發又兼腰疼再服前方不效診其脈右關甚濡弱詢其飲食甚少遂用於白朮六錢當歸陳皮各二錢厚朴乳香沒藥各錢半（方載衷中參西錄第四卷名振中湯一服數劑飲食加多又服十餘劑腰腿之疼全愈

一媪年近七旬陡然腿疼不能行動夜間疼不能寐其家人迎余調治謂脈象有力當是火鬱作疼及診其脈大而且弦問其心中亦無熱意愚曰此脈非有火之象其大也乃脾胃過虛眞氣外泄也其弦也乃肝胆失和木盛侮土也治以前方加人參白芍淨萸肉各數錢補脾胃之虛即以抑肝胆之盛數劑而愈

一人年二十二喘逆甚劇脈數至七至投以滋陰兼納氣降氣之劑不效後於方中

加白术數錢將藥煎出其喘促已至極點不能服藥將藥重溫三次始强服下一劑喘即見輕連服數劑全愈後屢用其方以治喘證之劇者多有效驗

一少年咽喉常常發乾飲水連連不能解渴診其脈微弱遲濡當係脾胃濕寒不能健運以致氣化不升也投以四君子湯加乾薑桂枝實方中白术重用兩許一劑其渴即止

嘗閱紀文達筆記一人怔忡甚劇服藥無效扶乩求仙出方其方於治怔忡藥中加白术數錢服之遂愈蓋心與脾爲子母之臟補其子令不虛其母自獲益也愚師其意以治怔忡恒有奇效

釋佩蘭

常熟張汝偉

佩蘭一名省頭草世人所共知無須討論但考本草集註及本經逢原等俱祇有蘭草與澤蘭兩種本經逢原說蘭分三種一種名曰蘭香植之庭砌二十步內即聞香

俗名香草又名翳子草一種名羅勒形較蘭香粗大而氣葷濁嫩時可食故列菜部一種曰蘭草其氣濃濁卽今之省頭草也時診曰蘭草澤蘭一類二種俱生卑濕紫莖素枝赤節綠葉葉對節生有細齒但以莖節圓長葉光有岐者爲蘭草莖微方節短葉有毛者爲澤蘭張路玉指蘭草爲蘭氣芳香能解疫解毒楚人以之爲佩者卽佩蘭素問治之以蘭除陳氣也東垣本此以治消渴此蘭卽佩蘭離騷所稱紉秋蘭以爲佩是也而汪紉庵又主之爲澤蘭實則澤蘭入血分其氣主下降佩蘭入氣分其氣主輕清愚贊汪氏之說秋蘭屬澤蘭離騷所言紉秋蘭以爲佩爲騷人風致一種假借之名詞耳而春蘭石蘭卽是山谷中幽蘭名之曰佩蘭庶幾不差更有一種葉濶而挺硬出於閩省曰建蘭功能開痰醒脾余用屢效惜非售品而所謂蘭香者卽市上通行之珠蘭不堪入藥

釋牛黃

常熟張汝偉

牛黃各家本草並無指定出於西戎惟俗人誤以西牛黃呼之遂謂牛黃之出於犀也王肯舫爲山東名醫尙且有誤奚怪他人牛黃之所以爲世名貴者因牛並不生黃其生黃必食百草之精華凝結成黃猶人身之有內丹也大約西北山多地僻野牛不事豢養即所食百草故能成黃猶蝨處頭而黑麝食柏而香也南方之牛俱豢養祇食稻草豆餅無百草可食故不易成黃一說爲牛有病而結成則牛病甚多使於瘟牛時剖之黃不亦多而且賤乎故此說不通惟因食百草之精通靈達神故功能開竅辟邪然牛之黃結於角者爲角黃結於心者爲心黃結於胆者爲胆黃產於陝晉者爲西黃產於廣東者爲廣黃總之產於西者勝於廣因廣東地居熱帶牛之體質及所食之草亦不同故廣黃性熱而價廉今藥肆多以廣黃混充遂致功效全失殊可嘆也欲別其眞僞必體輕氣香置舌上先苦後甘清凉透心脾者望之圓滑外有血絲如鼻烟色層多者爲眞廣黃色帶微紅如雄黃色者不可用

反藥並用奏功說

盧育和

本草一書謂藥有十八反（如諸參反藜蘆甘草反甘遂之類）蓋相反之藥切忌並用用之足以召禍後人囿於此說遂牢不可破凡某藥與某藥相反者決不敢並施之嗚呼殊不知仲師金匱治病者心下有伏飲留而不去立甘遂半夏湯方爲甘遂半夏芍藥甘草等味夫甘遂甘草豈非相反之藥者乎此二味既屬相反尙同用之者正取其反對欲其一戰使留飲盡去因相激而相成也由是以觀本草書中雖有十八反之說而司命者不可固執貴在臨床之際辨症明處方的則雖用相反之藥服後非獨無害且能立奏神功如仲師者誠善用反藥者矣

妊娠忌服半夏附子之闢謬

前人

世謂半夏附子妊娠忌服服之卽墮胎余曰斯言也係惑於後世小家之書唐宋以前並無是說嘗考本經云半夏氣味辛平有毒主傷寒寒熱心下堅胸脹咳逆頭眩

咽喉腫痛腸鳴下氣止汗原文只此三十二字何曾有墮胎字樣附子氣味辛溫有大毒主風寒咳逆邪氣溫中金瘡破癥堅積聚血瘕寒濕痿躄拘攣膝痛不能行步原文只此三十九字亦未及礙胎仲師金匱治妊娠子臟虛寒腹痛小腹如扇用附子湯妊娠胃中有寒飲嘔吐不止用乾姜半夏人參丸唐王氏外台治妊娠胃熱氣逆亦用此丸加減之數方者皆有附子半夏不獨不墮胎反能安胎光哲云有是症卽當用是藥內經曰有故無殞亦無殞也由是觀之則妊婦墮胎之由多因病邪擾動半夏附子去其病正所以安其胎又何得視爲禁藥而不敢用者哉

與張壽甫先生論藥二則

嵊竹芷熙

殭蠶　讀衷中參西錄第七卷云殭蠶乃蠶脫皮時因受風不能脫下而殭想北方並不育蠶不知蠶之變化故張先生之言有未盡然熙不揣冒昧敢以所知者爲張先生道也

蠶有五種曰頭蠶式蠶三蠶四蠶五蠶頭蠶育於仲春季春成繭於孟夏約一月之久可以收成成繭後約十八日出蛾生子留待來年仍爲頭蠶之種二蠶之種必於清明節前先育生二蠶之種俗名頭二春成繭後出蛾生子待仲夏再育之爲之二蠶三四五蠶各有種類非與頭蠶一種也維繅絲織綢頭蠶爲最二蠶次之三四五蠶僅可作線與弦索之用育者甚少故殭蠶維頭二蠶有之茲固不俱論而僅論頭蠶也

頭蠶有三眠而能作繭者有四眠而能作繭者然三眠蠶之繭輕薄育者絕少故所育者皆四眠蠶而其種類亦不一再佳者爲大石關小石關次之爲圓頭長頭荳靑蠶花蠶金脚蠶之類

凡育蠶之初必將蠶子寬寬包裹襯以綿絮藏於溫煖處或身上綿衣內一日二三次開視以換空氣七日後蠶子孵出名烏毛蠶(因其蠶色黑且有毛故名)至六七

日蠶色漸白有絲吐出繽於食葉之上爲一眠期欲眠之時色愈白嘴上現紅色一點即不食葉且不動二日後脫皮其皮由嘴上紅點處脫起至尾則完全脫出嘴甲亦脫下其紅點卽爲新嘴甲始能食葉色青黑食葉三四日色漸白爲二眠期形與一眠同三四眠皆然四眠後食葉七日蠶色轉白且明亮名曰績蠶即吐絲作繭矣以上所述皆無病之蠶也若病蠶其名不一始孵出時蠶卽枯燥曰乾花食葉之後有伏於砂下不動者曰燸脚至眠期有不能眠者曰出青眠後蠶體大小不均曰倒小腹部出水如米泔曰流漿足尙能行尾後出水不能便糞曰閼砂四眠初起蠶色變黃曰披黃未績之前蠶頭發亮曰亮頭將績之時蠶行務(育蠶之器)邊曰催績旣績之後蠶身突起曰突節至於蠶身發哮遍生白毛一二三四眠俱有之不若四眠後之多至四眠後蠶起績花口尙能食忽頭振振動尾已殭直頃刻之間全體殭而白毛生曰殭蠶

殭蠶分三類一眠殭將眠之時蠶必先吐絲於飼葉之上有不吐絲且不食葉殭臥不動則成眠殭此頭蠶眠時甚少二蠶爲多一窮殭將績之時口尚食葉尾巳殭直頃刻之間全體不動一山殭蠶之作繭必置諸山山以稻草爲之置山後有略吐絲而殭者有吐絲做成繭形而殭者有繭巳完成而殭於繭內者若蠶脫皮皆在眠後欲起之時皮不脫下此蠶必無用病名偸食因其頭部脫出食葉身脹皮遂牢匝而死未至於殭也

藥肆不用眠殭惟用窮殭山殭窮殭一名直殭山殭一名鈎殭蠶之食葉其滓卽爲糞亦名砂隨食隨便其汁留於腹內溶化以養體桑汁稠黏食久則汁化爲絲故眠時必吐出一次至四眠後必食七日汁之藏於腹內者愈多故徧體明亮其背上有直脉能扇動此桑汁溶化之證若不能溶化汁液膠結絲亦不能吐出則爲直殭絲既吐出體內汁液因絲而盡體遂屈曲則爲鈎殭是直殭腹內有絲筋鈎殭則無也

蠶既成殭越二三小時其體卽硬且徧體發哮生出白毛若一觸動白毛如塵而起入鼻卽嚏致此病因約分三等一爲害葉病天時過熱葉起斑點食之易殭一爲移傳病今年見有殭蠶育蠶器具至來年不更換洗濁染之易殭一爲傳染病一家之蠶見有殭蠶數隻不早棄一家之蠶且能殭盡無遺如云受風而殭亦未必然

蠶食桑之蟲也凡植物維桑得風氣最盛故桑葉桑枝桑葚桑根白皮皆能袪風利水通關節理血脈生桑樹上者曰桑螵蛸能和血去風曰桑蚱蟬今用蟬蛻桑上最多能清火驅風曰桑蟲能袪風治目翳曰桑寄生舒筋絡利關節和血脈治痺痛生於百餘年老桑幹上此皆受桑木之餘氣以治風也至於蠶日食桑葉一月之久已得桑性之全可以治風爲無疑繅絲所剩之蠶必蠶未化蛹時爲火烘斃歷久不腐非殭蠶也不堪入藥至於殭蠶其體必硬體外有白毛萬不可以薑汁炒用也

鮮小薊根　讀衷中參西錄吐衄篇於茅根鮮藕外加鮮小薊根名三鮮飲謂小薊

止血熱妄行又於淋濁篇內用之以治花柳毒淋兼血淋者又治童子項下疙瘩服之全消謂其善消血中熱毒化瘀開結故有種種功效張先生之用藥誠若宜寮弄丸左宜右有矣今年春熙治一肺癰症自思金匱云口中辟辟燥欬即胸中隱隱痛脈又滑數此爲肺癰欬唾膿血始萌可救膿成則死此症膿已成矣脈又數實雖有和緩莫能挽救姑擬敗毒淸金之劑而返至城中遇陳君春波與之淡及此症陳君曰肺癰成膿血原屬難治若能作嘔尙有生機厥陰篇云嘔家有癰膿者不可治嘔膿盡自愈此因癰膿欲去而嘔故不可治嘔也今君以銀花甘草冬瓜子重用淸熱敗毒川貝花粉葦莖淸金保肺苡仁益土消膿黑梔生芍降厥陰之熱石斛竹茹除心包之火輕可去實必有小效此後可將鮮小薊根一握煎汁飲之癰膿必去而愈次日熙又往診如法投之果膿盡嘔止而愈今因陳君春波之教益信張先生之言爲不謬也故誌之

中華全國醫藥衛生協會會員錄(十五)

張九儀字鳳韶號清慮江蘇松江楓涇人年二十有五五歲入塾受業於清貢生沈廷伯姚垂祥二夫子課讀八載繼承父業醫學男女二科儀先曾祖彙宗公字松泉壯年出仕後因高祖母年老多疾命先曾祖辭職以養暮年曾祖即去儒就醫悉心研究軒岐奥旨仲聖精微以及諸大家之典型存心濟世概不受酬隣里鄉黨口碑載道先曾祖得享高壽九十有三著有病源雜症經絡秘傳諸書惜被鼠傷毀去首尾先祖父諱良彪字梅溪幼承庭訓專習岐黃行道數十年名望頗著後傳業於家父父諱保鴻字文卿號天一性善訪道專於救濟清光緒丙午年寄寓於新埭鎮時無施醫遂與同志高君子鶴陳君嗣眉等創辦醫學講習會兼施醫局期逢一六就診如雲次年泛舟於金山之洙涇鎮遂住矣見施醫缺點家父婆心又起即倡施醫後承諸紳士捐貲相助遂名曰存仁施醫局次年亦如是但易其名曰公濟施醫局

家君操心二載名噪一時宣統己酉年承金山縣蔣大令清瑞公接辦原其名曰同仁至今尚有家父又提議醫學研究會由自治公所組織家君行道已歷三十餘年臨症不可勝數富貴大家常川相招清王中堂文韶公與寄公子戴雲階泗川軍門萬寅墀公夫人金山令蔣清瑞公屢屢相邀九儀行醫以來亦經寒暑九度雖承諸士人贊許第儀操術未精常自抱恨去冬得蒙查貢夫先生介紹入中華全國醫藥衛生協會承賜會員證書今又承松江醫藥衛生協會推任職員爰述履歷如上併呈家君推衍天泉表一頁其中恐有不善乞望
貴會諸君點鐵蒙載報章無任歡欣

通信處松江西門外角釣灣鎮

張闓隆字學明現年三十歲浙江餘姚勝堰人累世業醫明幼讀詩書長習醫藝隨父侍診診代父書方歷十餘寒暑至二十五歲設分診所於鄭巷鎮石堰場等處冀

分父勞拈指之下頗稱奏效今晤康君叙及知西醫聲勢日增一日中醫前途岌岌可慮斷非一得自足所能樹立並說

貴會爲醫界之領袖宗旨純正事尙實際顧明亦爲醫界之一份子安敢自外爰謹加入

貴會以作師資伏望同會賢哲隨時指敎是幸

通信處浙江餘姚石堰場洗源和號

朱斐如年十九歲江蘇松江縣人住城內荷池弄自去秋松江縣立第一高等小學畢業後卽在家習醫內外科兼理兒科推法父文卿受業於同里韓半池夫子太夫子係青浦陳蓮舫徵君門下士得徵君秘笈最深聲聞藉盛太夫子門下士實繁有徒而家嚴受業最早而又得外伯祖王春山公兒科秘傳故由內外而兼理幼科也斐倘年輕學識淺陋現値醫學競爭時代幸　貴會振興醫學不遺餘力願爲之執

鞭所忻慕焉
于紹曾年三十歲號復齋山東海陽縣司馬莊村人高小畢業現在延益堂充當堂
醫通信處山東牟平午極集延益堂
楊化均年二十六歲號醒東山東牟平縣午極集高小畢業現充延益堂經理通信
處山東牟平午極集延益堂
韓緇章字季超江蘇松江人現年三十五歲父拜墀傳縣立高等小學畢業後隨宦
浙江曾充海塘局司事得保五品銜試用典史改革後在家侍診縣立商會施醫局
代診已歷十年住本城闊街
韓綺章號鳳九現年三十八歲江蘇松江縣人住松江西門外馬路停車場西首父
拜墀傳內科
張靜淵年二十七歲松江縣人住本城東門外華陽橋東市受業韓半池夫子

曹祖培字蔭才一字伯衡年三十三歲江蘇松江縣人民國三年始自研究醫學五年求學於金山縣夏業師藹人先生門下專習咽喉外科兼及幼科推拿期年卽懸壺問世迄今診務不甚發達當以學未深造所致茲因加入全國醫藥衛生協會用述研究醫學之梗概如此孔子云先行其言而後從之今日所力學未成者略焉民國十一年春自述於雲間醫寓

尹滌塵名祚琳年三十歲山東諸城縣登閣莊人先世業儒兼及外科醫學至琳太高祖諱湯賓公受業於同邑臧枚吉先生之門（按枚吉先生諱應詹爲諸邑名醫著有傷寒論選註類方大全等書）至璿曾祖諱琳字璣文專精痘科著有痘科入門痘法指掌痘科精言數書道光間邑令汪公竹千延治一痘症奬贈扁額文曰一功齊保赤）祖父蘊山公登第後官仕三秦案牘餘暇涉及醫學先父小蘊公隨官雍梁旁及醫藥晚年著有夢辛草堂醫述十卷白喉一得一卷琳自幼讀書適科場

停試遂奉家學肆志醫藥纘承箕裘有良方類纂八卷（尙未脫稿）因閱紹報知

貴會招集同志互爲研究交換知識茲特加入與諸

大家共同磨礪以求進步焉　　通信處山東諸城北關太和元藥室

王廷楫號秋菘年六十六歲江蘇松江縣人住松江西門外秀野橋西全德昌冥洋

作內靑浦何鴻舫先生傳內科

王蓮蓀名鴻年三十三歲江蘇松江縣人住本城西外大街嶽廟東首第百七十二

號門牌係洙家角金乃聲夫子傳授內科

阮濟民年三十九歲名文鵬住七寶南鎭三善堂北首今遷松江東外黑橋東首第

百號業師常州朱伯雄前中江開辦保黎醫局

彭芝楓治眼科住安昌東市年四十五歲

彭芝夏治眼科住安昌東市年四十三歲

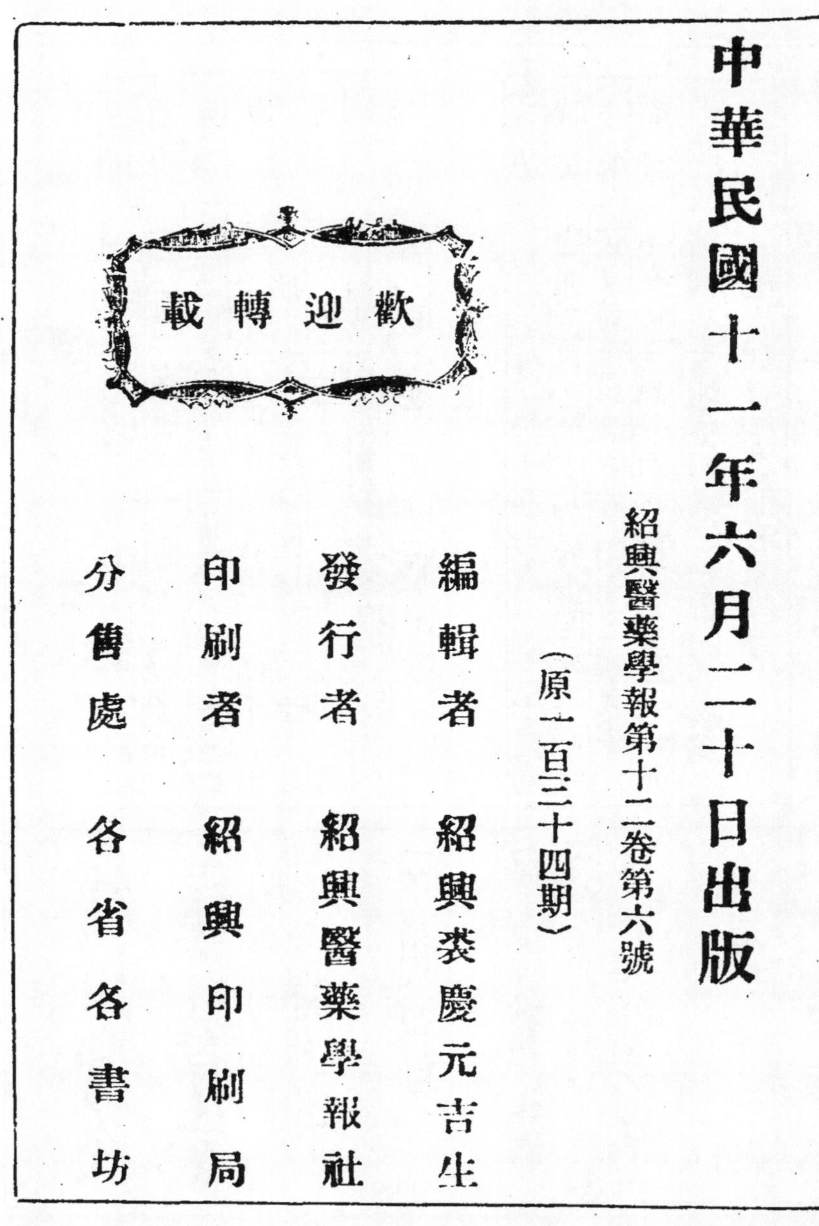
中華民國十一年六月二十日出版

紹興醫藥學報第十二卷第六號

（原一百三十四期）

歡迎轉載

編輯者　紹興裘慶元吉生

發行者　紹興醫藥學報社

印刷者　紹興印刷局

分售處　各省各書坊

報價表

新報	全年	半年	一月	代派或一人獨定十份者八折五十份七折郵票抵洋九扣算空函恕復
冊數	十二冊	六冊	一冊	
定價	一元二	六角半	一角二	

舊報	一至十三期	十四至十七期	十八至四十四期	四十五至一百十六期
定價	五角	三角	八角	每期一角

郵費	中國	日本台灣	南洋各埠
	加一成	加二成	加三成

廣告價表

等第	地位	一期	六期	十二期
特等	底面全頁	十元	五十四元	一百元
上等	正文前全頁	八元	四十三元	八十元
普通	正文後全頁	六元	三十二元	六十元
注意	所稱全頁即中國式之一單面外國式之一配奇如登半頁照表減半算			

外埠用郵票代洋寄社者注意

一　須油紙襯好

二　須固封掛號

三　以五釐郵票爲限

四　一百另五分代洋一元

零購本社發行書報章程

一　如欲購本社書報者可直接開明書目連銀寄至「浙江紹興城中紹興醫藥學報社」收

一　書價若干按加一成以作寄書郵費

一　書價與郵費可用郵局匯兌其章程間就近郵局便知

一　郵匯不通之處請購（五厘至三分爲止）之郵票以一百零五分作大洋一元核定封入函中掛號寄下（郵票須用油紙夾襯）

一　一人購書報上五元者可將書價以九折核寄上十元者以八折核計零購無扣（購舊報及代售各書不在此例）

一　一人預定當年月報之上五份者可將報價以九折核計上十份者以八折核計